국내외에서 활동하는 많은 야구선수들이

박진영 원장님께 어깨 건강을 맡기고 있습니다.

저 역시 든든한 어깨 주치의가 있다는 사실이 무척 든든합니다.

언제나 부상에 노출되어 있는 모든 운동선수들과

어깨통증으로 고통 받는 많은 분들이 이 책을 주치의 삼아

어깨 건강을 지켜나가시길 바랍니다.

_ 프로 야구선수 **오승환**

박진영 원장님은 한결 같은 분입니다.

선수들의 건강에만 집중하는 의사로서의 열정이 참 멋집니다.

일반인들도 활용할 수 있는 어깨통증 관련 책을 내신다고 하니

벌써부터 믿음이 가며 기대가 됩니다.

어깨통증으로 고생하는 분들께 도움이 되기를 바랍니다.

_ 야구 해설가, KBO 야구발전위원장 **허구연**

국가대표 주치의 박진영 원장의
어깨통증, 수술 없이 벗어나라!

국가대표 주치의 박진영 원장의
어깨통증, 수술 없이 벗어나라!

1판 1쇄 발행 2015. 8. 21.
1판 6쇄 발행 2024. 8. 16.

지은이 박진영

발행인 박강휘
편집 박주란 **디자인** 길하나
발행처 김영사

등록 1979년 5월 17일 (제406-2003-036호)
주소 경기도 파주시 문발로 197(문발동) 우편번호 10881
전화 마케팅부 031)955-3100, 편집부 031)955-3200 | 팩스 031)955-3111

저작권자 ⓒ 박진영, 2015
이 책은 저작권법에 의해 보호를 받는 저작물이므로
저자와 출판사의 허락 없이 내용의 일부를 인용하거나 발췌하는 것을 금합니다.

값은 뒤표지에 있습니다.
ISBN 978-89-349-9342-1 13510

홈페이지 www.gimmyoung.com　　블로그 blog.naver.com/gybook
인스타그램 instagram.com/gimmyoung　　이메일 bestbook@gimmyoung.com

좋은 독자가 좋은 책을 만듭니다.
김영사는 독자 여러분의 의견에 항상 귀 기울이고 있습니다.

국가대표 주치의 박진영 원장의

어깨 통증
수술 없이 벗어나라!

박진영 지음

김영사

저자의 말

우리나라에는 '어깨에 통증이 있을 때는 움직이지 말고 가만히 두어야 낫는다'는 미신 같은 말이 있습니다. 의사가 된 뒤에 이 말을 가만히 살펴보니 관절을 움직이지 않으면 점점 굳어버리니, 움직임을 줄여 통증을 유발하는 범위까지 굳게 만들면 아프지 않다는 의미였던 것 같습니다.

어깨 안쪽을 살펴보면 관절의 아랫부분에 아코디언 같이 주름주머니가 있습니다. 팔을 들 때 늘어났다가 팔을 내릴 때 줄어드는 관절막입니다. 며칠만 팔을 움직이지 않아도 이 부분이 쪼그라들어 어깨를 움직이는 범위는 크게 줄어듭니다. 관절이 굳어버리면 관절을 움직이려고 할 때 늘어나야 하는 관절막이 찢어지면서 통증이 발생합니다. 결국 원래의 어깨 질환 때문에 생겼던 통증이 관절의 운동 범위 감소시키고, 또 움직이지 않으니 굳어버린 관절과 관절막이 다시 통증을 증가시키는 악순환을 반복하게 됩니다. 이와 같은 상태가 오래되면 근육이 약화되거나, 운동 범위가 감소된 상태로 평생 살아가게 되는 것입니다.

같은 어깨통증 환자라고 해도 질환의 종류와 단계에 따라 치료 방법이 달라집니다. 또 치료를 하면서 손상된 조직이 어떤 반응을 보이는지, 나이, 건강 상태, 직업의 종류, 팔을 주로 어떤 동작에 사용하는지, 팔을 사용하는 높이가 어느 정도인지 등이 환자의 재활 단계를 결정하는 조건이 됩니다. 그러니 모든 환자에게 동일한 재활 치료를 시행할 수가 없습니다. 각자의 조건에 맞는 운동을 설계하고, 재활 치료를 진행하면서 환자의 상태를 지속적으로 점검하여 치료 과정을 수정합니다. 문제는 우리나라에서 이런 재활 프로그램을 진행하기에는 책정된 의료수가가 부족해서 대학병원을 포함한 병원이나 의원이 충분한 의료인력을 배치하지 못하고 있다는 점입니다. 결국 환자 개인에게 맞춰진 치료가 쉽지 않습니다.

저는 어깨를 쓰는 운동선수들을 진료하고, 정확한 진단을 통해 자신에게 맞는 재활 치료를 할 수 있도록 돕고 있습니다. 그리고 대부분의 선수들이 자신에게 맞는 재활 과정을 거친 후 경기장에 복귀하여 훌륭하게 재기하는 것을 보았습니다. 하지만 어떤 진단과 어떤 운동이 필요한지 어떤 근육을 단련해야 하는지 모른다면 재활이 어려울 수밖에 없습니다. 이 책은 전문적인 진단을 받기 어려운 어깨 질환 환자, 또 집에서 어깨통증을 이겨내고 싶은 독자들이 스스로 재활을 시도할 수 있도록 마련한 것입니다. 내용을 충분히 읽고, 따라해보시기 바랍니다. 반드시 증상이 호전될 것입니다.

끝으로 이 책을 만들 수 있도록 권해주신 대한 견·주관절학회원님과 김영사 김강유 대표님께 깊은 감사를 드리며, 원고 준비에 많은 시간을 내주신 네온정형외과 이제형 부원장, 김영사 박주란 팀장, 언제나 있는 자리에서 도움을 아끼지 않는 우리 인화에게 이 자리를 빌어 감사 드립니다.

차례

저자의 말 4

이 책의 특징 및 활용법 10

어깨통증 및 운동 관련 용어 12

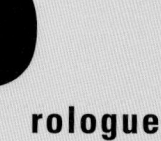

Prologue　　어깨통증, 나만 힘든가요?

어깨통증은 현대인의 직업병 16 | 어깨의 구조와 통증의 원인 21 | 어깨통증을 부르는 직접적 원인 24 | 내 어깨는 괜찮은가요? 33 | 쉽고 효과적인 운동을 위한 보조 도구 36 | 어깨 운동에 앞서 기억해야 할 주의사항 38

어깨통증에 대한 궁금증 40

1 part 만성적 어깨통증을 위한 운동

 통증과 염증 완화

팔 늘어뜨려 원추 그리기 46 | 도르래 이용해 팔 들어 올리기 48 | 누워서 손목 잡고 밀어 올리기 50 | 막대 잡고 상하로 움직이기 52 | 막대 잡고 대각선으로 움직이기 54 | 머리 뒤로 깍지 끼고 기지개 켜기 56 | 가슴 앞에서 팔 잡아당기기 58 | 옆으로 팔을 뻗어 미닫이문 밀기 60 | 팔꿈치 붙이고 여닫이문 열고 닫기 62 | 등 뒤에서 막대 잡고 밀어 올리기 64 | 누워서 아래위로 아령 들기 66 | 옆으로 누워서 아래위로 아령 들기 68 | 벽 이용해 가슴 펴며 양쪽 견갑골 모으기 70 | 팔 직각으로 구부려 고무줄 당기기 72 | 팔 직각으로 구부려 고무줄 뒤로 당기기 74 | 팔 직각으로 구부려 몸 앞으로 당기기 76 | 팔 직각으로 구부려 몸 밖으로 당기기 78 | 팔 직각으로 구부려 몸 옆으로 당기기 80 | 양손으로 밴드 잡고 밖으로 벌리기 82

 관절 운동 범위 확대 및 근력 강화

벽에 손목 기대고 밀기 84 | 벽에 팔꿈치 기대고 팔 벌리기 86 | 양팔 옆으로 들어 올리기 88 | 양팔 구부려 견갑골 들어 올리기 90 | 양손으로 밴드 잡고 밖으로 벌려 위로 뻗기 92 | 어깨 고정하고 고무줄 잡고 옆으로 벌리기 94 | 고무줄 대각선으로 끌어올리기 96 | 양손에 아령 들고 Y자 만들기 98 | 발로 고정한 밴드를 옆으로 당겨 올리기 100 | 발로 고정한 밴드를 앞으로 당겨 올리기 102 | 어깨 위에서 고무줄 잡고 앞으로 당기기 104 | 고무줄 잡고 아래로 당기기 106 | 몸 안쪽으로 대각선 내리기 108 | 몸 바깥쪽으로 대각선 내리기 110 | 몸 바깥쪽으로 대각선 올리기 112 | 몸 안쪽으로 대각선 올리기 114

3단계 자기수용감각과 지구력 강화

짐볼 짚고 팔굽혀펴기 116 | 짐볼에 엎드려 양손으로 고무줄 당기기 118 | 짐볼에 엎드려 아령 들어 올리기 120

일상 생활을 위한 운동

짐볼에 앉아 팔 들어 올리기 122 | 짐볼에 엎드려 앞으로 기어가기 124 | 짐볼 위에서 무릎 굽히기 126 | 짐볼에 엎드려 엉덩이 들어 올리기 128 | 짐볼에 엎드려 한쪽 다리 들어 올리기 130 | 짐볼에 누워 아령 위로 밀어 올리기 132 | 짐볼에 누워 상자 위로 밀어 올리기 134 | 팔 직각으로 구부려 고무줄 당기기 136 | 팔 직각으로 구부려 고무줄 뒤로 당기기 138 | 팔 직각으로 구부려 몸 앞으로 당기기 140 | 팔 직각으로 구부려 몸 밖으로 당기기 142 | 팔 직각으로 구부려 몸 옆으로 당기기 144 | 양손으로 밴드 잡고 밖으로 벌리기 146 | 양손으로 밴드 잡고 밖으로 벌려 위로 뻗기 148

어깨통증을 유발하는 습관 150
어깨 건강에 좋은 운동 153

2 part 수술 후 재활 운동

 관절 운동 시작

팔 늘어뜨려 원추 그리기 158 | 도르래 이용해 팔 들어 올리기 160 | 누워서 손목 잡고 밀어 올리기 162 | 책상 위에 양손 올리고 앞으로 밀기 164

2 단계 관절 운동 범위 확대

책상 위에 손 올리고 옆으로 밀기 166 | 막대 잡고 상하로 움직이기 168 | 누워서 막대 잡고 위로 들어 올리기 170 | 누워서 막대 잡고 좌우로 밀기 172 | 누워서 막대 잡고 올렸다 내리

기 174 | 누워서 막대 잡고 양쪽으로 돌리기 176 | 누워서 막대 잡고 대각선으로 돌리기 178 | 머리 뒤로 깍지 끼고 기지개 켜기 180 | 벽 이용해 가슴 펴며 양쪽 견갑골 모으기 182 | 막대 수평으로 들고 좌우로 움직이기 184 | 양손으로 책상 짚고 어깨 늘이기 186 | 한 손으로 책상 짚고 어깨 늘이기 188 | 누워서 양손으로 막대 잡고 뒤로 밀기 190 | 등 뒤에서 막대 잡고 아래로 당기기 192 | 등 뒤에서 막대 잡고 밀어 올리기 194 | 옆으로 누워서 손목 잡고 스트레칭하기 196

3단계 자기수용감각과 근력 강화

무릎 꿇고 앉아 체중 앞으로 옮기기 198 | 누워서 아래위로 아령 들기 200 | 옆으로 누워서 아래위로 아령 들기 202 | 짐볼에 엎드려 체중 이동하기 204 | 무릎 대고 엎드려 팔다리 길게 뻗기 206 | 팔꿈치 몸에 붙이고 손목 바깥쪽으로 밀기 208 | 팔꿈치 펴고 어깨 바깥쪽으로 벌리기 210 | 팔꿈치 몸에 붙이고 손목 안쪽으로 밀기 212 | 팔꿈치 굽히고 어깨 크게 밖으로 돌리기 214 | 어깨 고정하고 고무줄 잡고 옆으로 벌리기 216 | 짐볼에 앉아 팔 들어 올리기 218 | 짐볼 짚고 팔굽혀펴기 220 | 짐볼에 엎드려 양손으로 고무줄 당기기 222 | 짐볼에 엎드려 아령 들어 올리기 224

4단계 골반 주변을 강화하는 코어운동

짐볼에 엎드려 앞으로 기어가기 226 | 짐볼 위에서 무릎 굽히기 228 | 짐볼에 엎드려 엉덩이 들어 올리기 230 | 짐볼에 엎드려 한쪽 다리 들어 올리기 232 | 짐볼에 누워 아령 위로 밀어 올리기 234 | 짐볼에 누워 상자 위로 밀어 올리기 236

어깨통증 진단과 수술에 대한 궁금증 238
수술 이후 회복에 관한 궁금증 243

이 책의 특징 및 활용법

이 책은 크게 수술이 필요 없는 경미한 어깨통증 환자를 위한 운동과 수술 이후 재활이 필요한 환자를 위한 운동으로 나누어져 있습니다. 단계별로 프로그램이 구성되어 있으므로 자신의 어깨 상태를 보아가며 차례로 실천합니다.

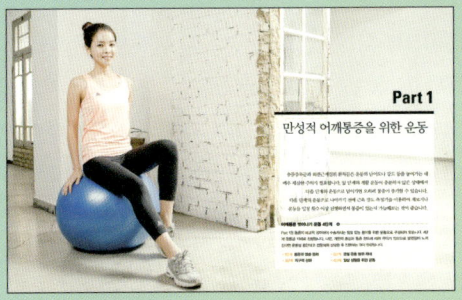 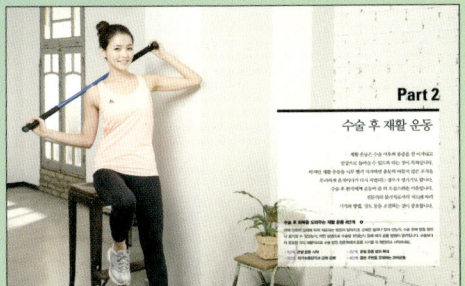

프로그램 안내

같은 동작이라도 수술을 하지 않은 사람과 수술한 뒤의 환자에게 적용하는 단계가 다릅니다. 수술이 필요 없는 경미한 어깨통증은 힘줄과 근육에 스트레스를 주어 건강하게 만드는 과정이 필요합니다. 그러나 수술한 뒤의 재활 운동에서는 힘줄과 근육에 주는 스트레스가 오히려 수술한 부위의 파열을 가져오기도 합니다. 그러므로 수술한 부분의 근력을 회복하고 안정적으로 힘을 유지할 수 있을 때 힘줄과 근육에 스트레스를 주는 운동을 시작해야 합니다. 또한 수술한 사람의 경우에는 완전히 새롭게 어깨 관절을 사용하는 훈련이 추가로 더 필요합니다. Part 2에서 소개하는 운동은 이러한 과정에 입각하여 순서가 배치되어 있습니다.

운동 방법

모든 운동에는 반복 횟수나 유지 시간, 아령의 중량, 운동 각도 등이 표시되어 있습니다. 글과 사진으로 설명한 운동법을 충분히 숙지해야 안전하고 효과적인 운동이 가능합니다.

 아픈 어깨를 의미합니다. 양쪽을 동시에 운동하는 경우 표시를 생략했습니다.

→ 운동의 방향을 나타냅니다. 화살표 방향으로 천천히 움직여 운동합니다.

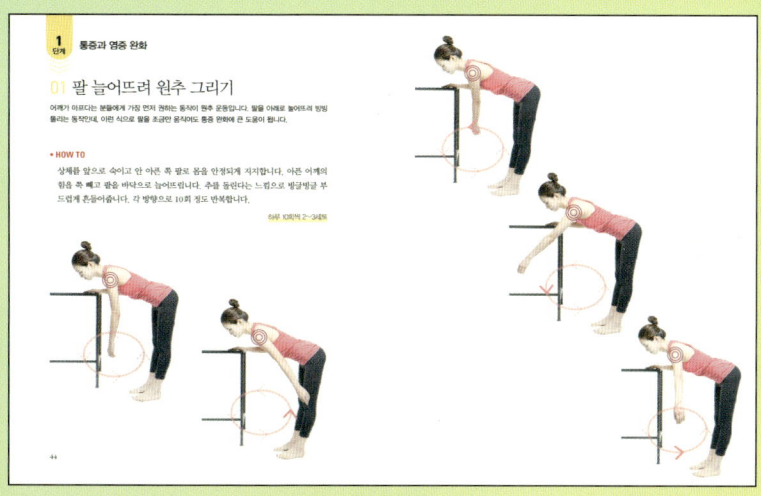

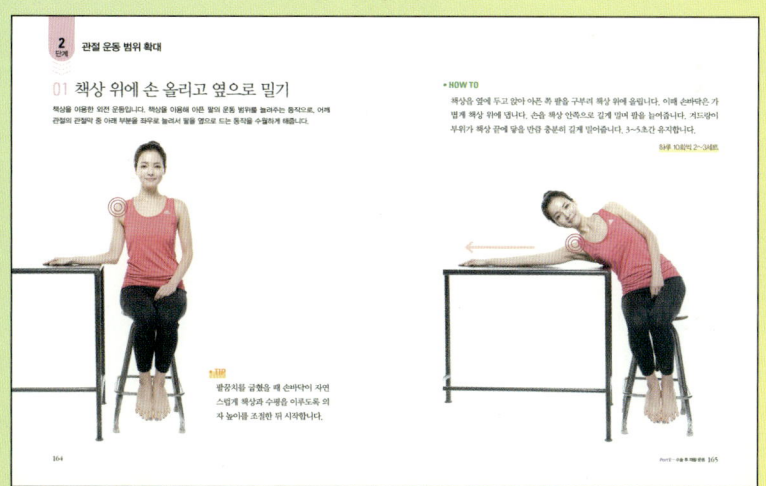

어깨통증 및 운동 관련 용어

뼈 ——————   근육 -----------

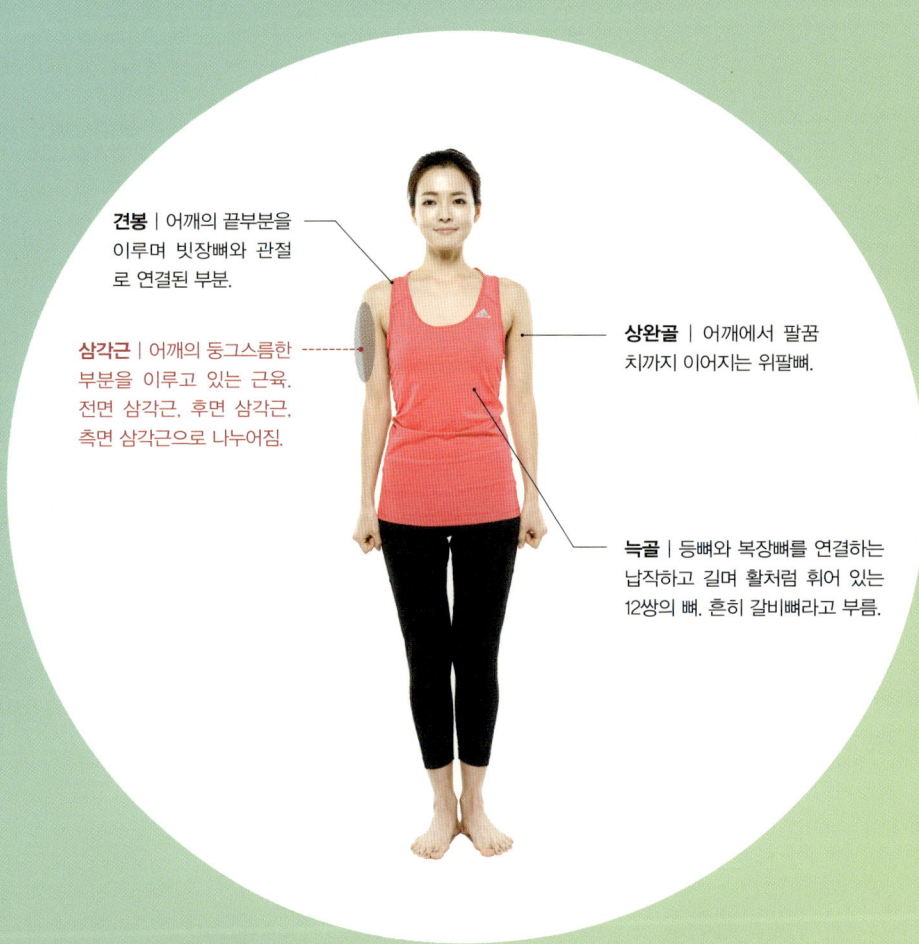

견봉 | 어깨의 끝부분을 이루며 빗장뼈와 관절로 연결된 부분.

삼각근 | 어깨의 둥그스름한 부분을 이루고 있는 근육. 전면 삼각근, 후면 삼각근, 측면 삼각근으로 나누어짐.

상완골 | 어깨에서 팔꿈치까지 이어지는 위팔뼈.

늑골 | 등뼈와 복장뼈를 연결하는 납작하고 길며 활처럼 휘어 있는 12쌍의 뼈. 흔히 갈비뼈라고 부름.

외회전 | 팔꿈치까지 옆구리에 붙인 상태에서 팔꿈치에서 손목까지 팔 아래 부분을 몸 안쪽으로 굽히는 동작.

내회전 | 팔꿈치까지 옆구리에 붙인 상태에서 팔꿈치에서 손목까지 팔 아래 부분을 몸 바깥쪽, 즉 옆으로 벌리는 동작.

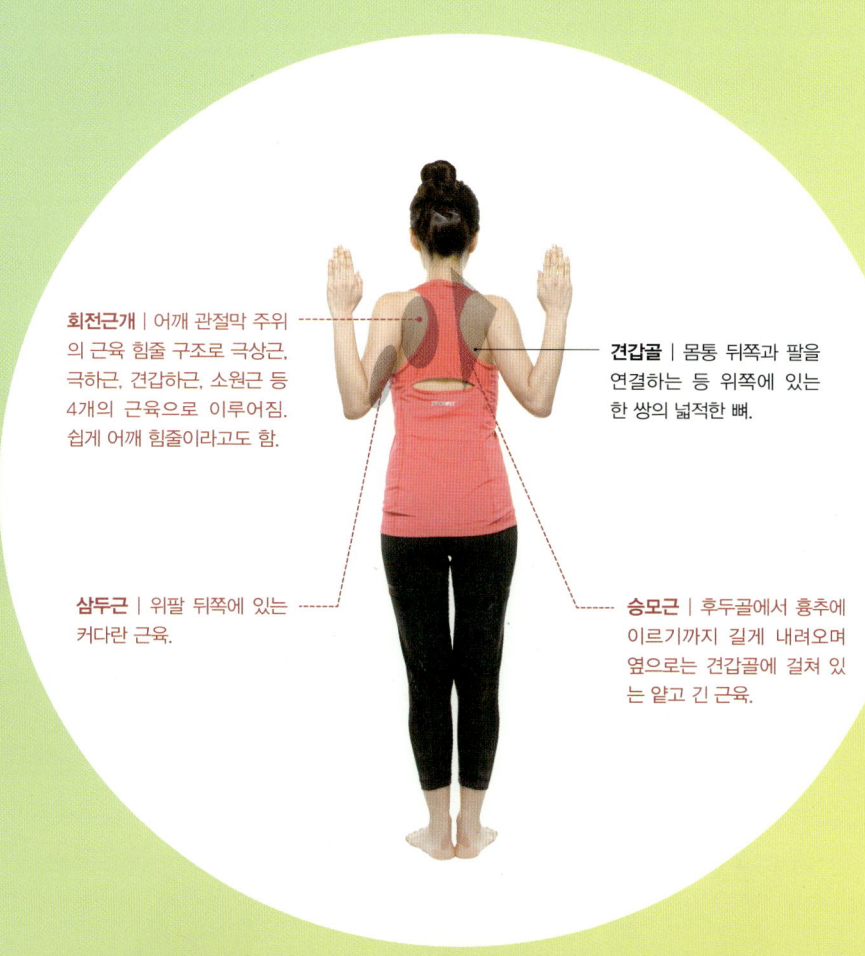

외전 | 자연스럽게 팔을 몸통 옆으로 내린 상태에서 어깨 관절을 중심축으로 팔을 몸 바깥쪽으로 들어 올리는 동작.

내전 | 자연스럽게 팔을 몸통 옆으로 내린 상태에서 어깨 관절을 중심축으로 팔을 가슴을 지나 반대쪽 몸 바깥쪽으로 밀어 올리는 동작.

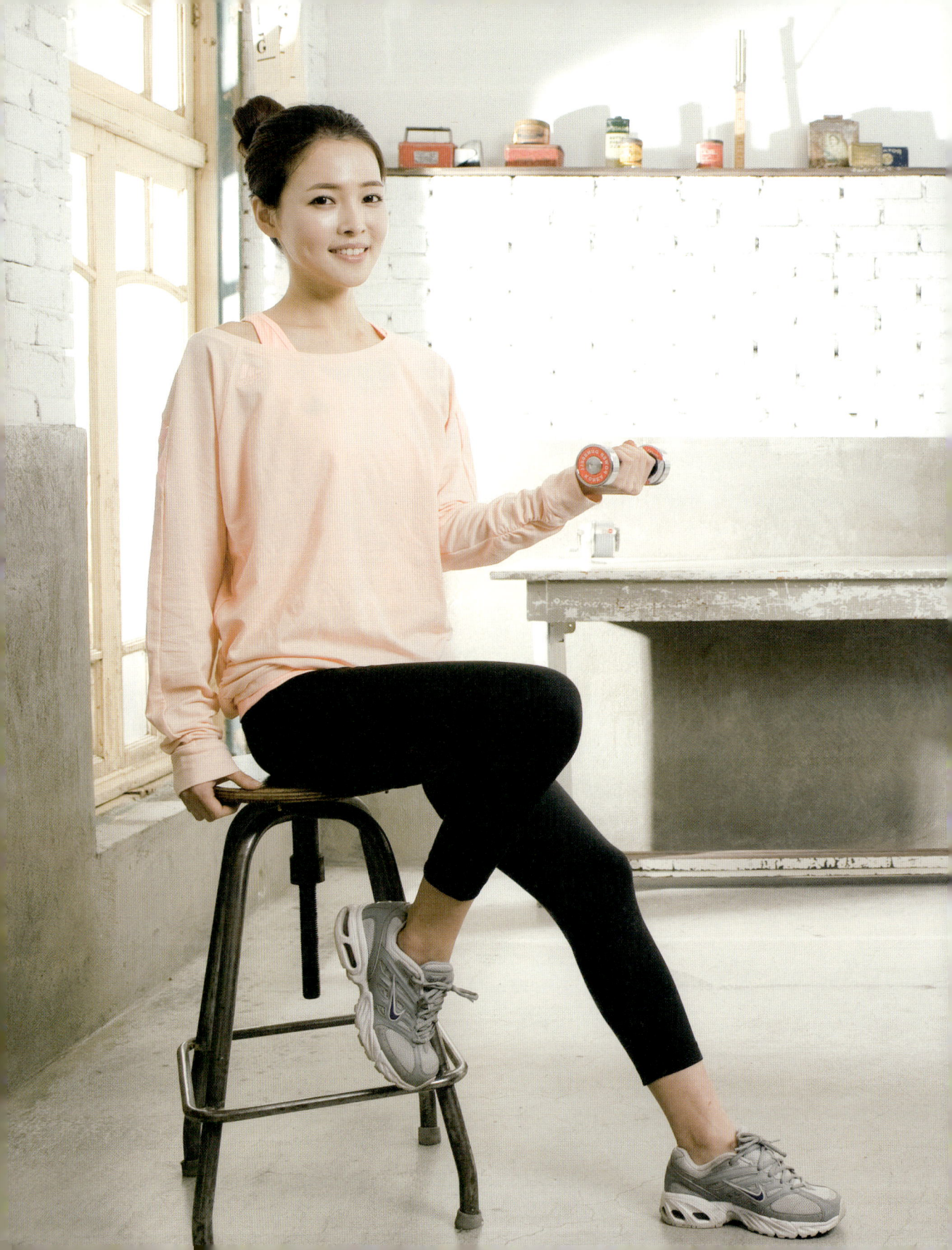

prologue

어깨통증, 나만 힘든가요?

거의 모든 현대인들이 어깨통증을 겪습니다.
나이 들면서 자연스럽게 생기는 변화를 비롯하여 운동부족,
컴퓨터나 휴대폰 사용 등이 어깨에 과부하를 일으킵니다.
학생과 여성들의 무거운 가방도 문제가 될 수 있으며
스트레스 또한 어깨통증의 원인으로 작용합니다.
'오십견'이나 '석회가 생겼다'는 얘기도 종종 들어보셨을 것입니다.
어깨통증은 왜 생기며 어떻게 치료해야 할까요?
내 어깨는 지금 어떤 상태일까요?

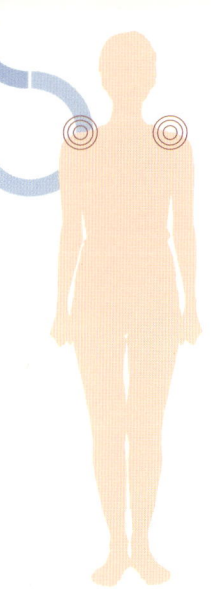

어깨통증은 현대인의 직업병

어깨는 위로는 목과 두개골을 받치면서 옆으로는 팔을 매달고 있습니다. 또한 척추와 갈비뼈에 붙어 있습니다. 어깨를 구성하고 있는 견갑골(날개뼈 또는 어깨뼈라고도 함)은 앞으로는 늑골을 통해 몸통과 연결되지만, 뒤쪽은 뼈끼리 붙어 있는 구조가 없고 근육만으로 척추에 연결되어 있습니다.

현대인의 업무 및 생활 방식은 어깨의 구조와 모양에 어떤 영향을 주고 있을까요? 그 메커니즘을 알면 어깨 건강을 지키는 데 도움이 됩니다.

평소 컴퓨터 사용 시간이 많은 사람은 **위험**

컴퓨터를 사용하다보면 모니터 쪽으로 몸이 구부정하게 기울어집니다. 장시간 이 자세를 취하고 있으면 척추의 정상적인 곡선이 무너집니다. 상체가 모니터 쪽으로 쏠리면서 우리 몸이 받는 중력의 축이 앞으로 이동합니다. 어깨의 무게는 척추 뒷부분으로 지나가는 것이 정상입니다. 그러나 허리가 앞으로 굽으면 어깨와 머리의 무게가 앞쪽으로 실리고 등 쪽의 근육이 늘어납니다. 자연히 무게중심이 앞으로 옮겨 가면서 허리에 부담이 갑니다.

허리가 구부정해지면 책상에 비하여 어깨의 높이가 낮아집니다. 상대적으로 책상 위에 놓인 키보드의 높이가 높아지는 것입니다. 이런 자세에서는 팔을 앞쪽과 위쪽, 두 방향으로 이동시켜 일을 해야 하므로 어깨에 큰 부담이 됩니다. 손을 낮은 곳에 두고 일을 하는 것이 어깨에 좋습니다. 손이 높은 곳에서 일을 하면 팔을 들어야 하고, 이 자세는 손이 몸에서 멀어지게 만듭니다. 즉 어깨 관절의 움직임을 조절하는 회전근개에 무리를 주어 근육을 쉬 피곤하게 만드는 것입니다.

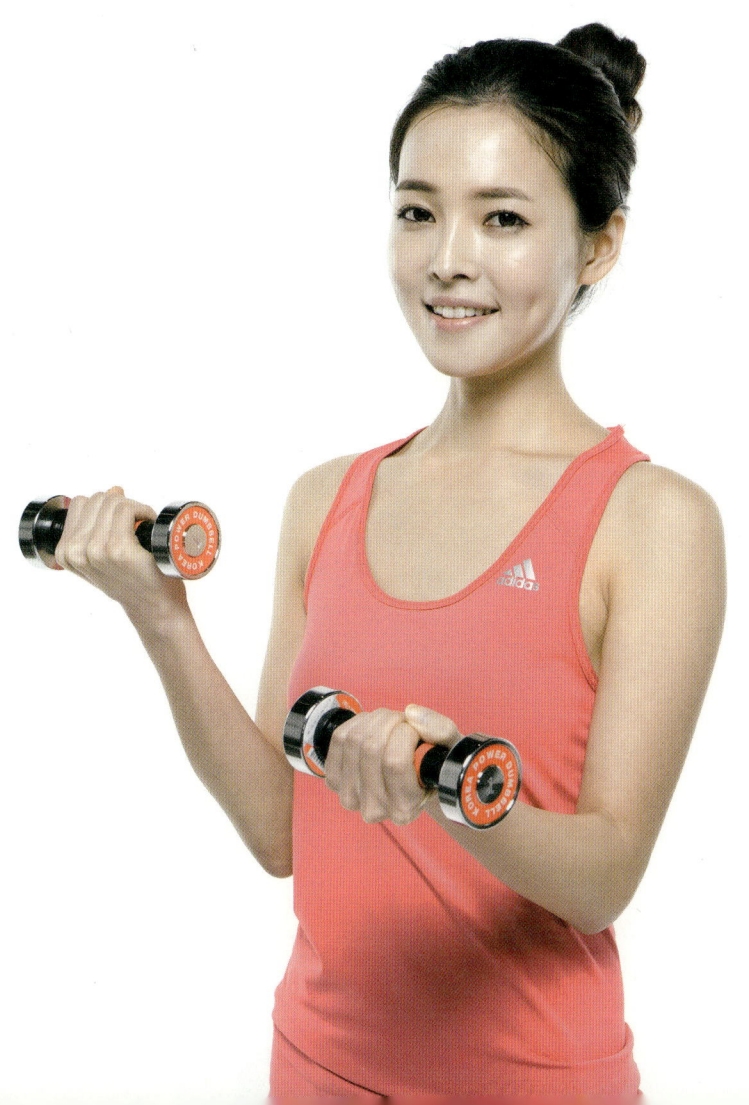

문제는 여기서 끝나지 않습니다. 주로 팔을 몸의 앞쪽에서 움직이므로 뒤쪽에 있는 견갑골 주위의 근육을 사용하지 않게 됩니다. 그러면 견갑골 주위의 근육이 발달하지 않아서 견갑골이 앞쪽으로 돌아 나오고, 자연히 양쪽 견갑골 사이의 근육과 견갑골과 목을 연결하는 근육이 늘어납니다.

결국 어깨는 앞으로 볼록하게 나와 있고 목도 거북이처럼 앞으로 나오면서

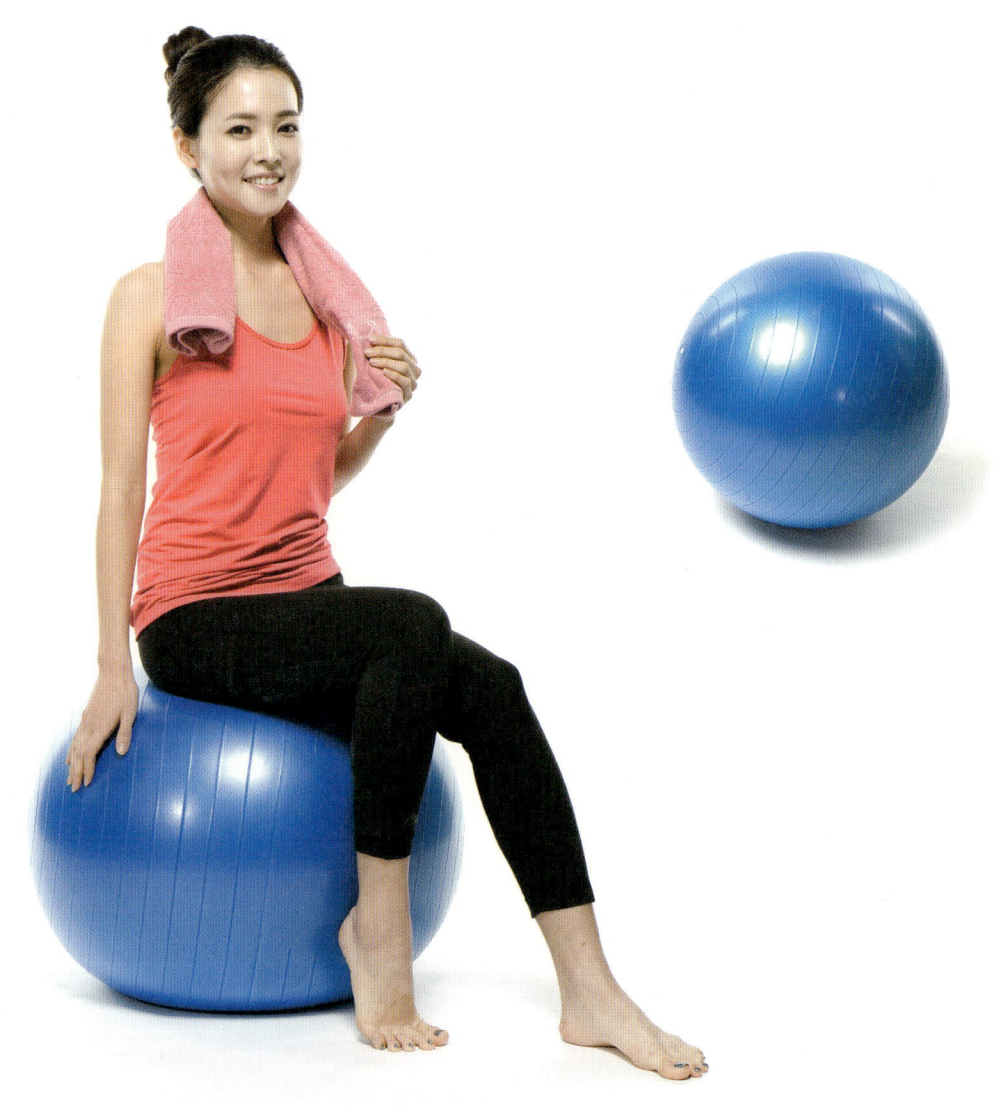

'둥근 어깨'*가 발생합니다. 이런 상태가 되면 근육은 제대로 작용하지 못하고 목뒤와 등 쪽에 근막동통 증후군이 생깁니다.

* 둥근 어깨round shoulder : 굽은 어깨, 말린 어깨, 전방어깨 등으로 불림. 옆에서 봤을 때 등이 굽어 있는 상태.

걷는 자세와 서 있는 자세가 나쁜 사람도 위험

군인들은 훈련소에 입소하면 바르게 서는 자세부터 배웁니다. 기본 자세는 가슴을 펴고, 턱을 당기고, 목을 뒤로 집어넣고, 허리를 곧게 펴는 차렷 자세입니다. 이 자세는 보기 좋으라고 하는 것이 아닙니다. 차렷 자세는 오랜 시간 일정한 자세를 유지해야 할 때 체력 소모가 적고 몸에 부담이 적기 때문에 모든 동작의 기본이 됩니다. 또 내무반에서는 등을 벽에 기대지 못하게 해서 등의 근육을 키웁니다. 등 근육을 키우면 좋은 자세를 오래 유지할 수 있기 때문입니다.

이와 반대되는 것이 흔히 '어깨'라고 불리는 사람들의 자세입니다. 이들은 머리를 앞으로 빼고 양쪽 어깨를 앞으로 내밀어 가슴이 모이는 자세를 취합니다. 이런 자세에서 머리를 들어 올려 시선을 똑바로 하고 무게중심을 맞추려고 하면 무의식적으로 뒷목과 어깨에 힘이 들어갑니다. 그러니 어깨 뒤쪽으로 통증이 발생하는 것은 당연한 일입니다.

이런 자세가 습관이 되면 뒤쪽의 근육은 너무 늘어나서 스스로 적절하게 긴장할 수 있는 힘이 감소합니다. 또한 어깨가 앞으로 나오면서 앞쪽에 있는 소흉근과 대흉근, 삼각근들은 짧아집니다. 짧아진 근육은 원래의 근육보다 근력이 세져서 상완골을 앞으로 밀어 올립니다. 결국 어깨 충돌증후군*이 생깁니다.

가슴이 큰 여성들도 비슷한 자세를 취하는 경우가 종종 있습니다. 요즘은 큰 가슴이 자랑거리지만 발육기에 있는 여학생들 중에는 큰 가슴을 감추기 위해서 어깨를 웅크리는 경우가 있습니다. 이런 자세는 '둥근 등'을 만들면서 어깨통증을 유발하기 쉽습니다.

* 충돌증후군 : 어깨의 견봉과 회전근개 사이에 염증이 생겨 통증이 발생하는 질환. 주로 극상건이라는 인대와 견봉이 충돌하면서 통증을 유발한다.

생활 속에서 스트레스를 많이 받는 사람도 **위험군**

전쟁영화를 떠올려볼까요? 참호 속의 군인들이 적진을 향해 총을 쏠 때는 목을 최대한 집어넣고 어깨를 위로 올려 앞쪽으로 웅크리며 양손을 앞으로 모읍니다. 위험으로부터 몸을 지키기 위한 방어 자세이기도 하지만 사실은 긴장된 순간, 몸이 스스로 알아서 하는 자세입니다. 극도의 긴장 상태가 되면 교감신경계가 흥분하면서 근육이 긴장해 저절로 이런 자세가 만들어집니다. 이런 자세는 어깨에 무리를 주면서 뒷목을 뻣뻣하게 만듭니다. 스트레스 때문에 뒷목이 뻣뻣해지는 것이 아니라 스트레스 상황에서 우리 몸이 무의식중에 취하는 나쁜 자세 때문에 통증이 오는 것입니다. 스트레스 받을 때 운동이 더욱 중요하다고 하는 이유입니다.

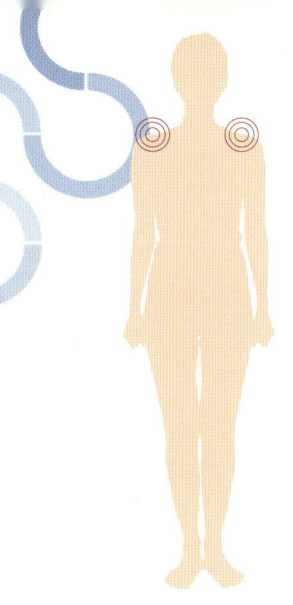

어깨의 구조와
통증의 원인

어깨는 두 겹의 근육으로 된 특별한 구조를 가지고 있습니다. 이중 안쪽을 이루고 있는 네 개의 근육이 회전근개 근육입니다. 이 근육은 아래쪽으로는 집의 바닥과 같은 '상완골' 즉 어깨 관절을 이루는 뼈가 깔려 있고, 위쪽으로는 지붕 역할을 하는 '견봉' 즉 부리 모양의 뼈로 덮혀 있습니다.

회전근개가 갈라지고
끊어진 경우

회전근개 근육이 뼈에 가서 붙을 때는 딱딱한 힘줄로 바뀌어 아래에 있는 상완골에 붙습니다. 이렇게 이어진 회전근개 즉, 어깨 힘줄은 지붕을 이루는 견봉과 바닥을 이루는 상완골 사이에서 팔을 움직일 때마다 움직이며 일생 동안 셀 수 없이 많은 전진과 후퇴 운동을 합니다. 나이가 들어 이와 같은 운동을 수십 년 동안 반복하면 이 힘줄에 퇴행성 변화가 발생합니다.

얇은 종이를 여러 장 겹쳐 만든 두꺼운 종이를 생각해보겠습니다. 종이 양쪽을 잡고 아래위로 비틀면 겹쳐져 있던 종이가 낱장으로 떨어지는 것을 볼 수 있습니다. 회전근개도 크게 다섯 겹의 힘줄과 막이 합쳐진 구조입니다. 오랜 기간 힘줄이 당겨졌다 밀려났다 하며 비틀어지면 힘줄 사이가 갈라지고 뼈에 붙어 있던 부분이 끊어지기도 합니다. 나이가 들면서 이런 힘줄에 피가 잘 통하지 않게 되면서 퇴행성 변화가 가속화되는 것입니다.

견봉의 모양이 뒤틀려 힘줄을 짓이기는 경우

어깨 위쪽에서 지붕 역할을 하는 견봉의 모양이 뒤틀려 있으면 그 사이를 지나는 힘줄이 걸리는 현상이 발생합니다. 운동선수들은 이런 현상을 "팔을 움직일 때 어깨가 찝힌다"고 표현하는데, 견봉이 힘줄을 짓이긴다고 생각하면 쉽습니다.

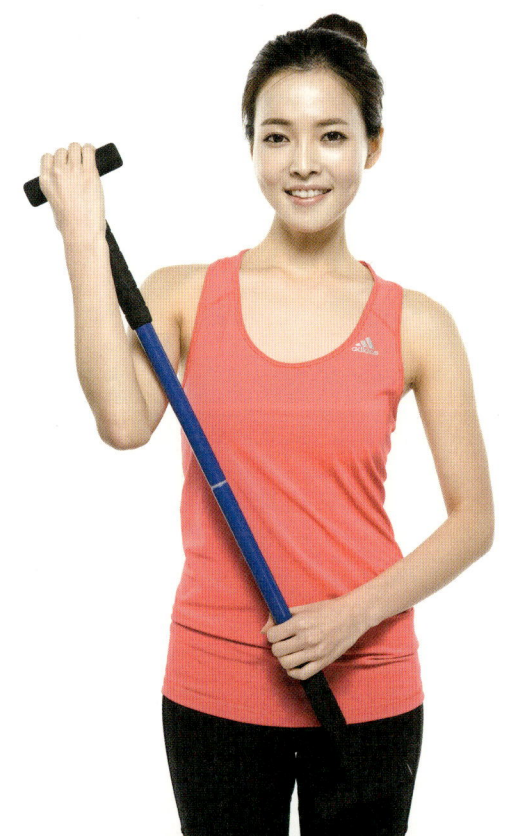

이렇게 뼈와 힘줄이 충돌하는 현상은 견봉이 아래 방향으로 갈고리처럼 튀어 내려오거나, 바로 옆에 있는 견봉쇄골 관절에 관절염이 생길 때 주로 발생합니다. 생산 라인에 앉아서 지나가는 제품에 부품을 끼우거나 돌릴 때, 컴퓨터 앞에 앉아서 엉덩이를 앞으로 빼고 손을 높이 들어올려 키보드를 두드릴 때, 자동차 운전석에 앉아서 손을 내밀어 주차권이나 통행권을 뽑을 때, 몸 뒤쪽에 있는 물건을 잡을 때 등 수없이 많은 일상의 동작이 이미 퇴행성 변화로 손상된 어깨 힘줄 즉, 회전근개를 견봉으로 짓이기는 상황을 만듭니다.

점낭액의 기능이 퇴화된 경우

팔꿈치의 피부는 다른 부분에 비해 쉽게 전후좌우로 움직입니다. 뼈와 힘줄 사이에 점액낭이라고 부르는 작은 윤활류 주머니가 들어 있기 때문입니다. 어깨 속에도 뼈와 힘줄 사이에 윤활류 주머니가 들어 있어 힘줄이 뼈 밑을 지날 때 마찰과 저항을 줄여주는 역할을 합니다.

20세 전에는 뼈가 휘어져 있더라도 통증이 잘 생기지 않는데, 바로 이 점액낭의 도움으로 힘줄이 뼈 사이를 매끄럽게 지나가기 때문입니다. 그런데 사용기간이 길어지면 어떨까요? 말랑말랑하던 점액낭이 탄력을 잃고 점차 두껍고 딱딱해지면서 마찰을 줄여주는 능력도 감소합니다. 두꺼워진 점액낭은 제 기능을 발휘하기는커녕 오히려 힘줄과 견봉 사이의 공간을 좁히는 역할을 합니다. 여기에 더해 힘줄에 퇴행성 변화가 나타나면 어깨통증이 찾아옵니다.

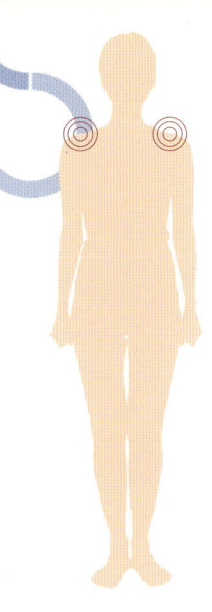

어깨통증을 부르는 직접적 원인

어깨통증의 원인은 크게 잘못된 자세와 노화로 인한 퇴행성 변화로 볼 수 있습니다. 퇴행성 변화를 막는 데는 한계가 있지만 잘못된 자세를 바로잡는 것은 얼마든지 가능한 일입니다. 또 생활습관이나 나쁜 자세에서 야기되는 문제를 해소하면 노화로 인한 문제도 늦출 수 있습니다.

생각없이 메는 무거운 가방이 어깨에는 중노동

무거운 가방을 들거나 메고 다니는 분이 많습니다. 가방 안에는 보통 지갑, 휴대폰, 수첩, 책, 화장품 등이 들어 있습니다. 좀 더 활동적인 분들은 태블릿PC나 노트북도 갖고 다닙니다. 이런 가방을 들 때는 목에서 어깨, 어깨에서 팔로 가는 근육을 모두 사용해야 합니다. 이럴 때 어깨의 힘을 빼보면 어깨가 아래로 처지면서 팔이 어깨에서 빠지는 느낌이 듭니다. 그러면 근육이 힘을 쓰지 않으면서 근육에 가해지는 힘이 어깨 속의 관절막과 뼈에 쏠립니다. 이런 자세가 오래, 자주 반복되면 관절막이 늘어나고 뼈가 뒤틀리는 것입니다.

뼈가 뒤틀린다는 건 무슨 이야기일까요? 어깨를 위에서 누르거나 팔을 아래로 당기면 당연히 목과 어깨의 길이가 늘어납니다. 이때 목에서 팔로 가는 신경이 아래로 늘어나는데, 신경은 다른 조직과 달리 탄력성이 적어서 잘 늘어나지 않습니다. 그래서 과하게 당기면 신경이 분포하는 부분의 감각이 손상되기 시작합니다. 저리기도 하고, 손이나 어깨가 화끈거리기도 하고, 감각이 없어진 것처럼 느껴지기도 합니다.

어깨가 아래로 처지면 근육은 어떻게 될까요? 근육이 늘어나면서 만성적인 통증이 발생합니다. 어깨가 뻐근하다고 느껴진다면 목에서 어깨로 가는 승모근이 약하거나 견갑골 주변의 근육이 약해진 것입니다. 약이나 주사, 부황, 침 등을 사용하면 일시적으로 통증이 줄어들긴 하지만 근본적으로 근육이 약해져서 발생하는 증상이므로 근육을 강화하지 않으면 이내 다시 통증이 발생합니다.

뼈가 뒤틀리면 어떤 증상이 있을까요? 잠을 잘 때 옆으로 눕거나 팔을 구부려 베면 잠시 후 팔이 저리면서 마비되는 듯한 느낌이 듭니다. 뼈가 뒤틀리면 가만히 있는데도 그런 감각이 느껴집니다. 뼈가 뒤틀리면 뼈 사이가 좁아져서 그 사이를 지나가는 신경뭉치와 혈관이 눌리고, 그 때문에 저리거나 힘이 빠지는 것 같은 증상이 생깁니다.

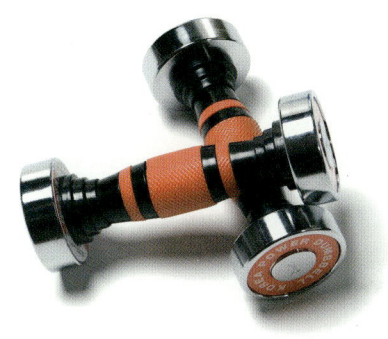

몸짱에만 집중하는 불균형한 운동은
오히려 해악

'몸짱'을 꿈꾸며 피트니스센터에서 열심히 운동하는 분들이 많습니다. 아름다운 몸을 갖는 것도 경쟁력의 하나이니 나무랄 일은 아닙니다. 그런데 정확한 지도 없이 불균형한 운동을 하면 오히려 몸을 망가뜨리는 결과가 생기기도 합니다.

어깨와 가슴을 멋있게 보이려면 대흉근과 삼각근을 강화해야 합니다. 하지만 이들 근육을 발달시키려면 등 뒤쪽에 있는 견갑골 즉, 견갑골 주위에 붙어 있는 근육과 삼각근 밑에 있는 회전근개 근육 강화가 우선되어야 합니다.

회전근개 근육은 삼각근을 이용해 무거운 물건을 들 때 어깨 관절이 원래의 위치에 잘 유지되고 아래위나 전후좌우로 팔이 빠지지 않고 움직일 수 있도록 조정하는 역할을 합니다. 또한 삼각근은 아래위로 힘을 쓸 수 있게 만들어진 근육입니다. 팔을 위로 올릴 때 속에 있는 회전근개가 팔을 살짝 옆으로 들어주지 못한다면 삼각근은 팔을 벌리는 역할을 하지 못하고 팔뼈를 견봉 쪽으로 밀어버립니다.

가슴을 멋지게 보이고 싶은 생각에 삼각근 운동만 하고 회전근개 운동을 하지 않으면 근육의 균형이 깨져 삼각근이 팔을 위로 잡아당기면서 통증이 발생합니다. 또한 회전근개 근육을 견봉 쪽으로 밀어서 회전근개의 원활한 운동을 방해합니다. 또 몸 앞쪽에 있는 근육만 발달시키면 뒤쪽의 견갑골이 앞쪽으로 이동하면서 몸 뒤쪽 근육을 늘어나게 만들고 통증을 유발합니다.

피트니스를 할 때는 자신의 몸 상태가 어떤지를 확인하는 것이 최우선입니다. 평소에 많이 쓰는 근육은 어디인지 운동이 부족한 부분은 어디인지 운동을 시작하기 전에 점검해보고, 또한 자신의 심폐기능과 지구력, 민첩성, 반사능력 등을 미리 확인한 뒤에 전문가의 지도 아래 운동을 시작하는 것이 좋습니다.

모든 스포츠는
준비운동이 필수

골프를 치는 사람들 중에 어깨통증을 호소하는 경우가 적지 않습니다. 연습량이 많아서 어깨에 무리가 온 경우도 있지만 촉박한 새벽 시간에 골프를

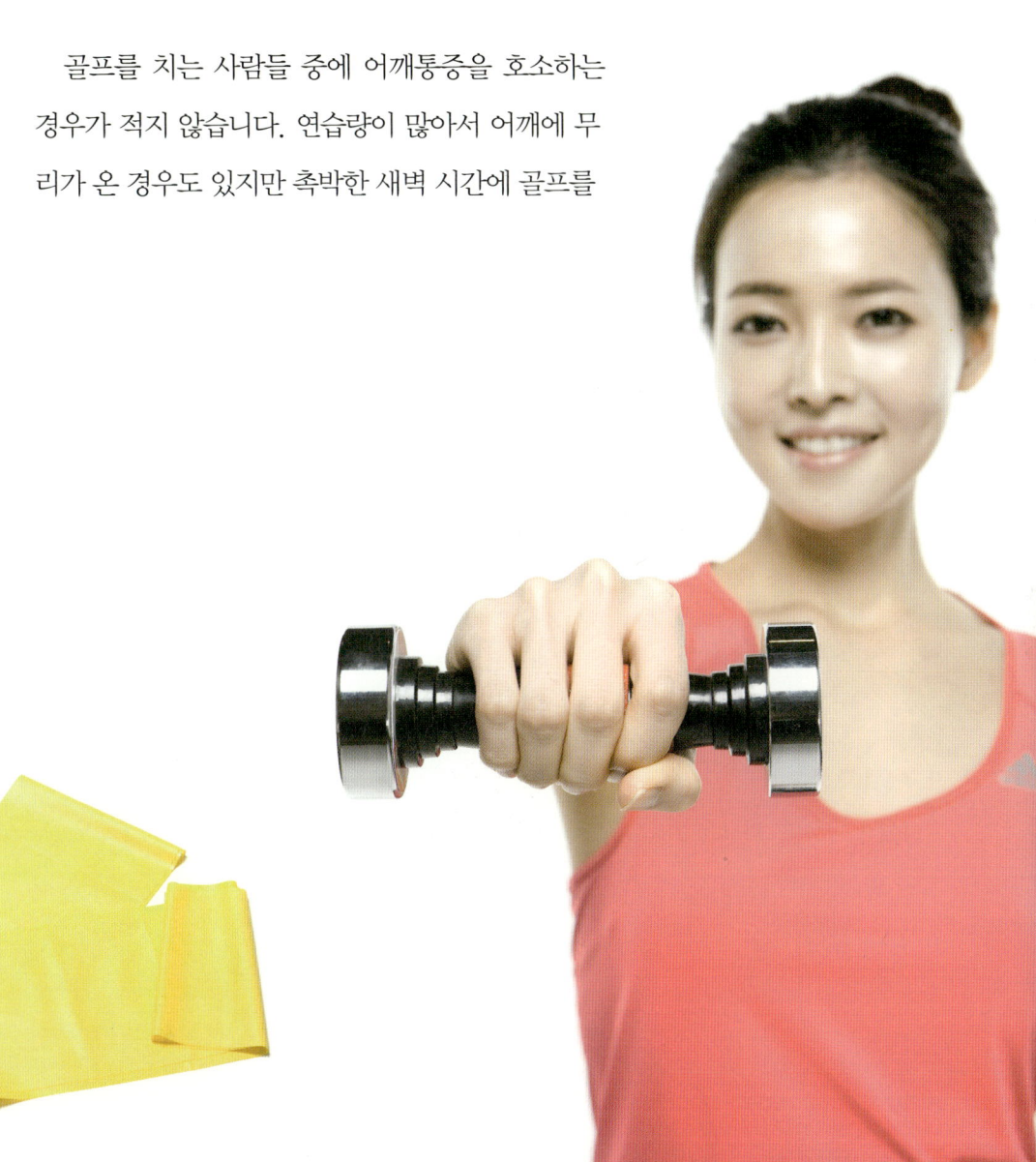

하느라 스트레칭이 부족해서 문제가 생기는 경우도 많습니다. 몸이 채 안 풀린 상태에서 허둥지둥 티업을 하면 몸에 힘이 들어가 백스윙이 제대로 되지 않습니다. 드라이버는 원래의 스윙 궤도를 벗어나고 팔은 빨리 내려오면서 뒤땅을 치게 됩니다. 바로 이때가 어깨에 문제가 생기는 순간입니다. 이렇게 통증이 있는 상태에서 라운딩은 계속됩니다. 문제는 밤에 잠자리에 들 때서야 확연히 나타납니다. 아픈 쪽을 바닥으로 하고 누우면 통증이 심해서 잠을 이루기 어려울 정도

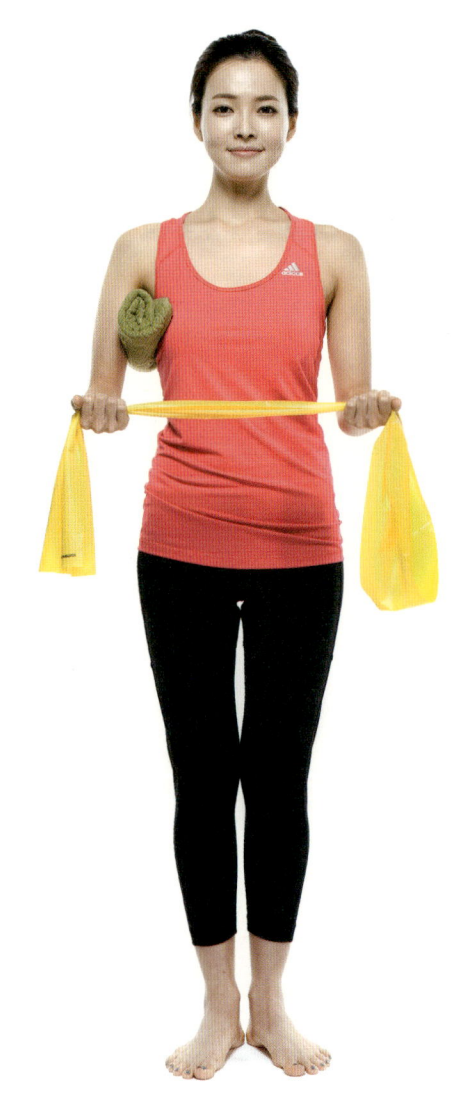

입니다. 그러다 다음날 아침 기지개를 켜면 저절로 "악!" 소리가 나며 팔이 올라가지 않습니다. 이런 경로로 병원을 찾는 분들은 거의 회전근개가 끊어져 있습니다. 대부분의 경우, 이미 퇴행성 변화가 일어나 회전근개가 헤져 있는 상태에서 벌어지는 일입니다. 하지만 그런 경우라 해도 스트레칭을 충분히 했다면 극단적인 상황은 피할 수 있었을 것입니다.

모든 스포츠는 준비운동이 필수입니다. 골프는 물론, 테니스나 수영, 심지어 줄넘기나 달리기를 할 때도 준비운동은 필요합니다. 몸을 평소보다 크게, 빠르게, 강하게 움직이기 전에는 반드시 스트레칭을 해서 근육과 관절을 따뜻하고 유연하게 만들어주어야 합니다.

관절막의 노화로 인한
탄력 저하

어린아이들은 높은 데서 떨어져도 말짱한 경우가 많습니다. 노인들처럼 쉽게 다치지 않습니다. 넘어져도 대수롭지 않게 툭툭 털고 일어납니다. 어릴 때는 뼈나 관절이 딱딱하지 않고 말랑말랑하기 때문입니다. 아이들의 뼈를 들여다보면 우유가 많이 들어간 아이스크림처럼 쫀득쫀득한 느낌이 납니다. 관절막 즉, 관절을 싸고 있는 껍질 같은 조직도 얇은 고무막처럼 쉽게 늘어나면서 잘 찢어지지 않습니다.

뼈와 관절막은 30세 전후를 정점으로 점차 나이가 들어갑니다. 뼈에 칼슘이 부족하면 골감소증이 되었다가 골다공증으로 발전합니다. 관절막도 나이가 들면서 점차 탄력이 감소합니다. 목욕할 때 손을 돌려 등을 닦는 일이 점점 어려워지고, 등 뒤로 손을 뻗어도 양손이 서로 닿지 않게 됩니다. 관절막이 탄력을 잃은 것입니다.

어깨 관절막은 주름 주머니로 되어 있어서 조금만 사용하지 않아도 주름이 서로 들러붙습니다. 때문에 꾸준히 스트레칭을 하고 모든 운동 범위로 움직여주어야 합니다. 한 방향으로만 움직이는 것은 금물입니다.

점차 굳어가는 관절막에 어느 순간 염증이 생겨서 관절을 아예 움직이지 못하는 병이 '유착성 관절낭염'입니다. 염증으로 인해 통증이 증가하면 관절을 잘 움직이지 못하고, 관절을 잘 움직이지 못하니 관절이 다시 들러붙어서 또 통증을 유발하는 악순환이 반복됩니다.

중년 이후 발생하기 쉬운
오십견

흔히 '오십견'이라고 하는 중년 이후의 어깨통증은 거의 대부분 어깨 관절의 힘줄이나 이두박근의 장두건, 관절막에 병이 생겨서 발생하는 증상입니다. 병이 생기는 원인은 나이가 들어감에 따라 발생하는 퇴행성 변화, 피가 잘 통하지 않아서 발생하는 허혈 현상, 주변 뼈의 모양 변형에 의한 충돌 현상과 외상 등이 있습니다.

병의 초기 단계에서는 힘줄이 주변의 뼈와 부딪쳐 짓이겨지고 결과적으로 힘줄이 붓거나 피가 납니다. 이때는 냉찜질을 하면 부기를 가라앉히는 데 도움이 됩니다. 또한 어깨 사용을 자제하여 추가적인 손상이 발생하는 것을 방지해야 합니다. 부기가 가라앉으면서 점차적으로 조직 손상도 호전됩니다. 하지만 한번 다친 조직이 완전한 정상 조직으로 돌아가기는 매우 어렵습니다.

회전근개에 석회가 생긴 경우

어깨는 다른 관절에 잘 생기지 않는 특이한 병을 여러 가지 가지고 있습니다. 그 중에 하나가 '석회화 건염'입니다. 어깨는 두 겹의 근육으로 이루어져 있습니다. 이 중 바깥에 있는 근육이 삼각근이고 안쪽의 근육이 회전근개입니다. 석

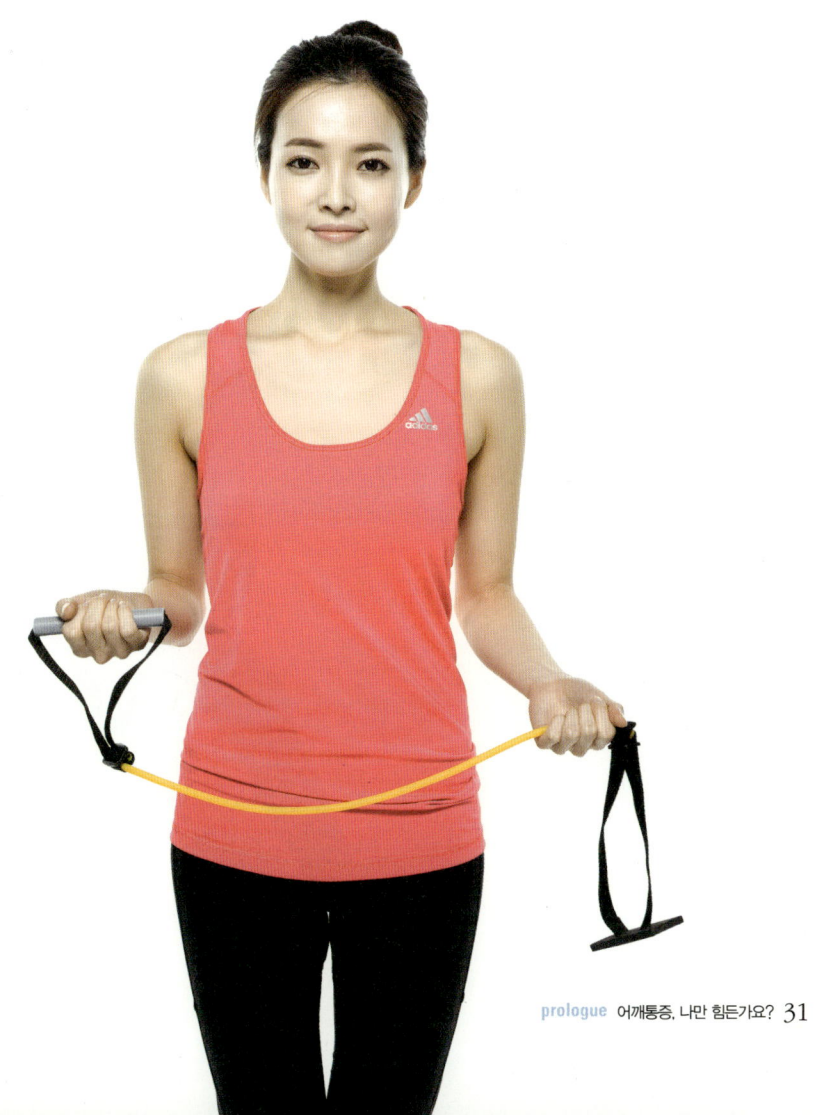

회화 건염은 이 중 안쪽에 있는 회전근개의 뼈에 붙은 힘줄 부분에 석회가 침착하는 병입니다. 석회는 크기에 따라 소형, 중형, 대형으로 나뉘는데, 5밀리미터 미만의 소형 석회는 증상이 없는 경우가 많고, 주로 중형 이상이 증상을 일으킵니다.

석회의 크기가 점점 커지면 힘줄이 부풀어 오르면서 통증이 발생합니다. 또한 힘줄 속에 들어 있는 석회가 화학반응을 일으켜 석회가루가 힘줄 밖으로 새어나오면 어깨 속에 불이 난 것처럼 화끈거리는 통증이 느껴집니다.

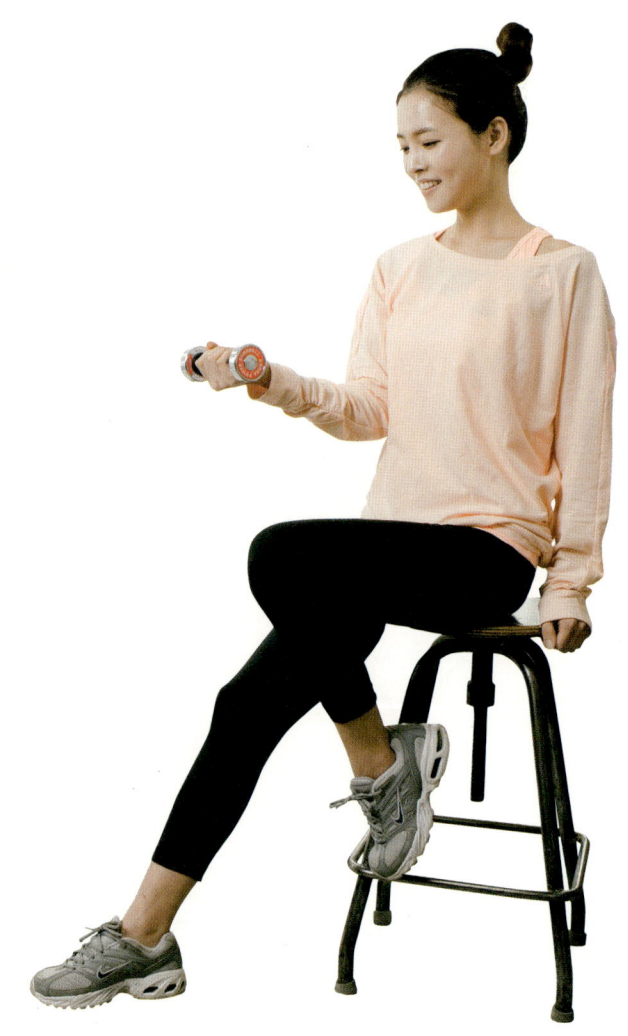

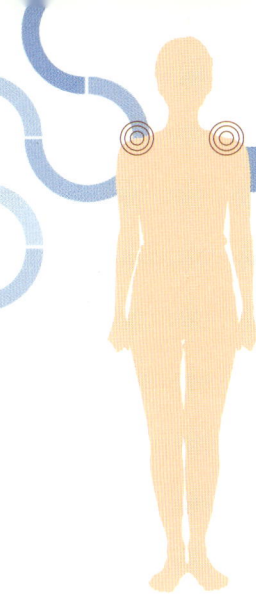

셀프 테스트

내 어깨는 괜찮은가요?

우리는 몸속에서 무슨 일이 일어나든 평소 큰 통증이 없으면 별 생각 없이 지냅니다. 어깨뿐만 아니라 몸의 다른 부분도 마찬가지입니다. 그러다 한순간에 "악!" 소리 나는 통증이 찾아오면 모든 것이 달라집니다.

우리는 어깨를 어느 정도 사용할까요? 보통의 경우, 우리가 어깨를 쓰는 활동 반경은 생각보다 작습니다. 내 어깨는 아직 괜찮은지 스스로 확인해볼 수 있는 간단한 테스트를 소개합니다. 편안한 상태에서 다음에 소개하는 15가지 동작이 가능한지 확인해봅니다. 얼마나 지속하는가보다 동작이 가능한가, 불가능한가 확인하는 것이 중요합니다. 몇 가지나 무리 없이 할 수 있나요?

어깨 건강을 확인하는 15가지 동작

❶ 철봉에 매달리기
❷ 손과 무릎으로 기기
❸ 어깨 위로 공 던지기
❹ 양팔로 만세하기

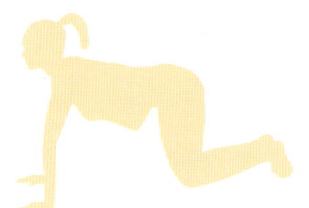

❺ 나무나 절벽을 오르내리기

❻ 낙엽 쓸기나 풀베기

❼ 5~10킬로그램 무게의 물건을 위로 밀기

❽ 5~10킬로그램 무게의 물건을 앞으로 밀기

❾ 5~10킬로그램 무게의 물건 잡아당기기

❿ 양손으로 5킬로그램 이상 물건 들고 운반하기

⓫ 양손으로 10킬로그램 이상 물건 들어 올리기

⓬ 양손으로 야구 방망이 휘두르기

⓭ 한 손으로 골프채나 테니스 라켓 휘두르기

⓮ 팔꿈치를 펴고 한 팔로 창문 열기

⓯ 양팔을 들어 올려 선반 위의 물건 잡기

10가지 이상 무리 없이 할 수 있다

위의 15가지 동작 중 10가지 이상을 무리 없이 할 수 있다면 당신의 어깨는 건강합니다. 이런 분들은 거의 평소 일정 수준 이상의 운동을 하고 있는 분들입니다. 지금처럼 꾸준히 운동을 하면 앞으로도 건강한 어깨를 유지할 수 있습니다. 다만 나이가 들면서 변화가 있을 수 있다는 점만 유의하시기 바랍니다.

편하게 할 수 있는 동작이 10가지 이하이다

15가지 동작 중 최근에 해본 적이 없거나, 할 때 힘들거나, 통증이 느껴진다면 어깨에 대해 주의 깊게 살펴야 합니다. 의식적으로 운동량과 운동 범위를 늘려 어깨의 기능을 되살려야 하며, 이미 통증이 심하다면 전문의의 치료를 받는 것이 좋습니다.

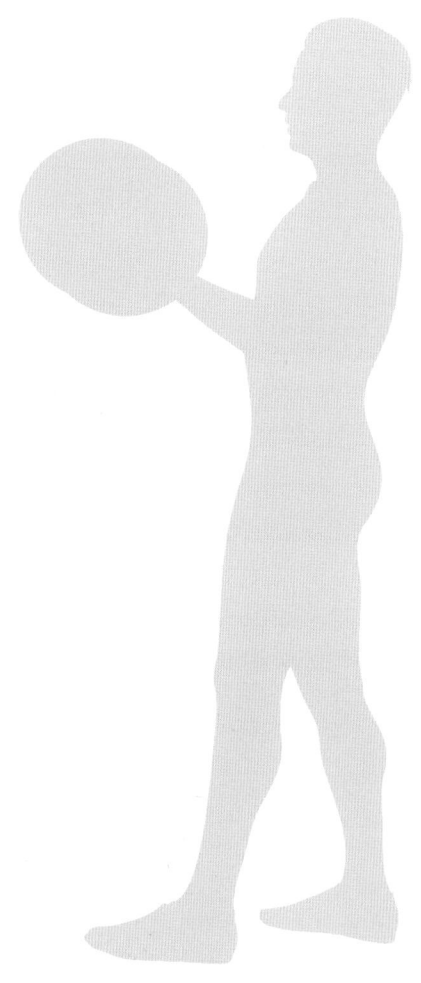

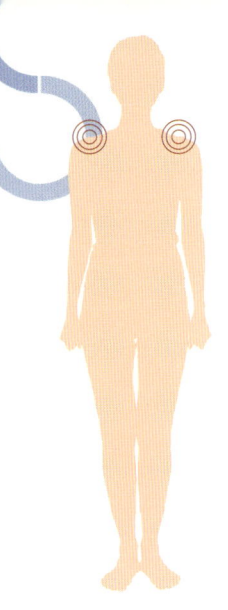

쉽고 효과적인 운동을 위한 보조 도구

어깨가 아프면 운동을 할 때도 힘이 듭니다. 아픈 팔을 스스로 움직이는 데는 한계가 있기 때문입니다. 이때 적절한 도구를 사용하면 아픈 어깨에 무리를 주지 않으면서 보다 쉽고 효과적으로 운동을 할 수 있습니다. 도구를 선택할 때는 자신의 몸 상태를 확인하고 전문가의 도움을 받는 것이 좋습니다.

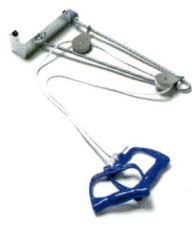

• **도르래**

가장 기본적인 어깨 운동 기구로, 반대쪽 어깨의 힘을 이용해 아픈 어깨에 무리를 주지 않으면서 운동할 수 있습니다.

• **막대**

어깨를 밀어 올리거나 끌어내릴 때 사용하는 도구입니다. 운동용 막대가 없으면 T자형 등산 지팡이나 긴 우산을 이용해도 좋습니다.

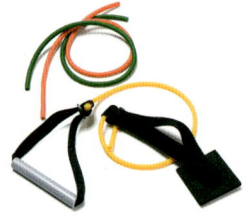

• **고무줄**

저항 운동을 할 때 필요한 도구입니다. 색깔별로 탄성 강도에 차이가 있으므로 어깨의 상태에 따라 골라 사용합니다.

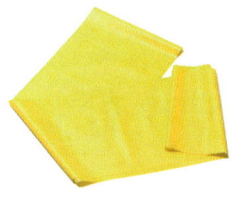

• 탄력밴드

고무줄과 비슷한 용도로 쓰입니다. 길이가 길기 때문에 접거나 묶는 등 다양하게 활용할 수 있습니다.

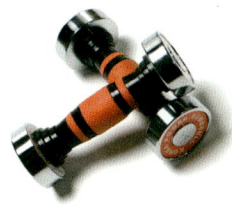

• 아령

중량 운동을 할 때 필요한 도구로, 개인에 따라 차이가 있지만 1~1.5킬로그램 정도를 선택하면 무난합니다.

• 짐볼

바닥에 엎드리거나 뒤로 눕는 동작에서 체중으로 인한 중력의 부담을 완화합니다.

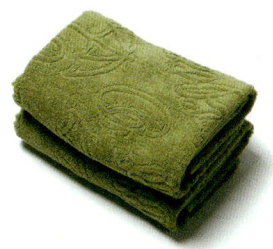

• 타월

어깨와 몸 사이의 간격을 유지할 때 주로 사용합니다. 높이 조절이 쉬우므로 운동할 때 베개 대신 사용하는 것도 좋습니다.

• 운동화

동작에 따라 운동화가 필요한 경우가 있습니다. 쿠션이 있는 가벼운 운동화를 고르는 것이 좋습니다.

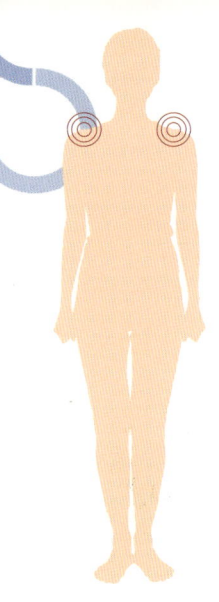

어깨 운동에 앞서 기억해야 할 주의사항

운동은 자신에게 필요한 동작을 필요한 수준으로, 필요한 만큼 하는 것이 중요합니다. 동작에 대한 정확한 이해 없이 함부로 하면 오히려 역효과를 부를 수 있으므로 주의가 필요합니다. 한 동작 한 동작이 치료라고 생각하고 조심스럽게 시행하시기 바랍니다.

욕심내서 무리하지 않는다

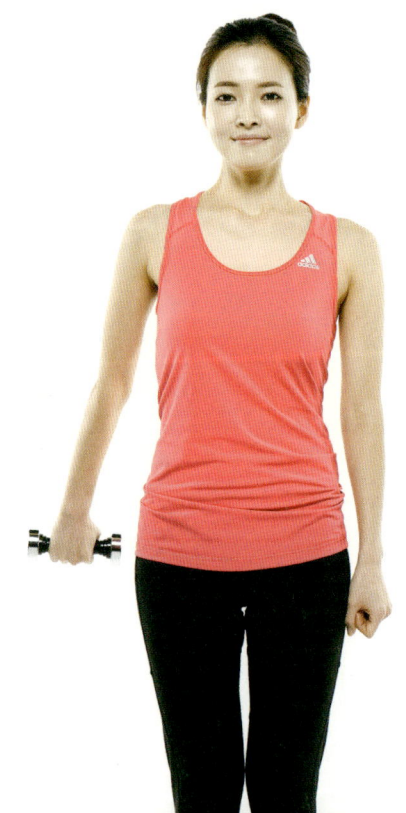

의욕이 앞서서 운동 범위나 아령의 무게, 고무줄의 탄성, 동작 횟수 등을 초과하는 것은 매우 위험합니다. 통증이 있거나 수술을 했다면 더더욱 운동을 조금씩, 꾸준히 하면서 어깨의 운동능력을 되살리는 것이 중요합니다. 나아가 통증이 완전히 사라진 뒤에도 운동을 습관화하여 평소 실천하며 살아간다고 생각하면 어깨를 건강하게 지킬 수 있습니다.

정확한 동작으로
시행한다

모든 동작은 운동 방법을 정확하게 숙지한 뒤에 시행합니다. 이 책에서 소개한 사진과 글은 서로 부족한 부분을 보완하고 있으므로 반드시 함께 보며 정확하게 숙지합니다. 몸을 숙여야 하는지, 팔꿈치를 펴야 하는지, 팔을 몸에 붙여야 하는지, 저항은 어떤 방향으로 주는 게 맞는지 등을 천천히 읽어본 뒤 따라해야 합니다.

급한 운동은 금물,
적정 속도를 유지한다

운동을 할 때는 적정한 속도를 유지하는 것이 중요합니다. 너무 느리게 움직이면 효과가 반감되고, 너무 빠르게 움직이면 관절과 근육에 무리를 주어 오히려 해로울 수 있습니다. 규칙적인 리듬을 찾아 무리하지 말고 천천히 운동하시기 바랍니다.

정확한 도구 사용법을
숙지한다

잘못된 도구의 사용은 오히려 해가 될 수 있습니다. 고무줄이나 탄력밴드는 설치하는 높이, 길이, 탄성 등을 자신의 어깨 상태에 맞게 조절해야 합니다. 짐볼, 막대 등도 정확한 사용법을 숙지한 뒤 사용합니다.

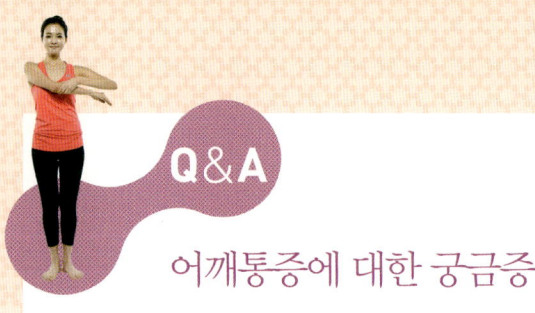

어깨통증에 대한 궁금증

Q _ 오십견은 치료를 하지 않아도 시간이 지나면 저절로 낫는다던데 그런가요?

A _ 관절막에 염증이 생겨 통증이 극심한 시기를 오십견이라고 한다면, 시간이 지나면서 염증이 감소하고 그에 따라 통증도 호전되니 치료를 받지 않고 내버려두어도 자연스럽게 낫는다는 말도 맞습니다. 하지만 그 사이에 관절이 굳어버리면 완전히 복구되지 않을 확률이 50%나 됩니다. 누구나 겪는 것이다, 시간 지나면 좋아진다는 생각으로 방치하지 말고 적극적인 운동과 치료를 통해 증상을 호전시키는 것이 좋습니다.

Q _ 한쪽에 오십견이 오면 반대쪽도 온다고 하는데 그 이유가 무엇인가요?

A _ 오십견이 양쪽 어깨에 차례로 발생하는 원인은 아직 밝혀지지 않았습니다. 대부분의 경우 일하는 자세나 양쪽 어깨의 모양이 비슷한 데서 오는 것이 아닐까 추측할 뿐입니다. 임상에서 보면 평소 많이 쓰거나 충격이 먼저 온 쪽에 오십견이 생기고, 그 뒤에 안 아픈 쪽 어깨를 많이 사용하다가 연달아 병이 오는 경우가 많습니다. 많이 아픈 쪽을 먼저 치료하면서 반대쪽도 같이 재활 치료를 해주면 같이 좋아지는 경우가 많습니다.

Q _ 회전근개파열 진단을 받으면 다시는 익사이팅 스포츠를 즐길 수 없나요?

A _ 비교적 젊은 나이에 외상에 의해 회전근개가 파열된 경우, 노인에서의 퇴행성 파열보다 회복이 빠르며 조직 재생이 탁월하여 꾸준한 관리를 한다면 스포츠를 다시 할 수 있습니다. 하지만 대부분의 경우 퇴행성 변화가 찾아오는 시기에 회전근개파열이 생기기 때문에 진단 이후에는 더욱 조심하는 것이 좋습니다.

Q _ 어깨가 자주 빠지는 것도 회전근개파열과 관계가 있나요?

A _ 어깨가 빠지는 것은 관절 내에 관절이 빠지지 않도록 잡아주는 연골이 찢어져서 생기는 증상으로 '재발성 어깨탈구'라고 합니다. 젊을 때는 탈구와 회전근개파열이 관계가 없는 경우가 대부분입니다. 하지만 나이가 들면 연골 손상과 회전근개파열이 같이 오는 경우가 있습니다. 이 경우는 관계가 있다고 할 수 있습니다.

Q _ 찜질을 하면 어깨통증 완화에 도움이 되나요?

A _ 일이나 운동을 하고 난 뒤에 통증이 있으면 냉찜질을 하는 것이 좋습니다. 냉찜질은 비닐봉지나 찜질용 고무주머니에 얼음을 담은 뒤 물을 채워 얼음이 둥둥 뜨게 만들어서 사용합니다. 얼음을 피부에 직접 대면 동상을 입을 수 있어서 주의가 필요합니다. 찜질 시간은 15분을 넘지 않는 것이 좋습니다. 가능하면 좁은 부위를 하는 것보다 한번에 넓은 부위를 하는 것이 효과가 좋습니다.

밤에 잠자리에 들기 전에 통증이 있거나 특별한 활동을 하지 않았는데도 통증이 있다면 온찜질을 하는 것이 좋습니다. 이때도 찜질 시간은 15분 정도가 적당합니다. 뜨거운 탕에 들어가서 어깨를 물속에 담그고 관절을 따뜻하게 만들어주는 것도 도움이 됩니다. 열탕 시간은 5~20분 정도가 좋습니다.

Q _ 어깨통증이 있을 때 마사지를 받아도 괜찮은가요?

A _ 일반적인 지압을 받는 형식의 마사지는 어깨통증 치료에는 크게 도움이 되지 않는 것으로 알려져 있습니다. 하지만 다친 힘줄이 지나가는 방향의 직각 방향으로 시행하는 마찰 마사지는 혈액의 순환을 도와주고, 상처 조직을 부드럽게 만들며, 손상된 힘줄을 이루고 있는 교원질의 섬유 방향이 힘을 잘 받는 방향으로 재배열되도록 도움을 줍니다. 또한 마사지는 통증을 일시적으로 감소시키는 역할을 합니다.

Q _ 스트레칭이 관절에 무리를 줄 수도 있을까요?

A _ 관절이 많이 굳어 있지 않은 환자들은 관절을 이완하는 스트레칭을 하는 것만으로도 큰 도움이 됩니다. 다만 혼자서 운동할 때는 강도 조절이 중요합니다. 운동을 시작할 때는 통증이 없다가 어깨가 굳어서 더 이상 움직이지 않는 지점을 지나가면 통증이 나타납니다. 이때 서서히 뻐근하게 느껴지는 압박감 혹은 둔한 통증은 운동을 계속해도 괜찮다는 사인입니다. 하지만 갑자기 통증이 증가하거나 칼로 베는 것과 같은 날카로운 통증이 발생하면 더 큰 손상을 야기할 수 있으므로 바로 운동을 중단해야 합니다.

Q _ 날씨가 나쁘면 왜 어깨가 더 아픈가요?

A _ 날씨가 나쁠 때는 낮은 기압과 높은 습도로 인해 관절 내부의 압력이 높아집니다. 또 조직이 팽창되어 신경을 더 자극합니다. 특히 조직 내부에 있는 관절액이 함께 팽창하므로 이 압력으로 인해 통증이 더욱 심해집니다.

Q _ 추운 날씨가 어깨 건강에 영향을 미치나요?

A _ 날이 추우면 몸을 움츠리게 되며 활동량도 줄어듭니다. 그러면 어깨 관절의 운동도 둔화되어 관절막도 충분한 스트레칭을 하기 어렵습니다. 어깨 관절은 관절막 덕분에 아코디언의 주름 같이 여유 있는 구조이지만 평소 스트레칭이 충분히 되지 않으면 관절막이 쪼그라들어 유착이 발생합니다.

Q _ 어깨 뒤쪽에 근막동통 증후군 진단을 받았습니다. 근육통과 근막통은 다른가요?

A _ 근육통이 근육 섬유 자체의 문제라면 근막통은 통증을 일으키는 원인이 근육을 싸고 있는 막에 있습니다. 장시간 컴퓨터 작업을 하거나 스마트폰을 많이 사용하는 사람은 등 쪽에 있는 견갑골 주위 근육이 늘어나면서 통증이 생깁니다.

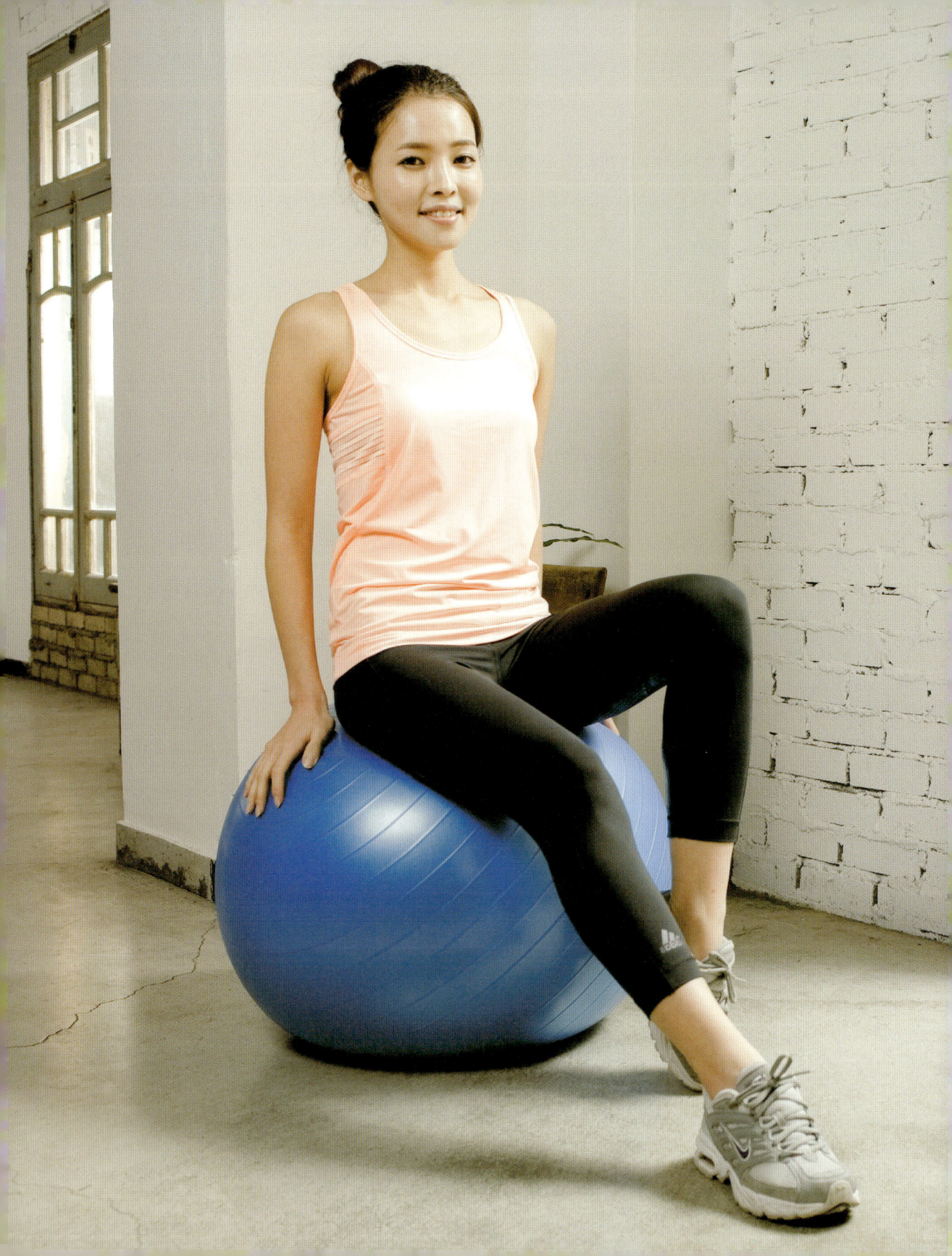

Part 1

만성적 어깨통증을 위한 운동

충돌증후군과 회전근개질환 환자들은 운동의 난이도나 강도 등을 높여가는 데 매우 세심한 주의가 필요합니다. 앞 단계의 재활 운동이 충분하지 않은 상태에서 다음 단계의 운동으로 넘어가면 오히려 통증이 증가할 수 있습니다. 다음 단계의 운동으로 나아가기 전에 근육 강도 측정기를 이용하여 재보거나 운동을 일정 횟수 이상 진행하면서 통증이 있는지 가늠해보는 것이 좋습니다.

어깨통증 벗어나기 운동 4단계

Part 1은 통증이 비교적 경미하여 수술까지는 필요 없는 환자를 위한 운동으로 구성되어 있습니다. 4단계 운동을 차례로 진행합니다. 다만, 개인의 증상과 통증 정도에 따라 차이가 있으므로 불편함이 느껴진다면 운동을 중단하고 전문의와 상담한 후 진행하는 것이 안전합니다.

- **1단계** 통증과 염증 완화
- **2단계** 관절 운동 범위 확대
- **3단계** 지구력 강화
- **4단계** 일상 생활을 위한 운동

1 단계 통증과 염증 완화

01 팔 늘어뜨려 원추 그리기

어깨가 아프다는 분들에게 가장 먼저 권하는 동작이 원추 운동입니다. 팔을 아래로 늘어뜨려 빙빙 돌리는 동작인데, 이런 식으로 팔을 조금만 움직여도 통증 완화에 큰 도움이 됩니다.

• HOW TO

상체를 앞으로 숙이고 안 아픈 쪽 팔로 몸을 안정되게 지지합니다. 아픈 어깨의 힘을 쭉 빼고 팔을 바닥으로 늘어뜨립니다. 추를 돌린다는 느낌으로 빙글빙글 부드럽게 흔들어줍니다. 각 방향으로 10회 정도 반복합니다.

하루 10회씩 2~3세트

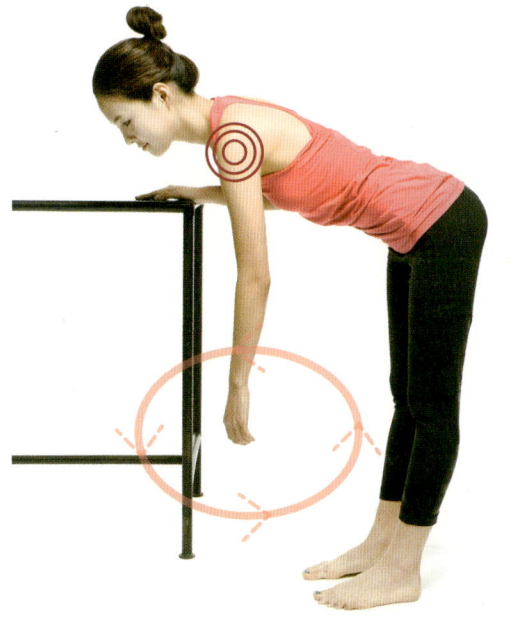
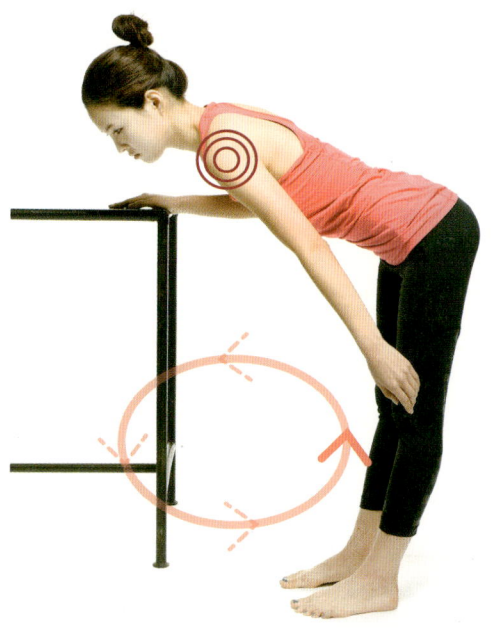

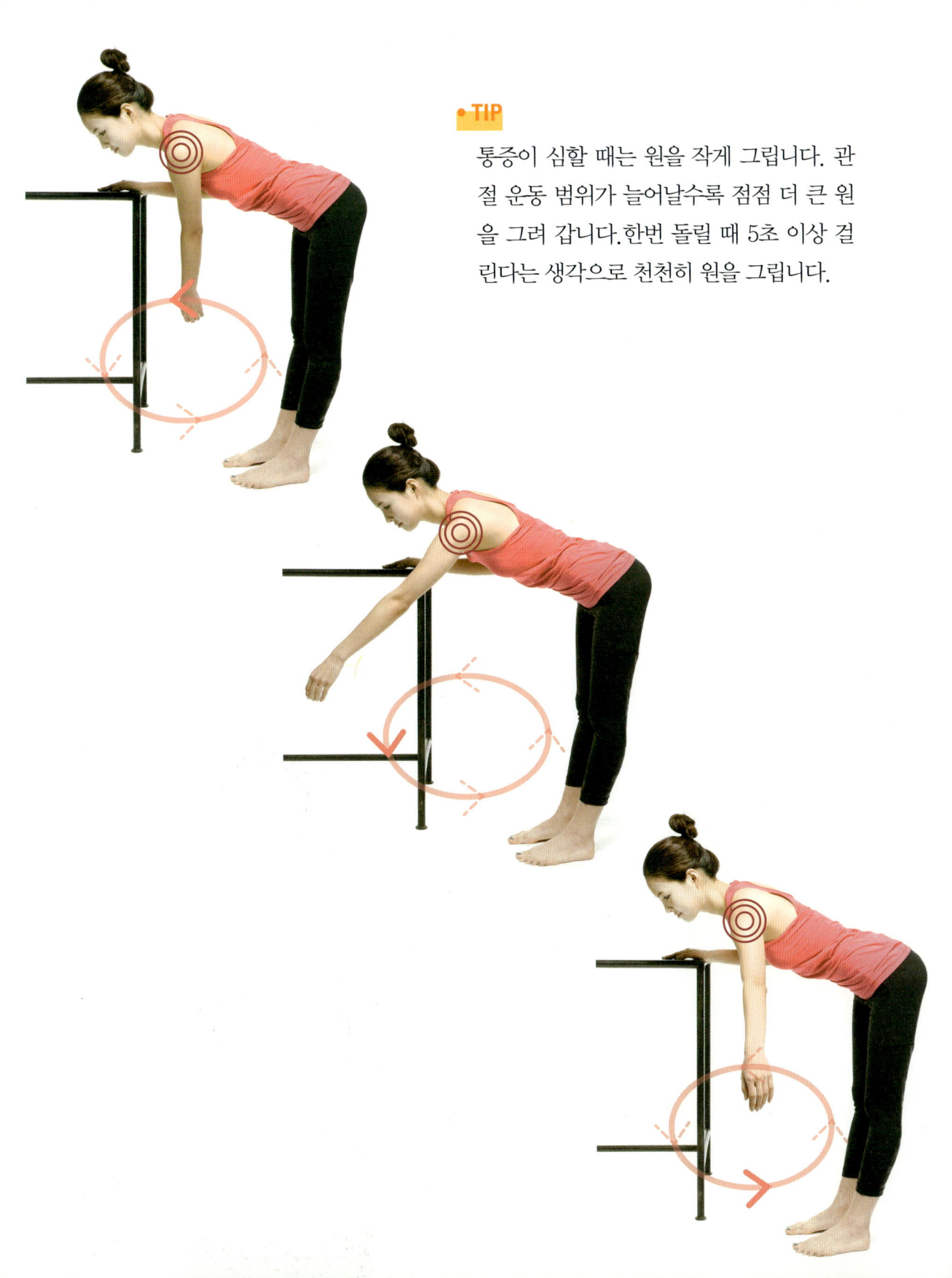

TIP

통증이 심할 때는 원을 작게 그립니다. 관절 운동 범위가 늘어날수록 점점 더 큰 원을 그려 갑니다. 한번 돌릴 때 5초 이상 걸린다는 생각으로 천천히 원을 그립니다.

1단계 통증과 염증 완화

02 도르래 이용해 팔 들어 올리기

도르래 운동은 어깨통증 완화 운동의 기본입니다. 팔에 무리를 주지 않기 때문에 통증이 심한 분들도 조금씩 운동 범위를 늘려가면서 할 수 있어 매우 효과적입니다.

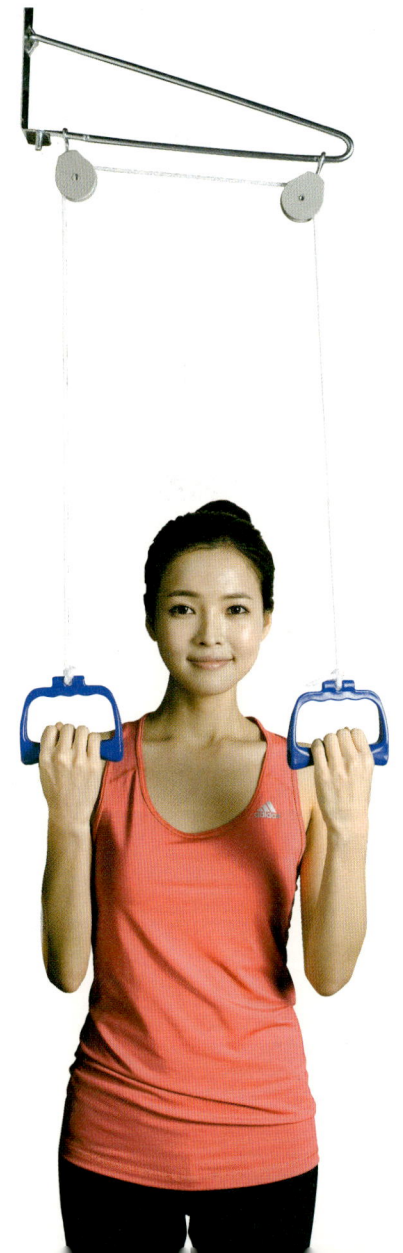

● **TIP**

체육공원에 가보면 잘못된 방법으로 도르래를 사용하는 분이 많습니다. 끌려 올라가는 팔을 의식하지 않고 양쪽을 번갈아 당겨 내리는 데만 집중하는 것은 잘못된 방법입니다.

• **HOW TO**

적당한 위치에 도르래를 고정합니다. 두 손으로 손잡이를 잡고 안 아픈 쪽을 천천히 아래로 끌어당겨 아픈 팔을 들어 올립니다. 아픈 팔을 위로 들려고 하지 말고 반대쪽 팔로 도르래를 아래로 당겨 아픈 팔이 도르래 손잡이에 딸려 올라가도록 하는 것이 포인트입니다. 아픈 팔의 상태와 반응을 살피며 천천히 잡아당겼다가 올리기를 반복합니다.

하루 10회씩 2~3세트

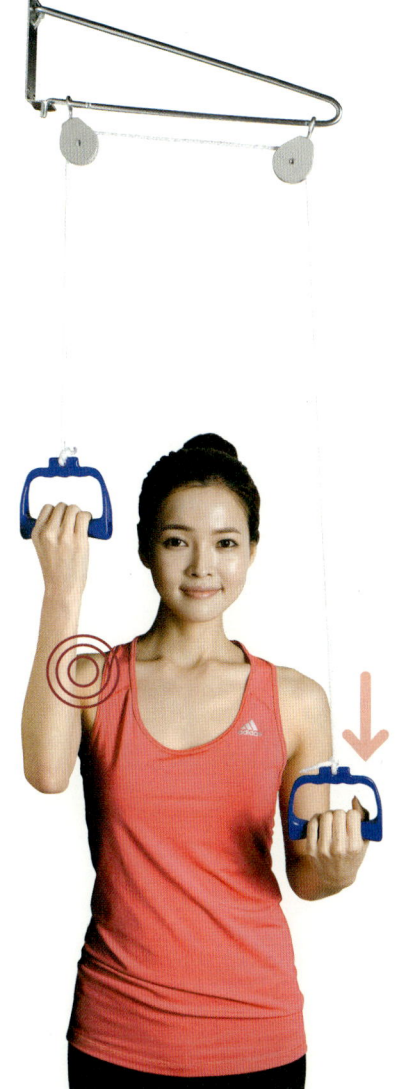
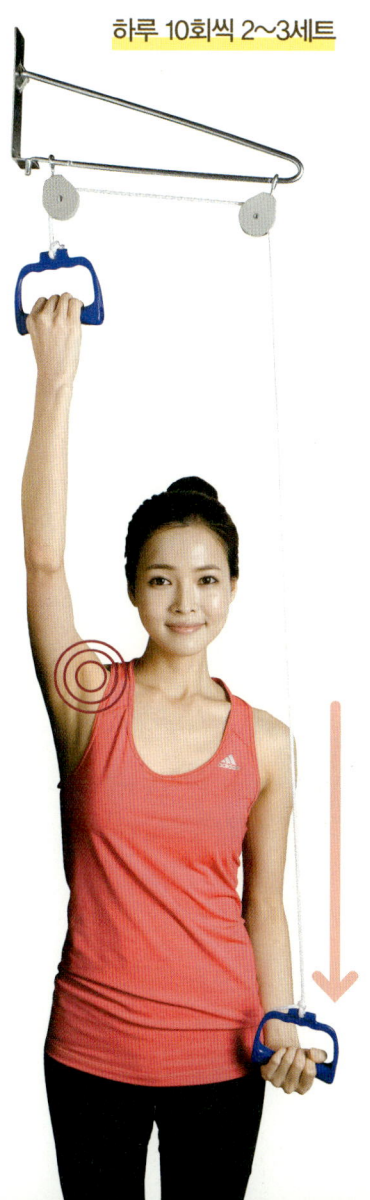

1단계 통증과 염증 완화

03 누워서 손목 잡고 밀어 올리기

맨손운동은 아침에 자리에서 일어나기 전, 밤에 잠자리에 들기 직전 등 아무 준비 없이 언제나 할 수 있어 활용도가 높습니다. 아침저녁으로 꾸준히 하면 어깨 관절의 운동 범위가 넓어집니다.

• HOW TO

바닥에 반듯하게 눕습니다. 아픈 쪽 팔을 구부려 손바닥이 얼굴 쪽으로 오게 하여 가볍게 주먹을 쥡니다. 반대쪽 손으로 아픈 쪽의 손목을 잡습니다. 안 아픈 쪽 팔의 힘을 이용해 천천히 위로 밀어 올립니다. 통증이 조금씩 나타나는 부분에서 뻐근할 때까지 팔을 밀어 올려 3~5초 정도 유지합니다. 이 과정을 천천히 반복합니다.

하루 10회씩 2~3세트

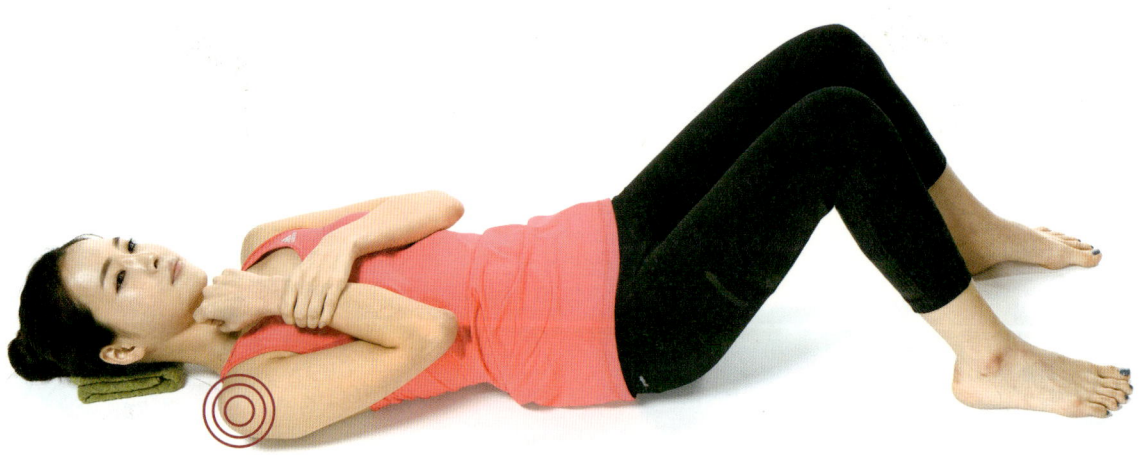

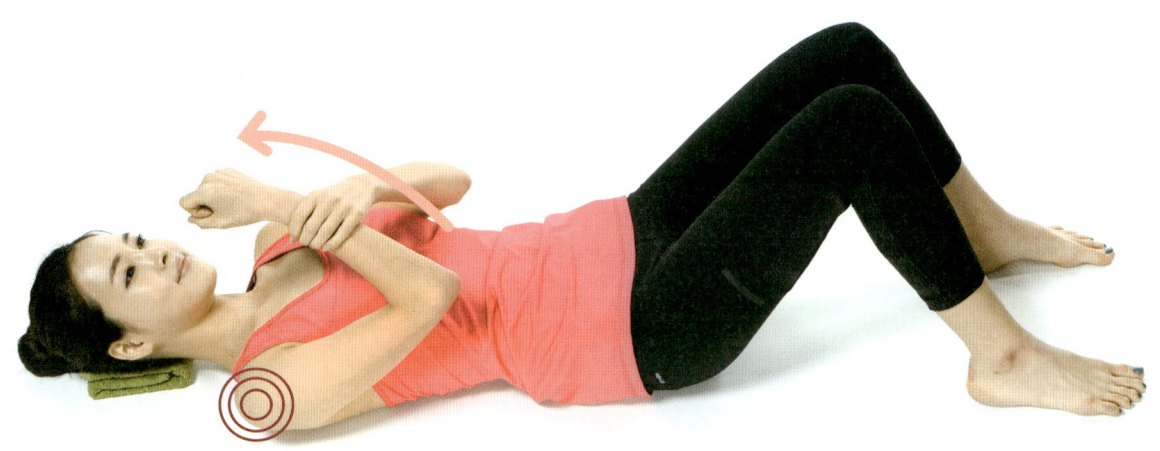
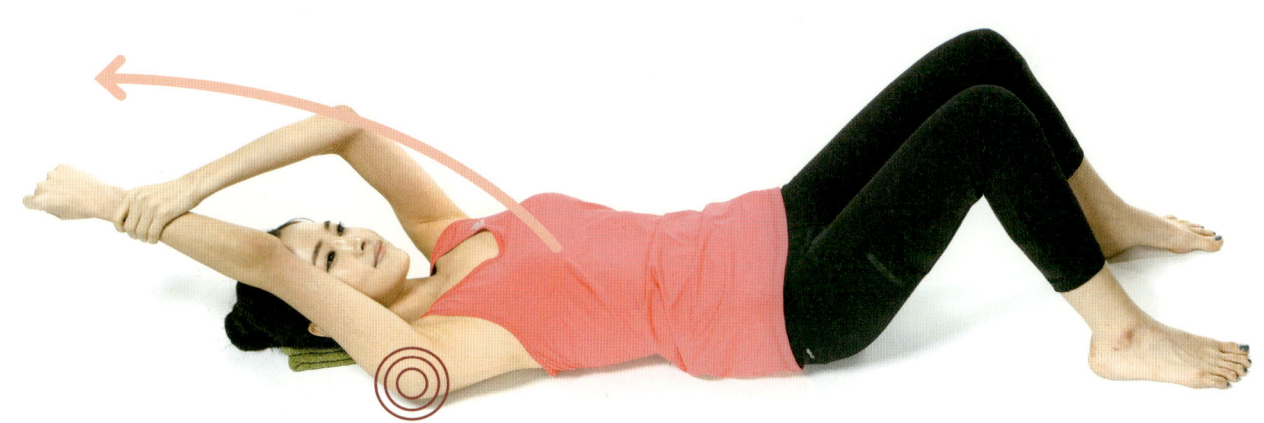

Part 1 만성적 어깨통증을 위한 운동 51

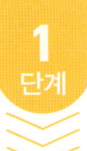

1단계 통증과 염증 완화

04 막대 잡고 상하로 움직이기

막대를 이용해 아픈 팔의 운동 범위를 늘려주는 동작으로 어깨 관절의 관절막 중 아래쪽을 늘려줍니다. 앉아서 하면 팔을 움직이기가 더 쉽습니다. 힘들면 바닥에 누워서 하는 것도 좋습니다.

• HOW TO

아픈 쪽 팔을 살짝 옆으로 구부려 막대의 위쪽, T자 부분을 감싸 줍니다. 안 아픈 쪽 손으로 막대의 아랫부분을 잡고 천천히 밀어 올리며 늘려줍니다. 이때 아픈 쪽 팔로 막대를 들어 올리면 안 됩니다. 10회 정도 반복합니다.

상하로 움직이는 데 무리가 없으면 팔을 대각선 방향으로 살짝 벌리면서 밀어 올립니다. 가능해지면 점점 더 각도를 벌려 밀어 올립니다. 이렇게 하면 아래쪽과 앞쪽의 관절막을 동시에 늘려주는 효과가 있습니다.

하루 10회씩 2~3세트

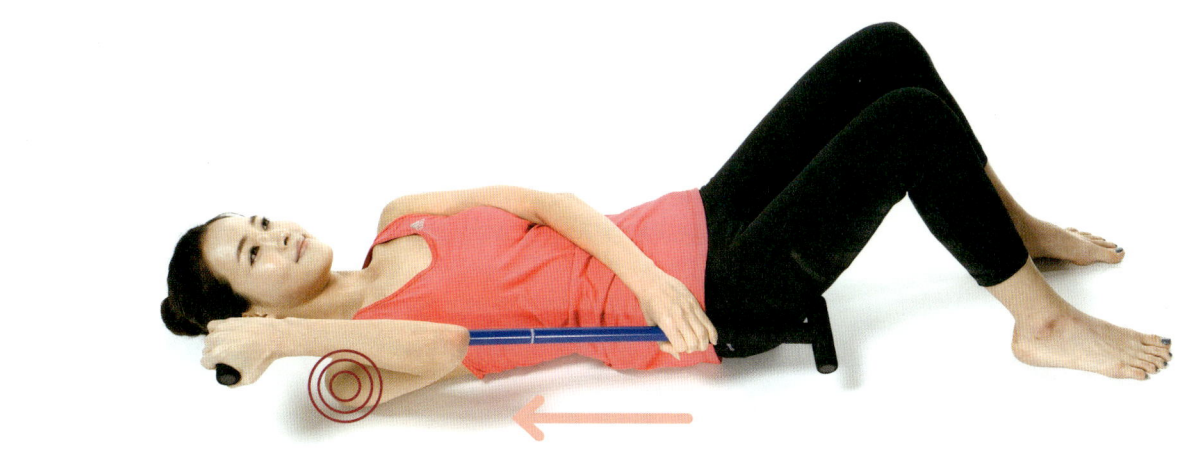

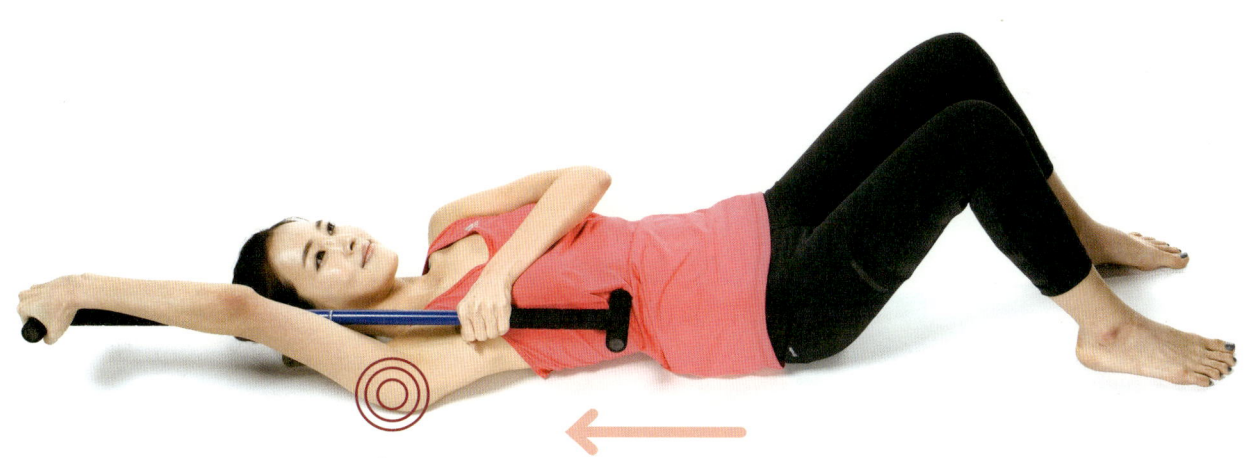

•TIP

팔을 움직이는 방향도 중요합니다. 등 뒤의 견갑골은 몸통의 뒤쪽 바깥쪽에 붙어 있는데, 이 뼈에 평행하게 팔을 드는 것이 가장 편한 위치입니다. 팔을 수직으로 곧게 밀어 올리지 말고 살짝 바깥쪽으로 벌려서 밀어 올리는 것이 바른 동작입니다.

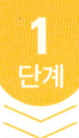

1단계 통증과 염증 완화

05 막대 잡고 대각선으로 움직이기

막대 잡고 상하로 움직이기(52쪽)의 변형 동작입니다. 상하로 움직이기와 대각선으로 움직이기 동작을 연이어 하면 운동 효과가 더 좋습니다. 앉아서 할 때는 팔이 뒤로 넘어가지 않도록 주의합니다.

• HOW TO

막대가 배꼽 위를 대각선으로 지나가도록 잡습니다. 아픈 쪽 손은 막대의 T자 부분을 잡고 반대쪽 손은 막대를 밀어 올리면서 조금씩 위치를 조정합니다. 안 아픈 쪽 팔로 막대를 대각선 방향으로 밀어 올려 3~5초간 유지합니다. 이때 아픈 쪽 팔로 막대를 끌어 올리지 않도록 주의합니다. 10회 정도 반복합니다.

하루 10회씩 2~3세트

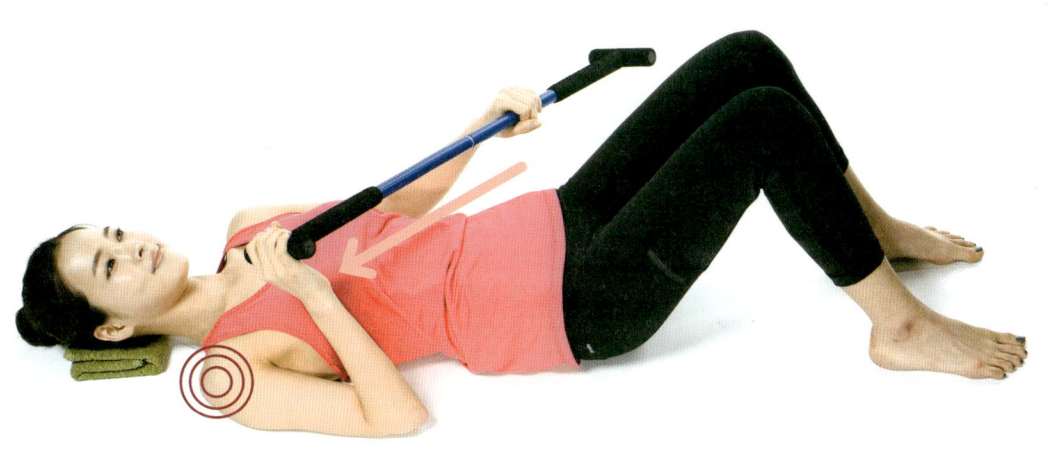

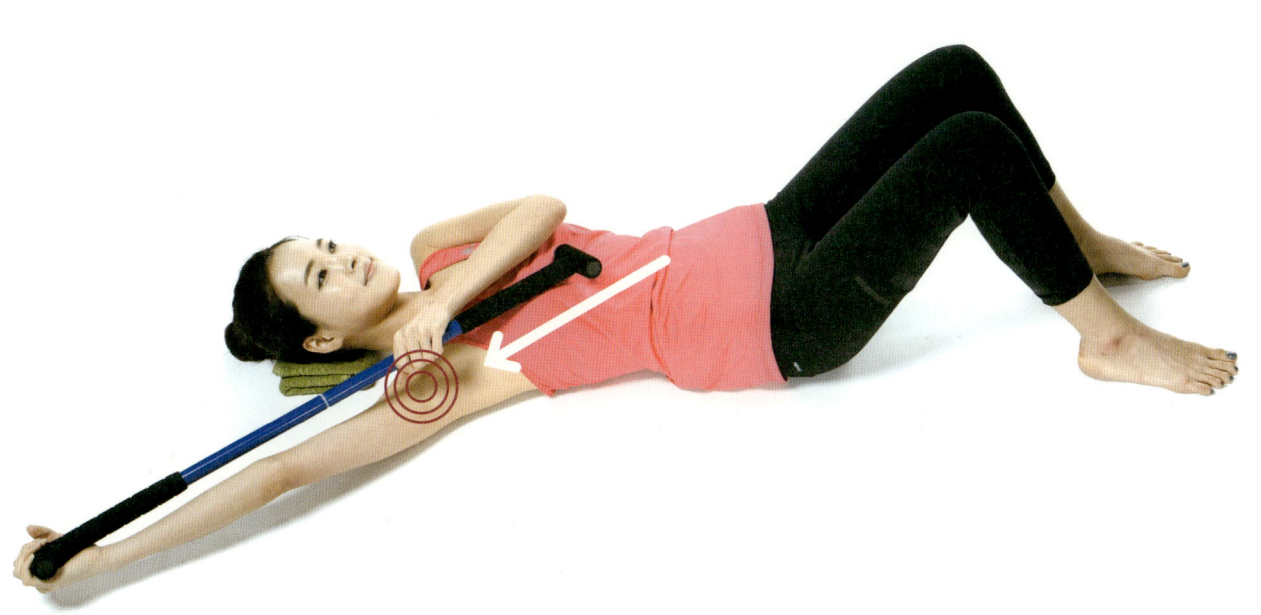

Part 1 만성적 어깨통증을 위한 운동 55

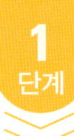

1단계 통증과 염증 완화

06 머리 뒤로 깍지 끼고 기지개 켜기

막대 같은 도구를 이용하지 않고 쉽게 할 수 있는 맨손운동으로, 어깨 관절의 운동 범위를 늘려줍니다. 의자에 앉아서 또는 바닥에 누워서 수시로 하면 어깨 관절의 운동 범위를 늘리는 데 도움이 됩니다.

• HOW TO

어깨높이 정도의 낮은 베개를 베고 바닥에 눕습니다. 무릎을 가볍게 굽히고 양손은 머리 뒤쪽에서 깍지 낍니다. 깍지를 낀 상태에서 기지개를 켜는 것처럼 팔을 쭉 편 상태로 3~5초간 유지합니다. 동작의 포인트는 팔꿈치가 어깨 뒤쪽까지 충분히 펴지도록 하는 것입니다. 10회 정도 반복합니다.

하루 10회씩 2~3세트

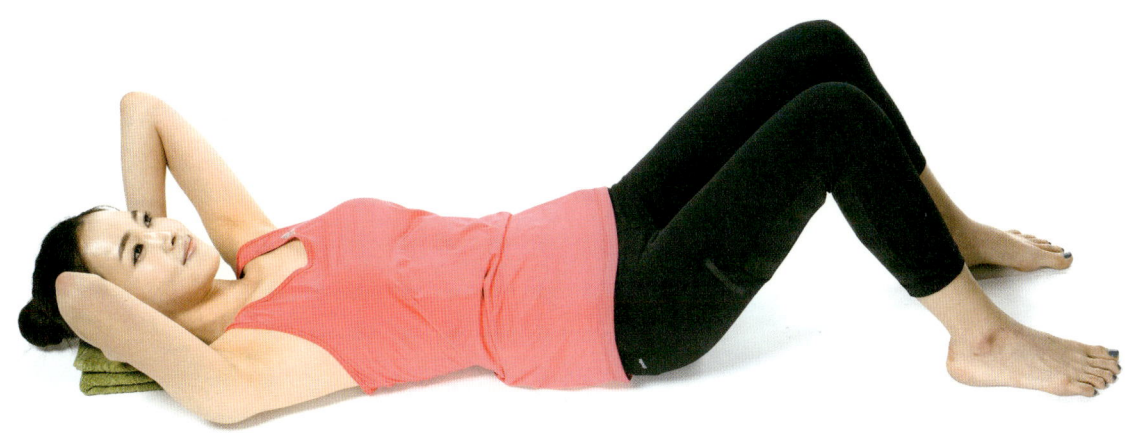

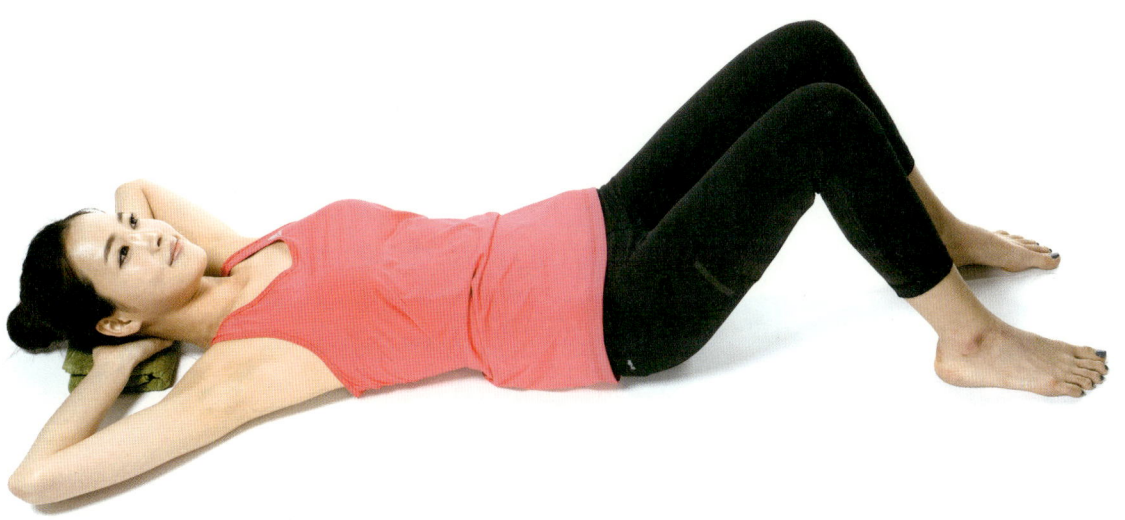

TIP

누워서 하는 데 무리가 없다면 앉아서 해봅니다. 뒤쪽에 바닥이나 벽이 없으면 팔꿈치의 운동 범위가 더 넓어집니다.

1단계 통증과 염증 완화

07 가슴 앞에서 팔 잡아당기기

짧게 굳어 있던 어깨 뒤쪽의 관절막을 늘려주는 동작입니다. 뒤쪽 관절막이 굳어 있으면 견갑골을 앞으로 미는 자세가 되어 앞쪽의 뼈와 회전근개에 통증이 생깁니다. 심해지면 견갑골이 밀려나가 견봉의 앞쪽과 오구돌기라고 하는 튀어나온 뼈에 부딪치면서 매우 심한 통증이 일어나는데, 이 통증을 완화하는 동작입니다.

• HOW TO

바른 자세로 서서 두 팔을 가볍게 가슴 앞으로 내밉니다. 양쪽 팔꿈치를 가볍게 구부려 안 아픈 쪽 손으로 아픈 쪽 팔을 잡습니다. 천천히 잡아당겨 아픈 어깨 관절의 뒤쪽이 늘어나는 것을 느껴봅니다. 이 상태로 3~5초간 유지합니다. 긴장감과 통증 수준을 가늠하면서 강도를 조절합니다.

하루 10회씩 2~3세트

• TIP

풍선에 물을 넣어서 물풍선을 만든 뒤 한쪽을 누르면 물이 반대쪽으로 밀려나갑니다. 관절막도 한쪽이 굳어서 쪼그라들면 상완골 골두가 반대쪽으로 밀려나가게 되는데, 이런 현상이 견봉과 오구돌기 아래쪽에 충돌증후군을 야기합니다.

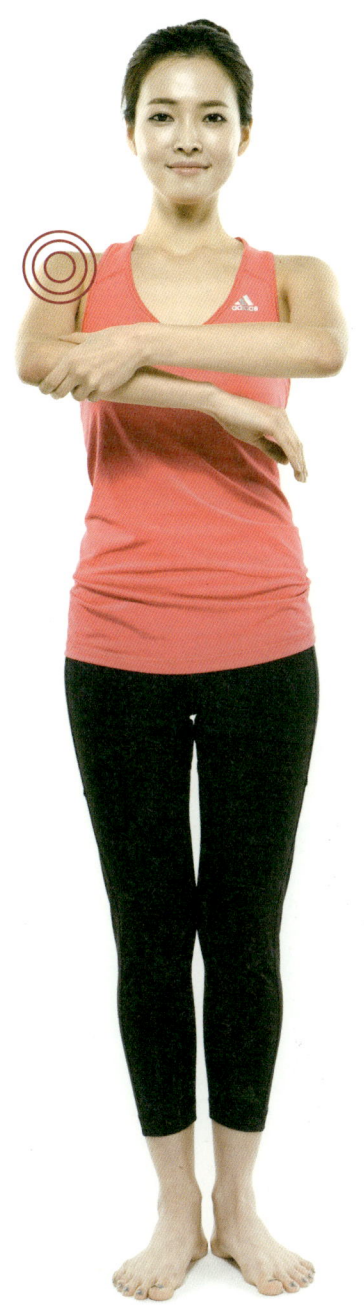
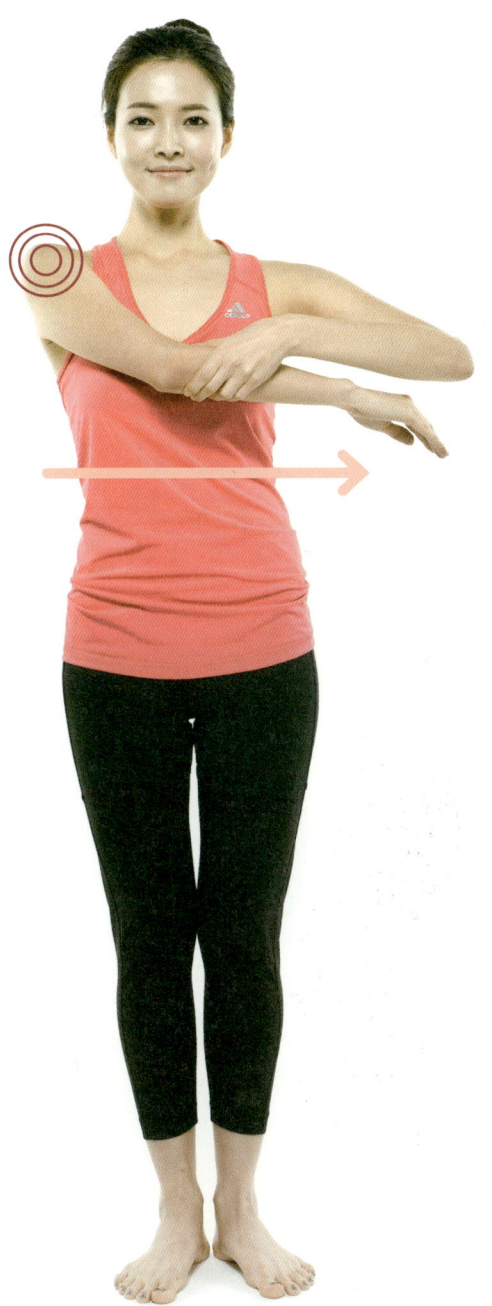

Part 1 만성적 어깨통증을 위한 운동

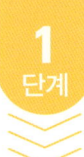

1단계 통증과 염증 완화

08 옆으로 팔을 뻗어 미닫이문 밀기

미닫이문을 이용하는 외회전·내회전 운동입니다. 회전축을 중심으로 외회전은 회전축의 바깥쪽으로, 내회전은 회전축의 안쪽으로 회전하는 운동입니다. 손을 짚는 높이, 문과의 거리 등을 조절하면서 운동의 강도를 정합니다. 앞으로 쪼그라든 관절막을 늘려주는 효과가 있는 동작입니다.

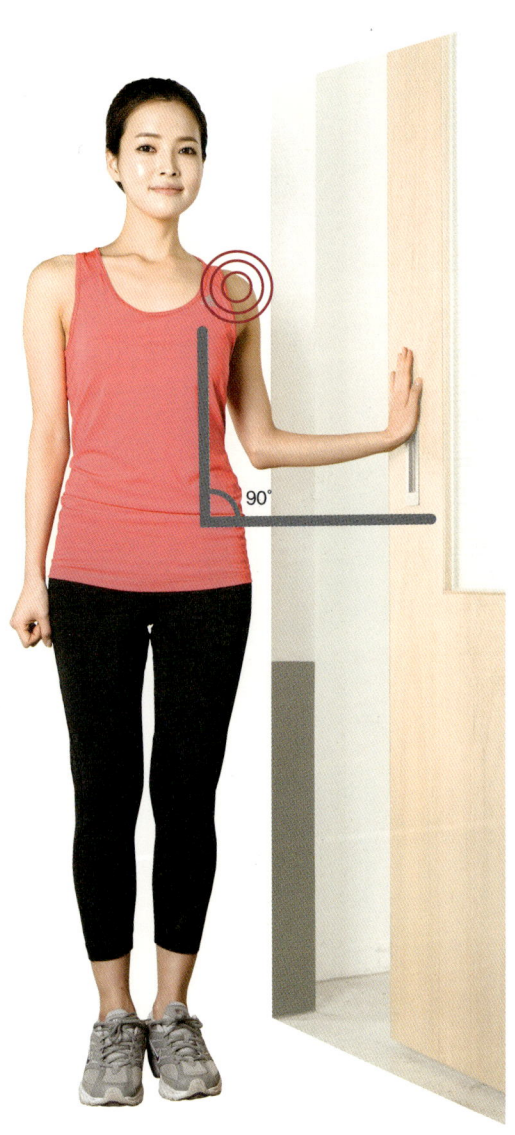
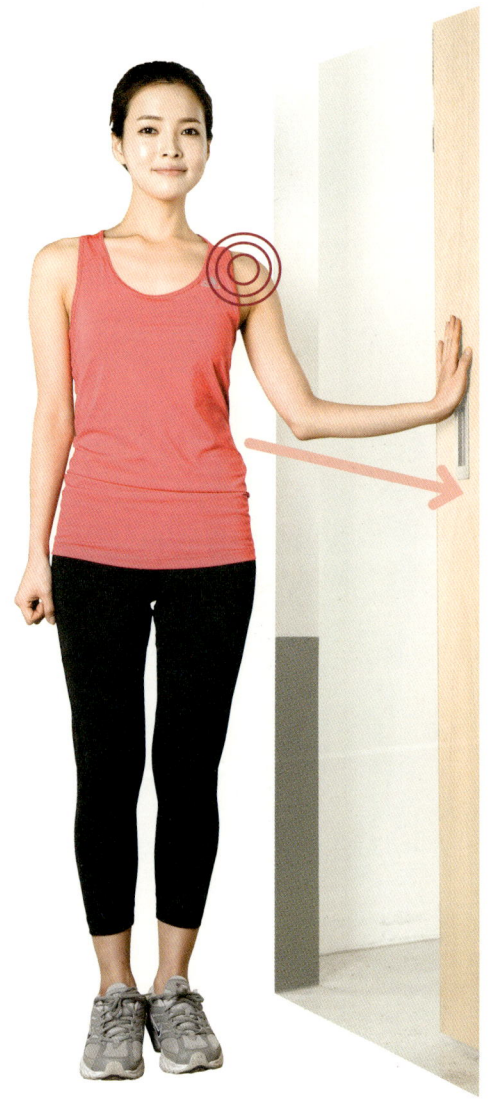

• **HOW TO**

미닫이문 앞에 옆으로 서서 아픈 쪽 팔이 문 쪽을 향하게 합니다. 팔꿈치를 90도로 구부려 손바닥으로 문을 짚습니다. 팔의 힘만을 이용해 문을 천천히 열어봅니다. 이번에는 천천히 닫아봅니다. 몸의 뒤쪽으로 미는 동작은 외회전, 몸의 앞쪽으로 미는 동작은 내회전 운동이 됩니다. 팔에 가해지는 자극을 느끼면서 반복합니다. 팔 높이를 조금씩 낮추면서 같은 동작을 하면 어깨 앞쪽 아래 관절막에서 앞쪽 위 관절막까지 늘어나는 효과가 있습니다.

하루 10회씩 2~3세트

1단계 통증과 염증 완화

09 팔꿈치 붙이고 여닫이문 열고 닫기

여닫이문을 이용하는 외회전·내회전 운동입니다. 앞에서 실시한 미닫이문 밀기(60쪽)와 같이 쪼그라든 관절막을 늘려주는 효과를 얻을 수 있습니다.

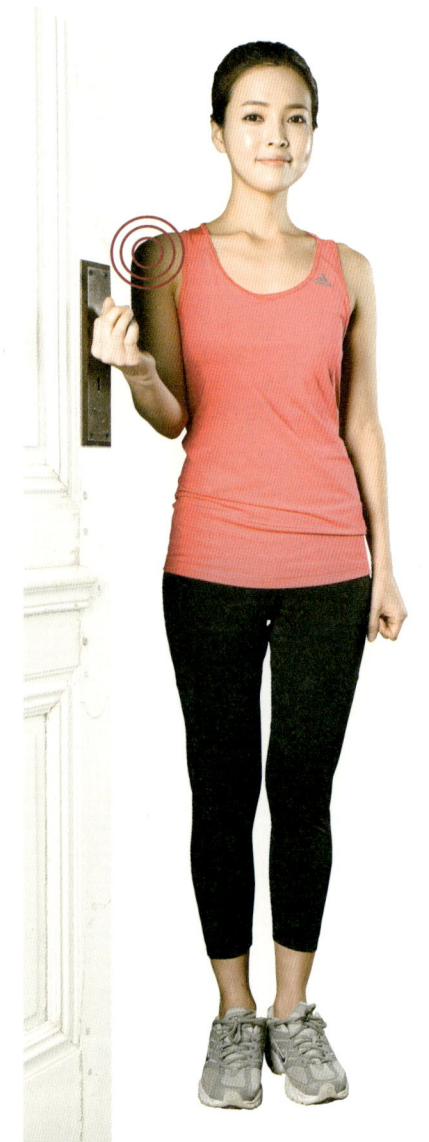
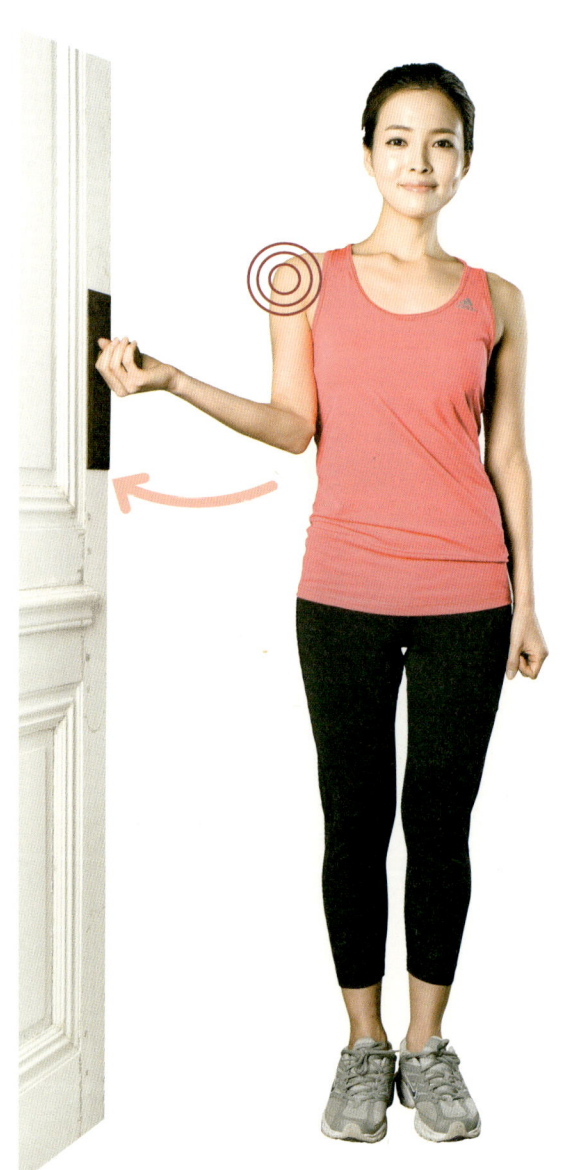

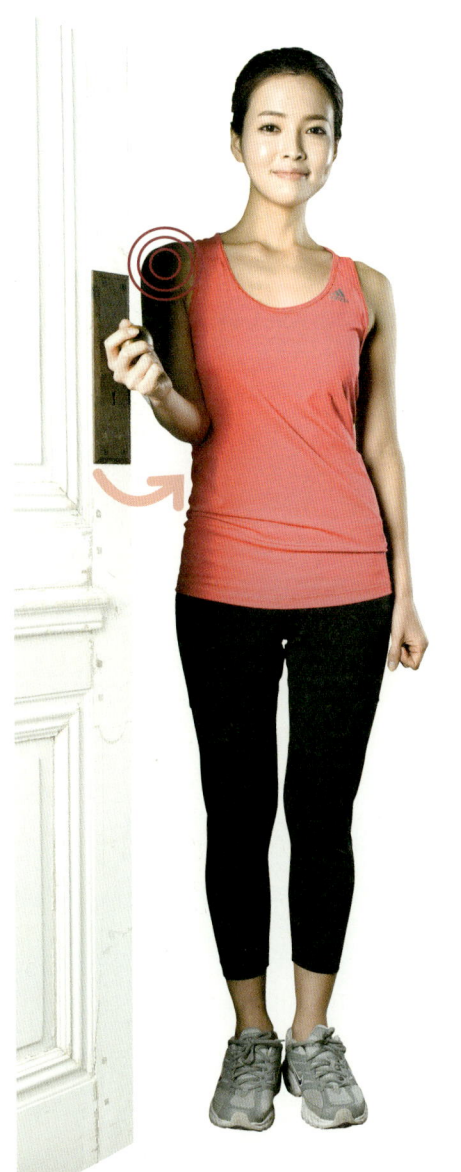

• HOW TO

아픈 팔을 구부려 팔꿈치를 몸에 붙인 채 문 손잡이를 잡습니다. 문과의 거리는 손잡이를 잡고 움직일 수 있는지 가늠하면서 조절합니다. 자세를 고정한 채 문을 천천히 열었다 닫았다 합니다. 어깨의 상태를 보아가며 동작의 크기를 조절합니다. 팔꿈치가 몸에서 떨어지지 않도록 주의합니다.

하루 10회씩 2~3세트

• TIP

이처럼 관절을 늘이는 운동은 온열 운동과 같이 시행하면 좋은 효과를 볼 수 있습니다. 온열 운동은 42도 이상의 열을 이용하여 관절을 유연하게 한 뒤 시행하는 운동을 말합니다. 열탕이나 온찜질 후 운동을 하는 방법이 대표적인데, 열탕 쪽이 효과가 더 좋습니다. 이 외에 초음파를 이용한 심부열 치료도 있습니다.

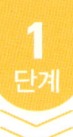

1단계 통증과 염증 완화

10 등 뒤에서 막대 잡고 밀어 올리기

평소 등을 긁거나 뒷주머니에서 손수건을 꺼낼 때 통증을 느끼는 분들에게 필요한 운동입니다. 팔을 뒤로 움직이는 것이 예전 같지 않다고 느낄 때 꾸준히 하면 통증 예방에 도움이 됩니다.

• HOW TO

아픈 쪽 손은 머리 뒤쪽으로 넘기고 반대쪽 손은 허리 뒤쪽으로 넘겨 막대를 길게 잡습니다. 아래쪽 손으로 막대를 천천히 밀어 올립니다. 아픈 쪽 손으로 막대를 끌어 올려서는 안 됩니다. 가능한 범위까지 최대한 밀어 올렸다가 천천히 내리기를 반복합니다.

하루 10회씩 2~3세트

• TIP

팔을 뒤로 돌리는 동작은 회전근개 중에 손상을 가장 많이 받는 극상근을 늘어나게 하는 자세이기 때문에 통증을 유발합니다. 극상근은 어깨 뒤쪽에서 앞쪽으로 나오는 근육이므로 이렇게 내회전 운동을 하면 근육이 늘어나 통증이 줄어듭니다. 하지만 힘줄이 손상을 받아 탄력이 떨어진 상태이거나 수술로 인해 약해진 상태에서 너무 늘리면 손상이 가중되어 통증을 악화시킬 수 있습니다. 따라하다가 심한 통증이 느껴진다면 즉시 멈추고 전문의와 상담하기 바랍니다. 근육과 힘줄이 충분히 탄력을 받고 근력이 좋아진 뒤에 다시 시작합니다.

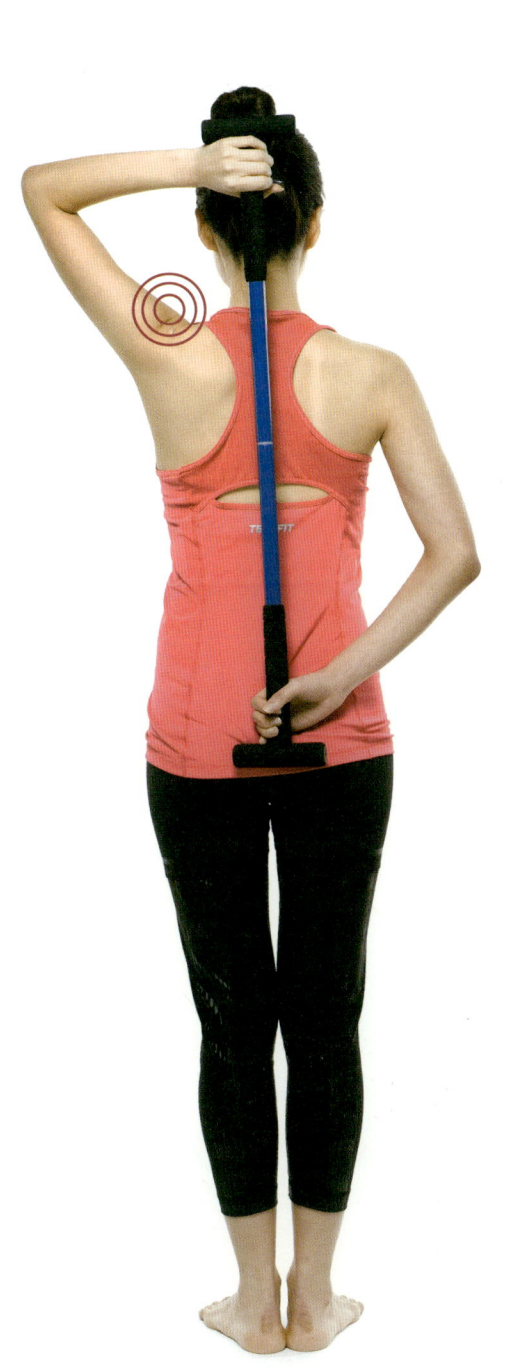
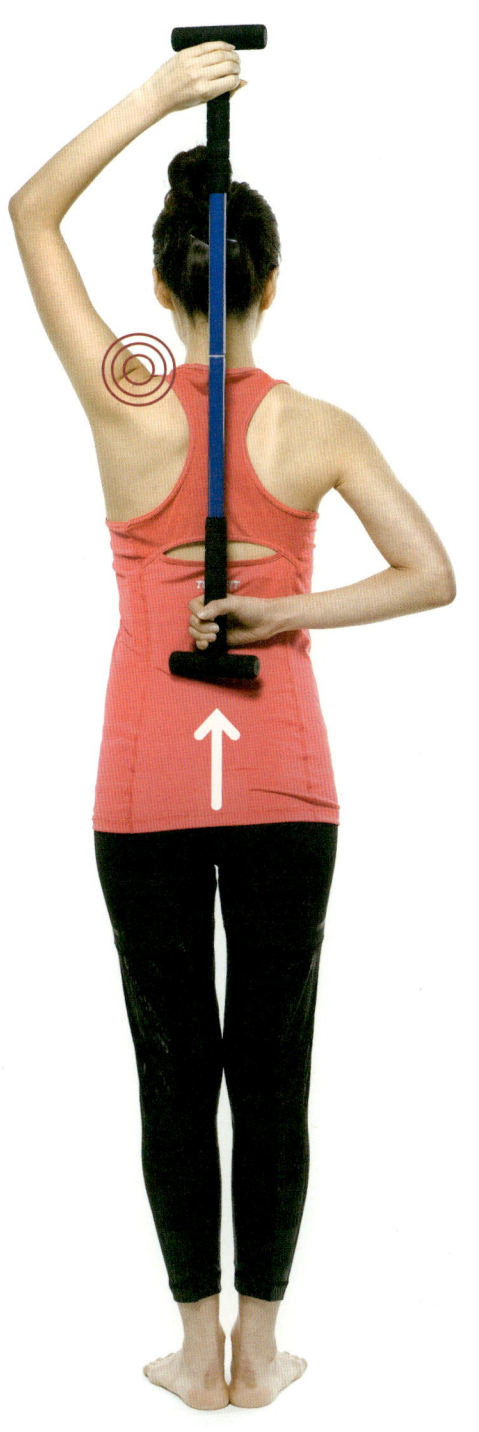

Part 1 만성적 어깨통증을 위한 운동 65

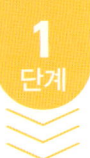

1단계 통증과 염증 완화

11 누워서 아래위로 아령 들기

누워서 팔을 들어 올리며 균형을 잡는 운동입니다. 자신의 근력과 통증 수준에 맞는 아령을 고르는 것이 중요합니다. 처음 시작하는 분이라면 500그램이나 1킬로그램 정도면 충분합니다. 욕심내서 무리하지 않도록 주의합니다.

• HOW TO

가벼운 무게의 아령을 아픈 쪽 손에 쥐고 바닥에 누워서 준비합니다. 팔을 천장을 향해 곧게 뻗어 올립니다. 그 다음 다시 위쪽으로 살짝 더 올립니다. 올렸다 내리는 식으로 아래위로 60~120도 범위 안에서 천천히 움직여봅니다. 이때 팔꿈치를 굽혀서는 안 되며 무릎은 편안하게 굽히고 머리 뒤에는 베개를 받치는 것이 좋습니다.

하루 10회씩 2~3세트

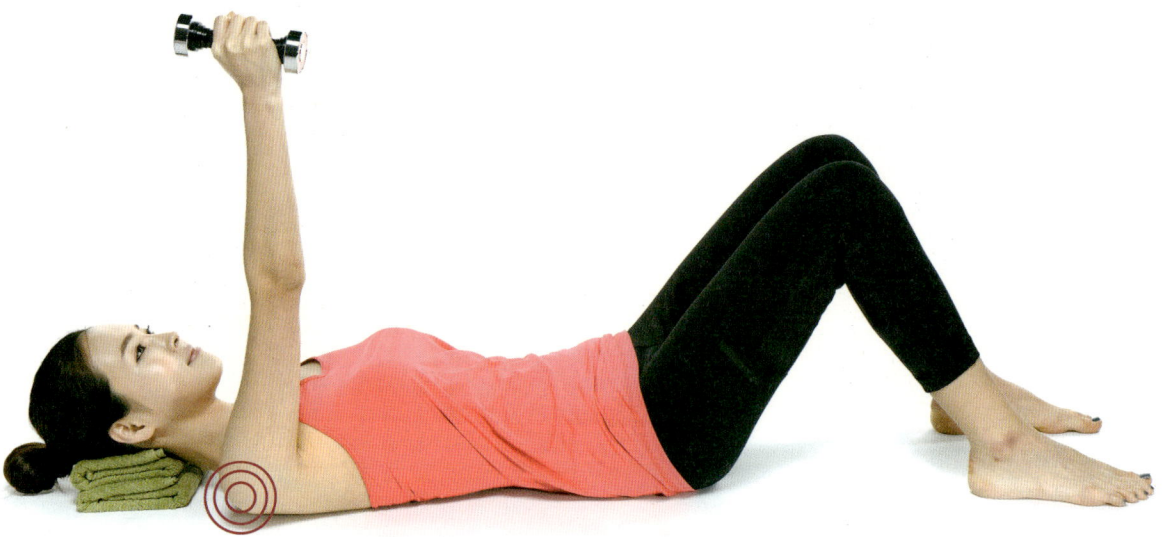

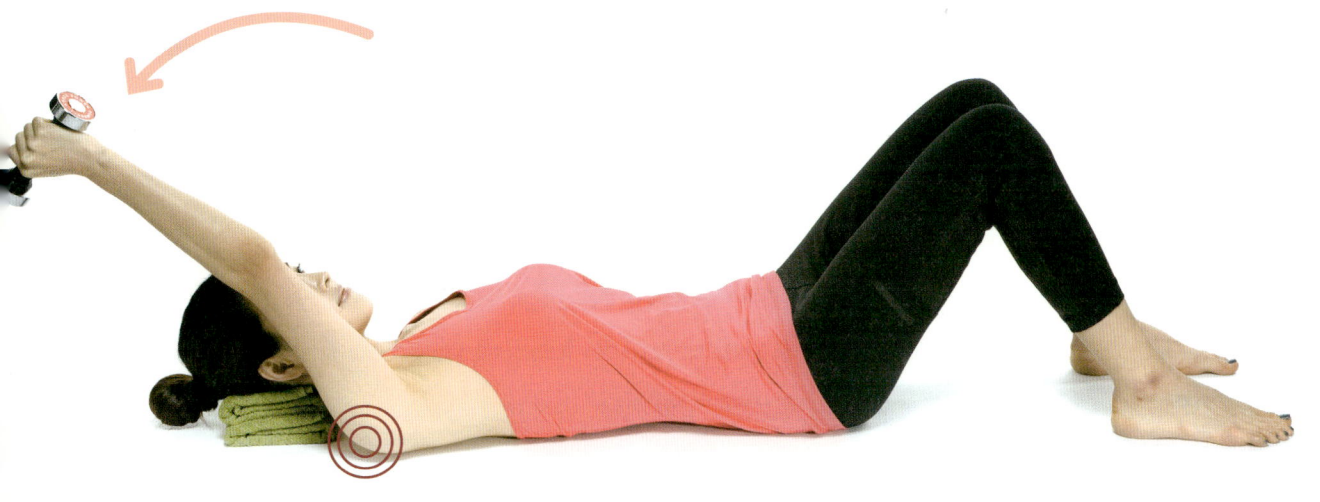
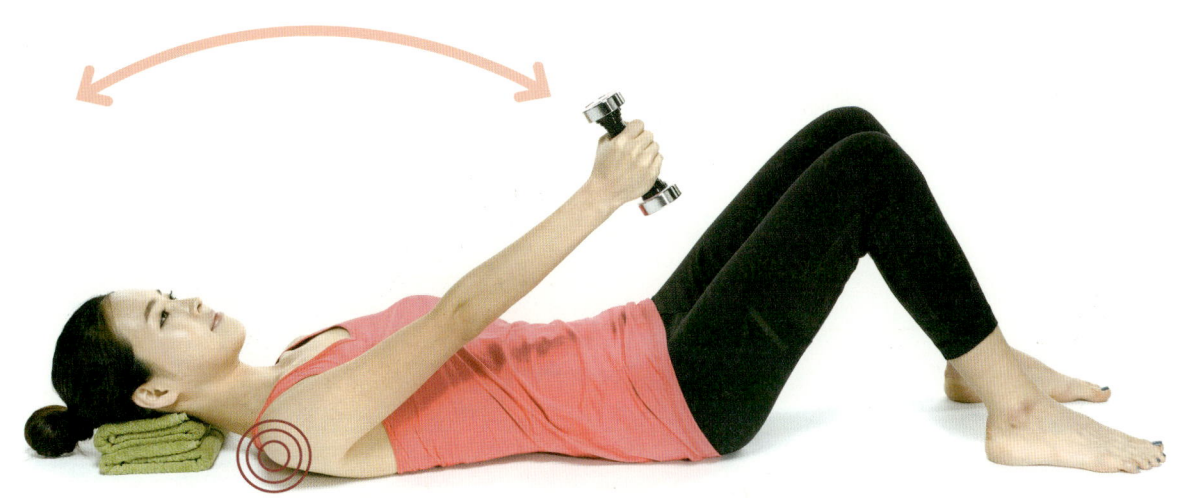

Part 1 만성적 어깨통증을 위한 운동 67

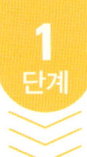

1단계 통증과 염증 완화

12 옆으로 누워서 아래위로 아령 들기

누워서 외전하며 균형을 잡는 운동입니다. 평소에 가볍게 들던 무게도 운동을 하다보면 무겁게 느껴질 수 있습니다. 꾸준히 운동하는 것이 중요하므로 처음부터 무거운 아령을 선택하지 않도록 주의합니다. 500그램이나 1킬로그램 정도의 아령이 적당합니다.

• **HOW TO**

아픈 어깨가 위로 가도록 바닥에 옆으로 눕습니다. 아픈 어깨 쪽으로 아령을 들고 어깨를 천장을 향해 쭉 편 상태에서 아래위로 60~120도 범위 안에서 올렸다 내렸다를 반복합니다. 이때 팔꿈치를 굽히지 않도록 주의하며 베개는 약간 높게 준비해 옆으로 누웠을 때 어깨가 눌리지 않도록 합니다.

하루 10회씩 2~3세트

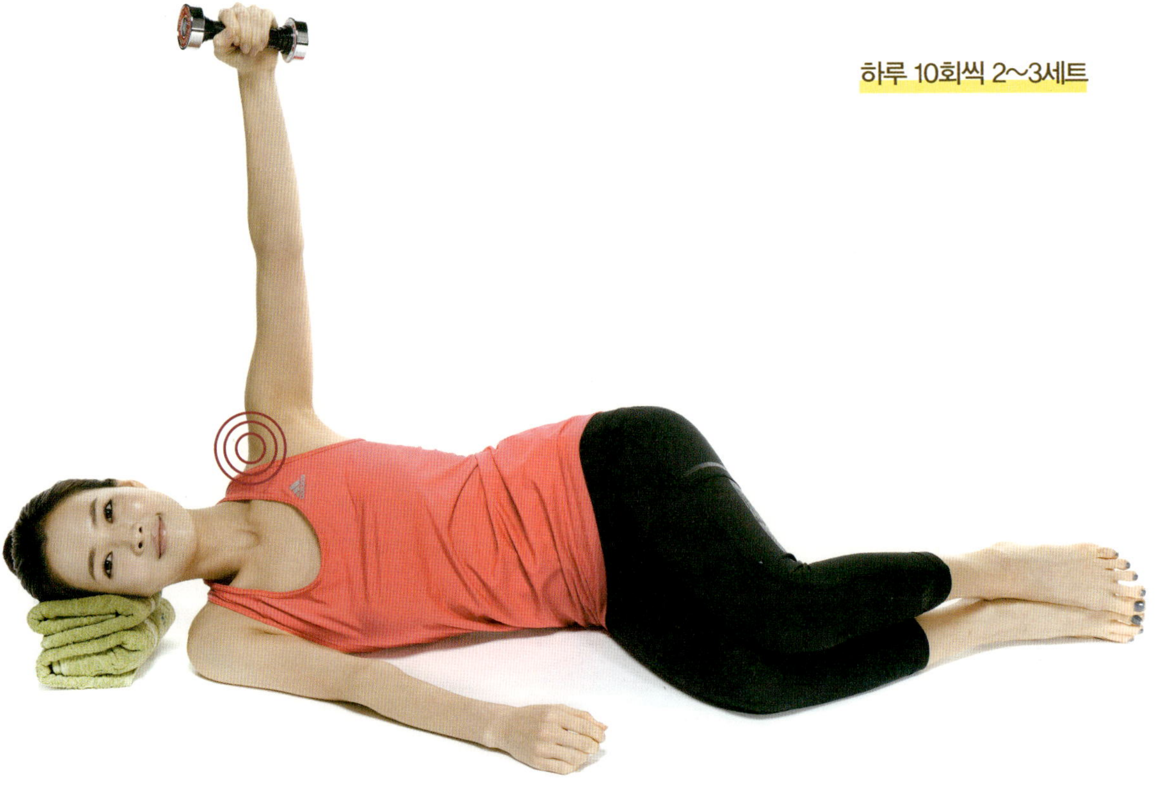

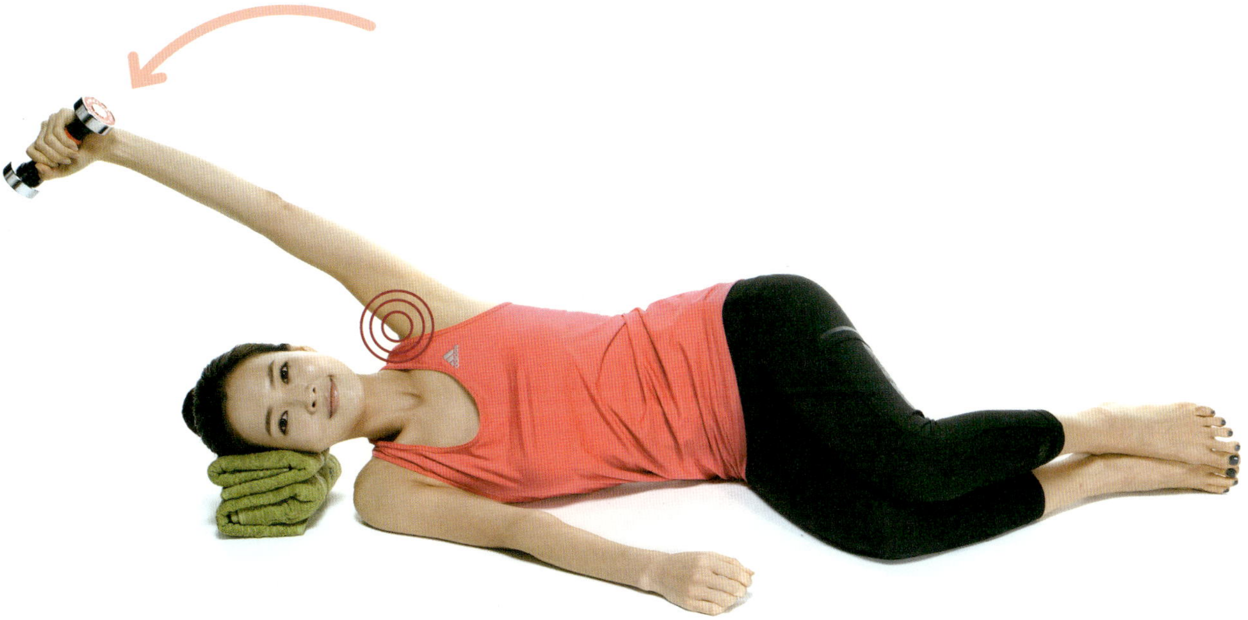

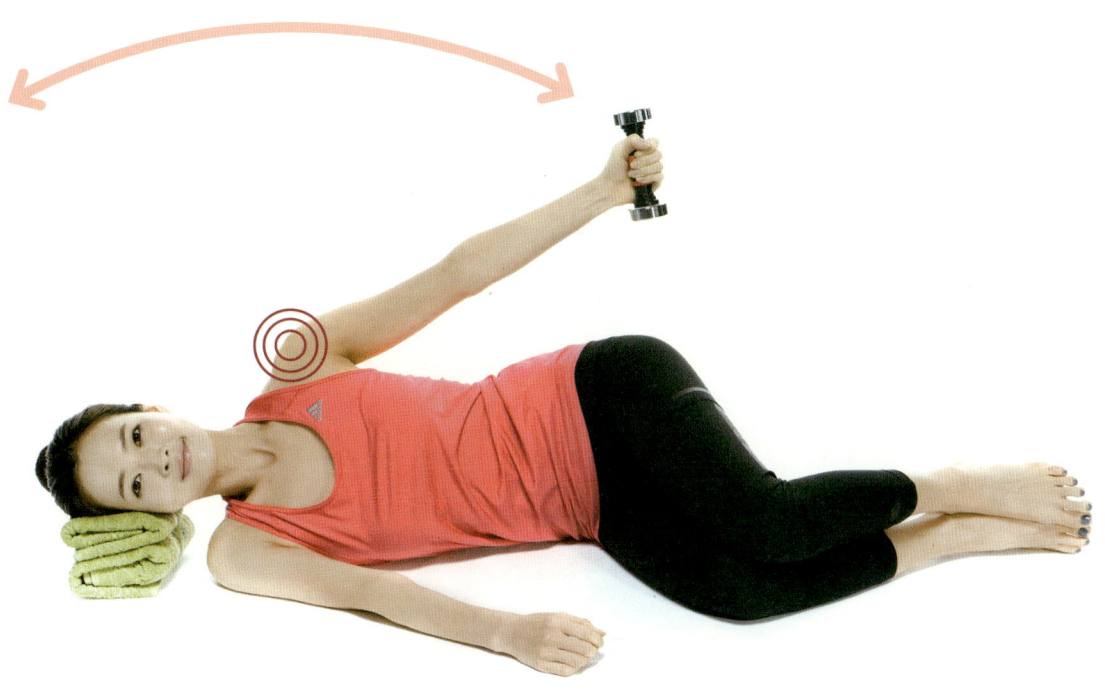

Part 1 만성적 어깨통증을 위한 운동 69

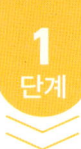

1단계 통증과 염증 완화

13 벽 이용해 가슴 펴며 양쪽 견갑골 모으기

오십견 환자에게서 흔히 볼 수 있는 '둥근 어깨'를 해소하는 동작입니다. 둥근 어깨로 등이 튀어나오고 어깨가 앞으로 볼록하게 나오는 자세가 되면 가슴 앞쪽에 있는 근육은 짧아지고 등 뒤쪽 근육은 늘어납니다. 이때 다시 균형을 찾는 운동입니다.

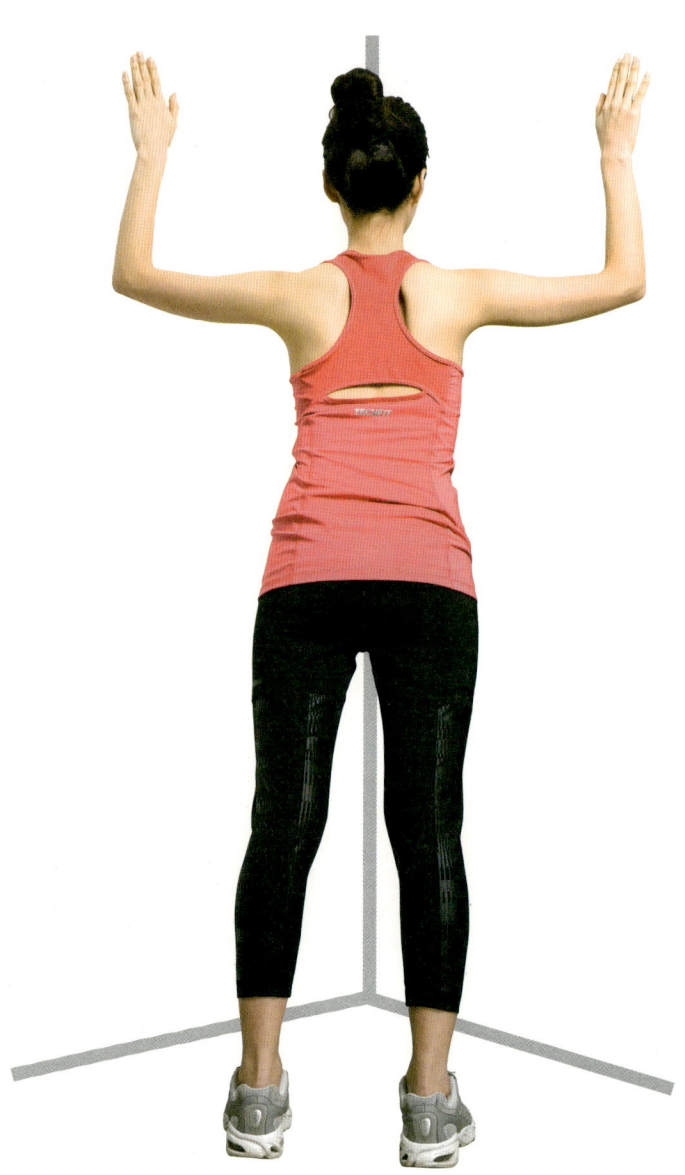

• **HOW TO**

어깨 앞쪽의 근육을 풀어주고 등 근육을 강화시키는 동작입니다. 두 벽이 만나는 코너 지점에 서서 두 팔을 양옆으로 벌려 직각으로 굽힙니다. 손바닥부터 팔꿈치까지 벽에 붙이고 서서 가슴을 앞으로 밀며 견갑골을 모아줍니다. 견갑골 안쪽이 들린다는 느낌으로 힘껏 뒤로 젖혀줍니다.

하루 10회씩 2~3세트

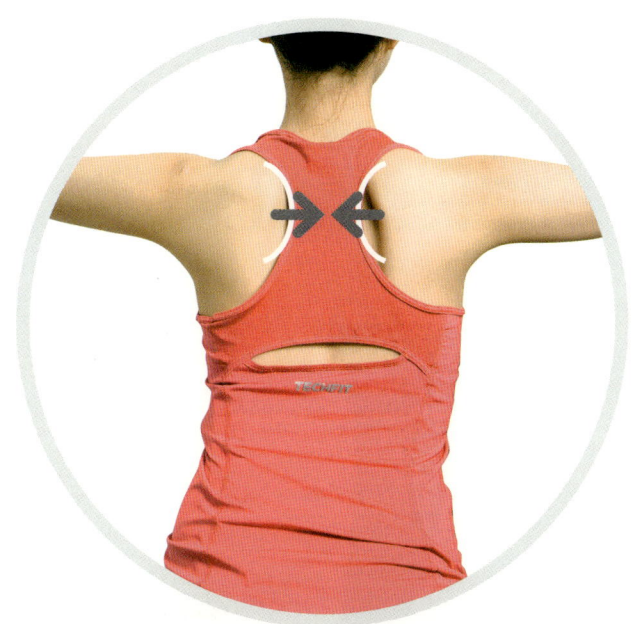

• **TIP**

양쪽 견갑골이 들리면서 가운데로 모아진다는 생각으로 당깁니다. 어깨 건강에서 양쪽 견갑골 사이의 근육을 강화하는 것은 매우 중요합니다.

1단계 통증과 염증 완화

14 팔 직각으로 구부려 고무줄 당기기

고무줄을 이용한 앞쪽 삼각근 운동입니다. 삼각근은 팔을 앞이나 뒤로 올리거나, 옆으로 벌릴 때 중요한 근육입니다. 앞, 뒤, 옆으로 각각 나누어 운동하는 것이 효과적이며, 이 동작은 앞으로 올리는 근육을 강화합니다.

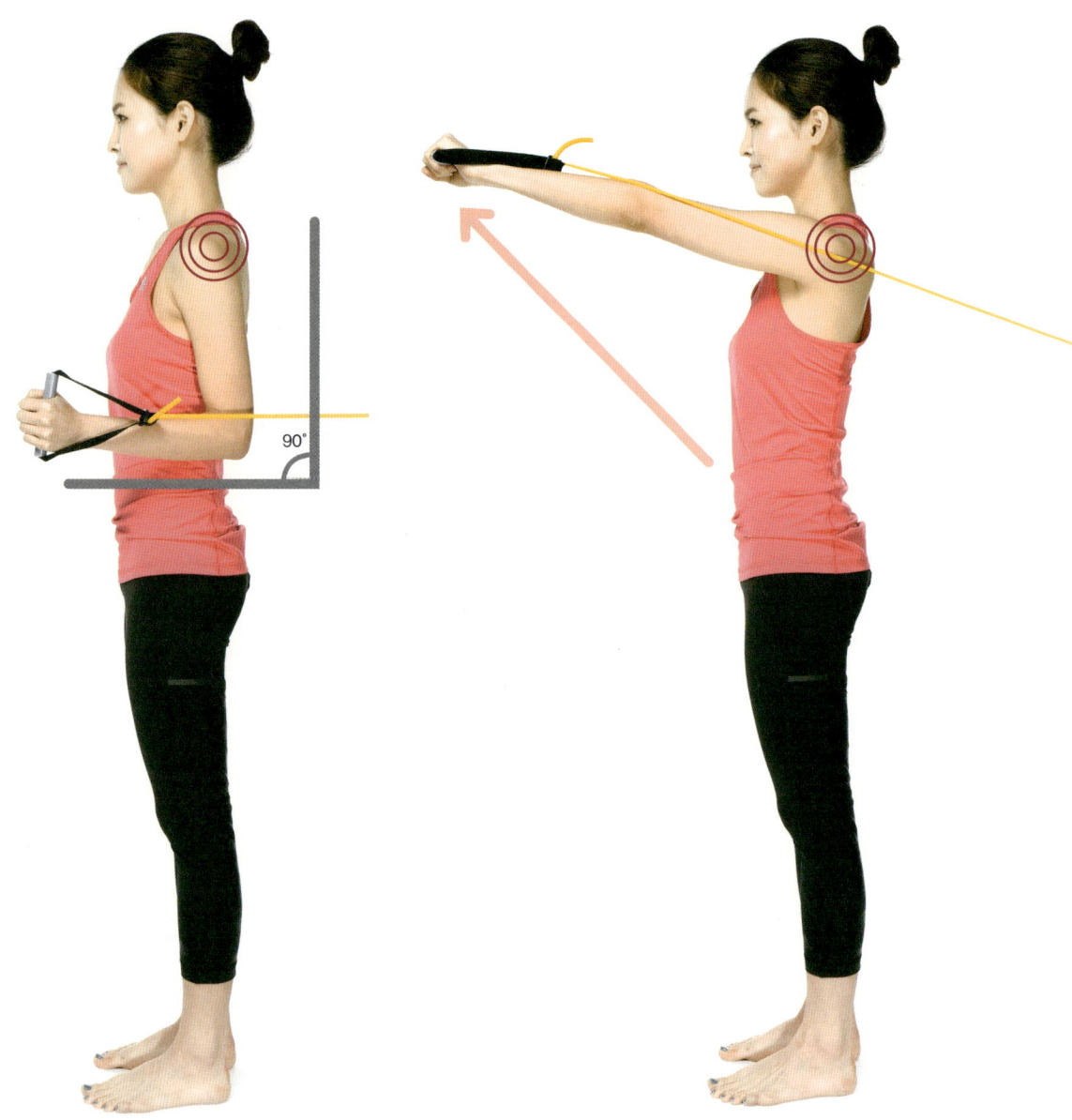

• **HOW TO**

문고리에 고무줄을 고정합니다. 고무줄을 잡았을 때 팔이 직각으로 구부러지는 높이가 적당합니다. 문을 등지고 서서 아픈 쪽 손으로 고무줄 손잡이를 잡고 천천히 앞으로 끌어당깁니다. 이때 팔꿈치를 쭉 펴서 손의 높이가 어깨보다 약간 높은 정도를 유지해주는 것이 좋습니다.

<mark>하루 10회씩 2~3세트</mark>

• **TIP**

고무줄을 이용한 삼각근 운동은 다섯 단계로 이루어져 있습니다. 이 동작은 그 중 첫 번째 동작입니다. 1단계의 14~18번(72~80쪽)까지 이어지는 다섯 동작을 각각 10회씩 차례로 진행하며 2~3세트 반복하면 더욱 효과적입니다.

▶ **고무줄을 이용한 앞쪽 삼각근 운동**
▷ 고무줄을 이용한 뒤쪽 삼각근 운동
▷ 고무줄을 이용한 견갑하근 삼각근 운동
▷ 고무줄을 이용한 삼각근 소원근 운동
▷ 고무줄을 이용한 삼각근 외전 운동

1단계 통증과 염증 완화

15 팔 직각으로 구부려 고무줄 뒤로 당기기

고무줄을 이용한 뒤쪽 삼각근 운동입니다. 삼각근은 팔을 앞이나 뒤로 올리거나, 옆으로 벌릴 때 중요한 근육입니다. 앞, 뒤, 옆으로 각각 나누어 운동하는 것이 효과적이며, 이 동작은 팔을 뒤로 올릴 때 필요한 근육을 강화합니다.

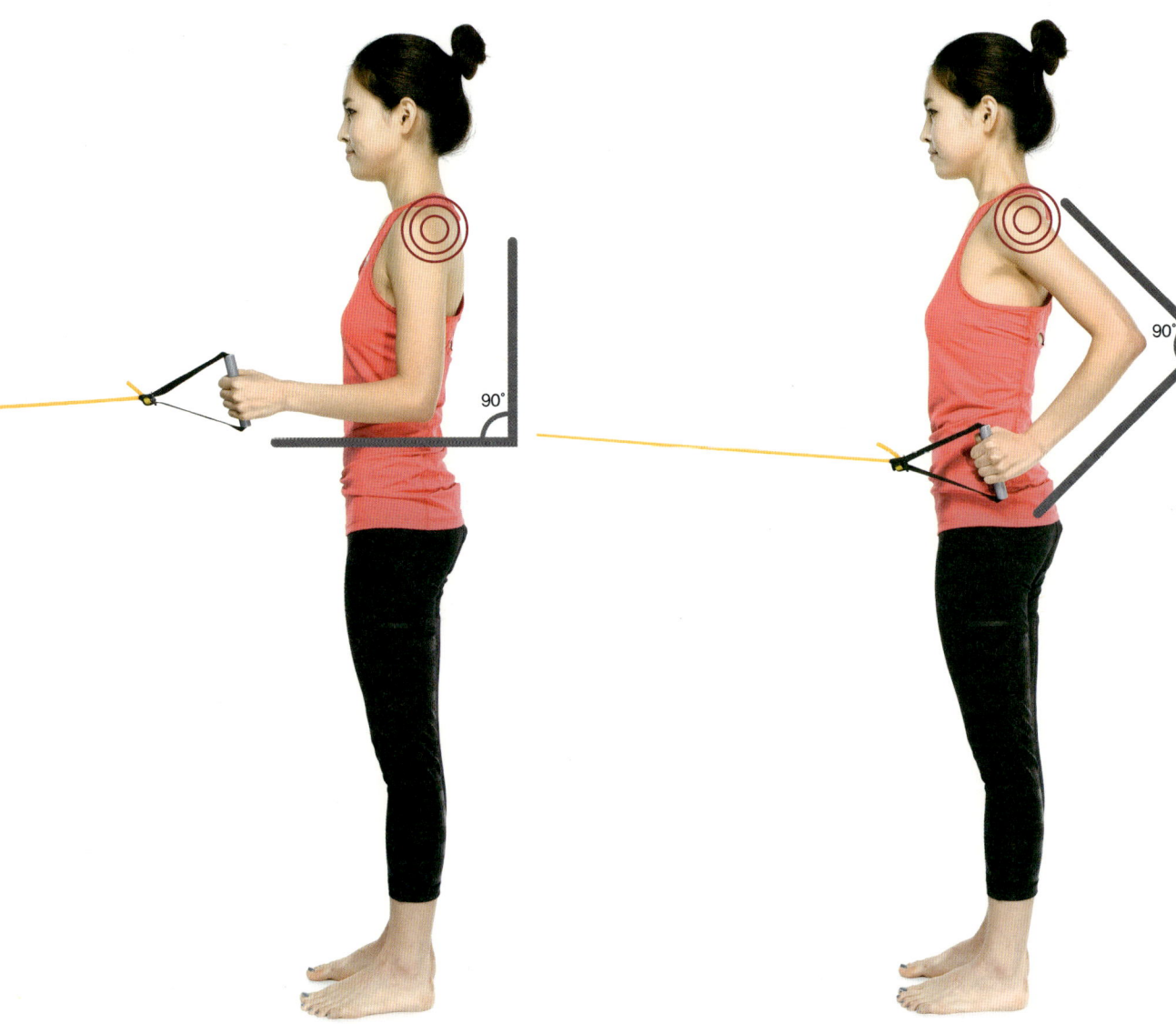

• **HOW TO**

문고리에 고무줄을 고정합니다. 고무줄을 잡았을 때 팔이 직각이 되는 높이가 적당합니다. 문을 바라보고 서서 아픈 쪽 손으로 고무줄 손잡이를 잡고 천천히 뒤로 끌어당깁니다. 이때 팔꿈치는 계속 직각을 유지해야 합니다.

<mark>하루 10회씩 2~3세트</mark>

• **TIP**

고무줄을 이용한 삼각근 운동은 다섯 단계로 이루어져 있습니다. 이 동작은 그 중 두 번째 동작입니다. 1단계의 14~18번(72~80쪽)까지 이어지는 다섯 동작을 각각 10회씩 차례로 진행하며 2~3세트 반복하면 더욱 효과적입니다.

▷ 고무줄을 이용한 앞쪽 삼각근 운동
▶ **고무줄을 이용한 뒤쪽 삼각근 운동**
▷ 고무줄을 이용한 견갑하근 삼각근 운동
▷ 고무줄을 이용한 삼각근 소원근 운동
▷ 고무줄을 이용한 삼각근 외전 운동

16 팔 직각으로 구부려 몸 앞으로 당기기

어깨 앞쪽의 약해진 근육을 강화하는 동작입니다. 팔을 몸 안쪽으로 당기는 내회전 운동에 필요한 힘을 길러줍니다.

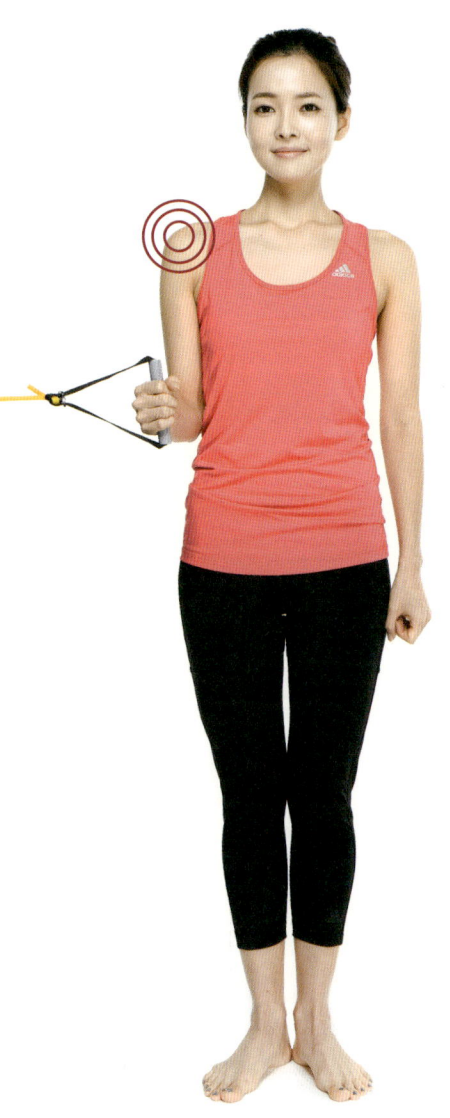
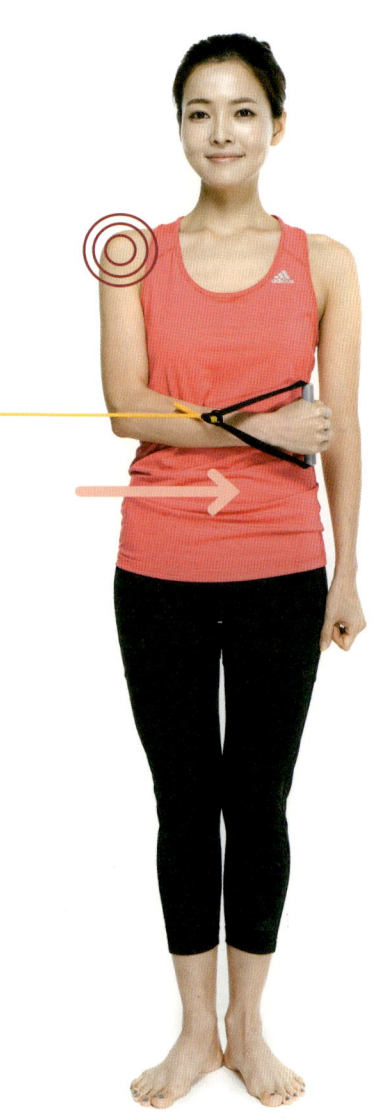

• **HOW TO**

문고리에 고무줄을 고정합니다. 고무줄을 잡았을 때 팔이 직각이 되는 높이가 적당합니다. 문 앞에 옆으로 서서 준비하는데, 아픈 쪽 어깨가 문 쪽으로 오게 방향을 잡습니다. 아픈 쪽 손으로 고무줄 손잡이를 잡고 천천히 몸 앞으로 끌어당깁니다. 이때 팔꿈치는 계속 직각을 유지해야 하며 몸에서 떨어지지 않도록 합니다.

하루 10회씩 2~3세트

• **TIP**

고무줄을 이용한 삼각근 운동은 다섯 단계로 이루어져 있습니다. 이 동작은 그 중 세 번째 동작입니다. 1단계의 14~18번(72~80쪽)까지 이어지는 다섯 동작을 각각 10회씩 차례로 진행하며 2~3세트 반복하면 더욱 효과적입니다.

▷ 고무줄을 이용한 앞쪽 삼각근 운동
▷ 고무줄을 이용한 뒤쪽 삼각근 운동
▶ 고무줄을 이용한 견갑하근 삼각근 운동
▷ 고무줄을 이용한 삼각근 소원근 운동
▷ 고무줄을 이용한 삼각근 외전 운동

1단계 통증과 염증 완화

17 팔 직각으로 구부려 몸 밖으로 당기기

어깨 앞쪽의 약해진 근육을 강화하는 동작입니다. 팔을 바깥쪽으로 당기는 외회전 운동에 필요한 힘을 길러줍니다.

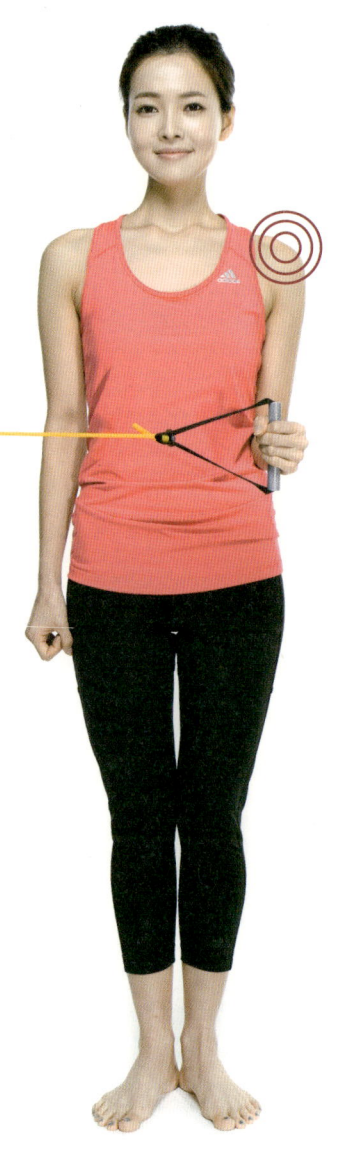
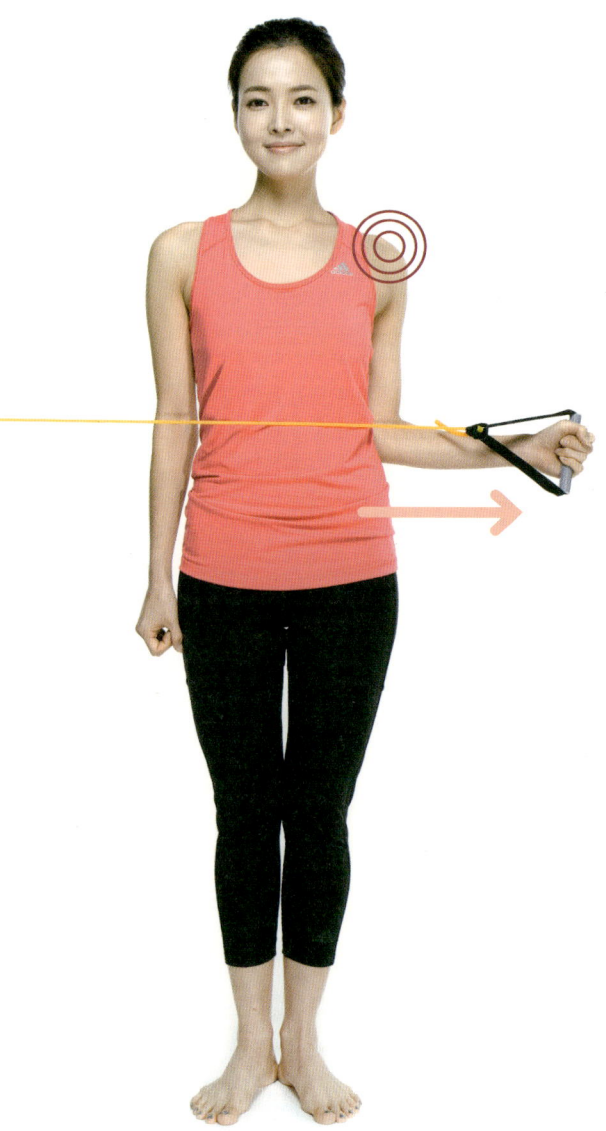

• **HOW TO**

문고리에 고무줄을 고정합니다. 고무줄을 잡았을 때 팔이 직각이 되는 높이가 적당합니다. 문 앞에 옆으로 서서 준비하는데, 아픈 쪽 어깨가 문에서 먼 쪽으로 오게 방향을 잡습니다. 아픈 쪽 손으로 고무줄 손잡이를 잡고 천천히 몸 바깥쪽으로 끌어당깁니다. 이때 팔꿈치는 계속 직각을 유지해야 하며 몸에서 떨어지지 않도록 합니다.

하루 10회씩 2~3세트

• **TIP**

고무줄을 이용한 삼각근 운동은 다섯 단계로 이루어져 있습니다. 이 동작은 그 중 네 번째 동작입니다. 1단계의 14~18번(72~80쪽)까지 이어지는 다섯 동작을 각각 10회씩 차례로 진행하며 2~3세트 반복하면 더욱 효과적입니다.

▷ 고무줄을 이용한 앞쪽 삼각근 운동
▷ 고무줄을 이용한 뒤쪽 삼각근 운동
▷ 고무줄을 이용한 견갑하근 삼각근 운동
▶ 고무줄을 이용한 삼각근 소원근 운동
▷ 고무줄을 이용한 삼각근 외전 운동

1단계 통증과 염증 완화

18 팔 직각으로 구부려 몸 옆으로 당기기

고무줄을 이용한 삼각근 운동의 마지막 단계입니다. 팔을 몸 옆으로 올리는 외전 운동에 필요한 근육을 강화하는 동작입니다.

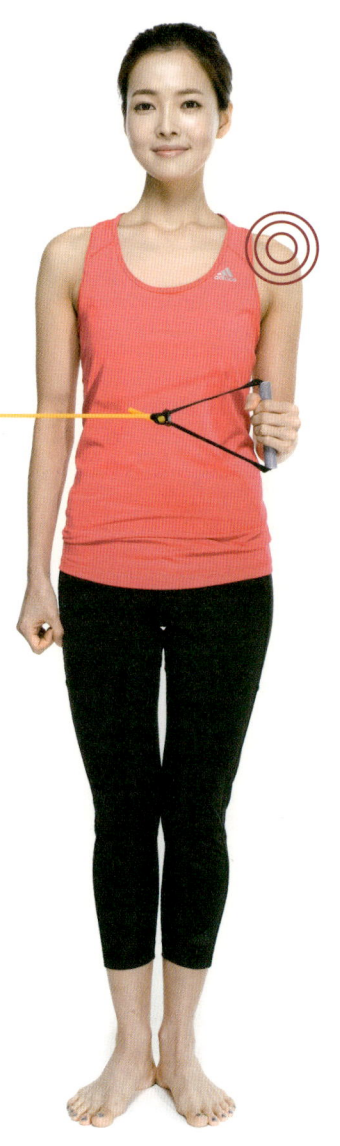
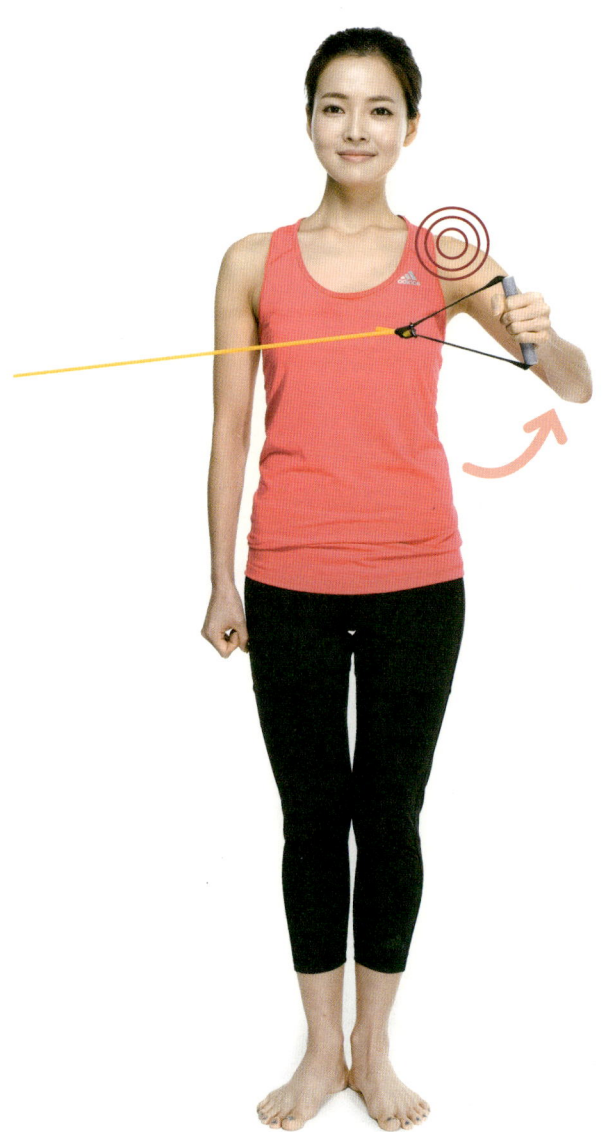

• HOW TO

문고리에 고무줄을 고정합니다. 고무줄을 잡았을 때 팔이 직각이 되는 높이가 적당합니다. 문 앞에 옆으로 서서 준비하는데, 아픈 쪽 어깨가 문에서 먼 쪽으로 오게 방향을 잡습니다. 아픈 쪽 손으로 고무줄 손잡이를 잡고 팔꿈치를 그대로 옆으로 들어 올립니다. 이때 팔꿈치는 계속 직각을 유지해야 하며 어깨 관절에 무리가 가지 않는 선에서 최대한 옆으로 들어 올립니다.

==하루 10회씩 2~3세트==

• TIP

고무줄을 이용한 삼각근 운동은 다섯 단계로 이루어져 있습니다. 이 동작은 그 중 다섯 번째 동작입니다. 1단계의 14~18번(72~80쪽)까지 이어지는 다섯 동작을 각각 10회씩 차례로 진행하며 2~3세트 반복하면 더욱 효과적입니다.

▷ 고무줄을 이용한 앞쪽 삼각근 운동
▷ 고무줄을 이용한 뒤쪽 삼각근 운동
▷ 고무줄을 이용한 견갑하근 삼각근 운동
▷ 고무줄을 이용한 삼각근 소원근 운동
▶ **고무줄을 이용한 삼각근 외전 운동**

1단계 통증과 염증 완화

19 양손으로 밴드 잡고 밖으로 벌리기

고무줄을 이용한 짧은 거리 외회전 운동입니다. 양팔을 어깨너비로 하여 고무줄을 잡고 손을 양옆으로 벌려 어깨 뒤쪽의 근육과 회전근개를 강화해 어깨의 외회전에 필요한 근력을 회복합니다. 양쪽 어깨 운동을 동시에 할 수 있어 운동 시간이 단축됩니다.

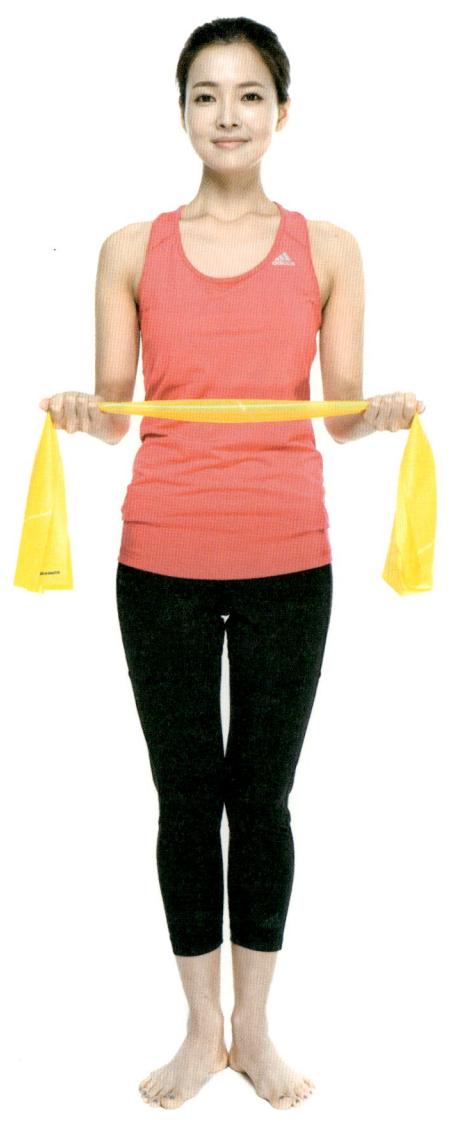
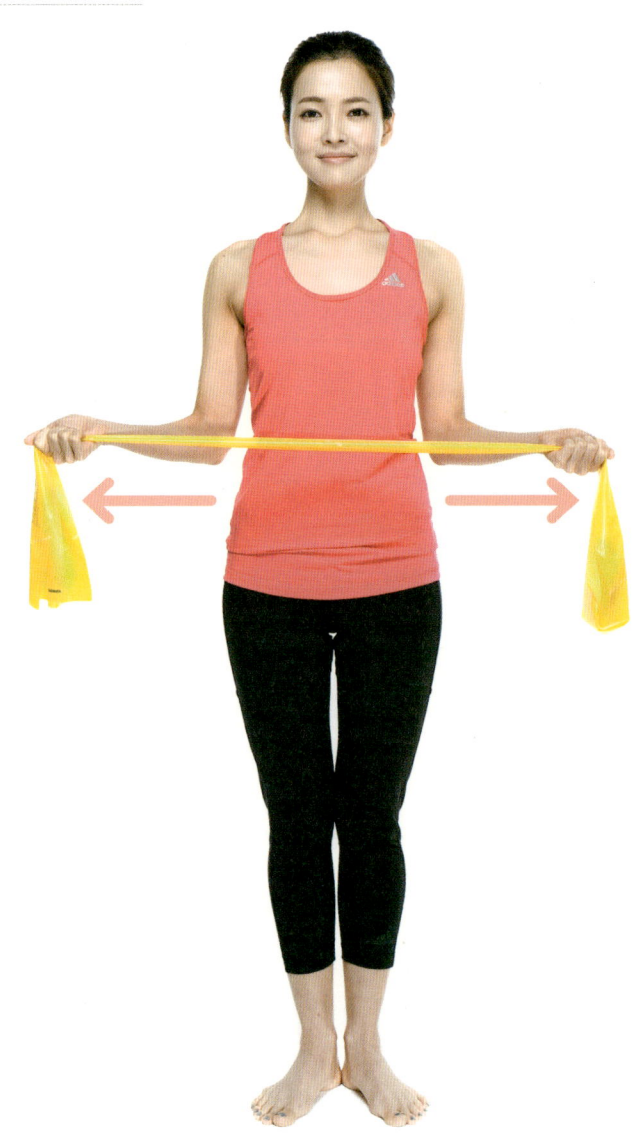

• **HOW TO**

바르게 앉거나 선 자세로 준비합니다. 단, 앉아서 운동할 때는 허리를 쭉 펴서 동작을 할 때 어깨와 팔이 방해를 받지 않도록 해야 합니다. 양팔을 직각으로 구부려 밴드를 잡습니다. 이때 두 손은 손바닥이 위로 오게 하고 두 팔의 간격은 어깨너비를 유지합니다. 팔꿈치는 몸에 붙인 채 두 손을 양옆으로 벌리며 고무줄을 잡아당겨 3~5초간 유지합니다. 이때 팔꿈치가 벌어지지 않도록 주의합니다.

하루 10회씩 2~3세트

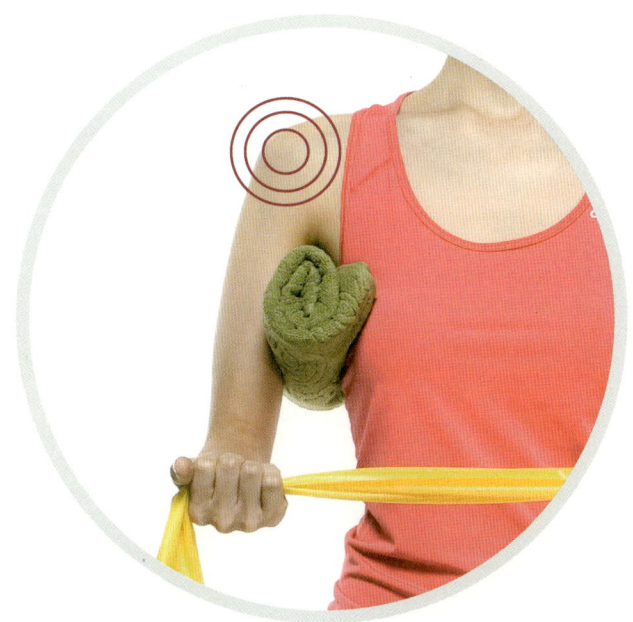

• **TIP**

아픈 쪽 어깨 아래 수건을 말아 넣으면 동작이 한결 수월합니다. 양쪽 어깨가 아픈 사람이라면 앞서 소개한 동작들을 통증 없이 할 수 있을 때 실시합니다.

2단계 관절 운동 범위 확대 및 근력 강화

01 벽에 손목 기대고 밀기

실제로 팔을 움직이지 않으면서 방향성을 갖고 힘을 주는 것만으로도 어깨 운동의 효과가 생깁니다. 손목의 움직임을 머릿속에 그리며 벽을 이용해 힘을 이동해보는 동작입니다.

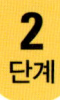

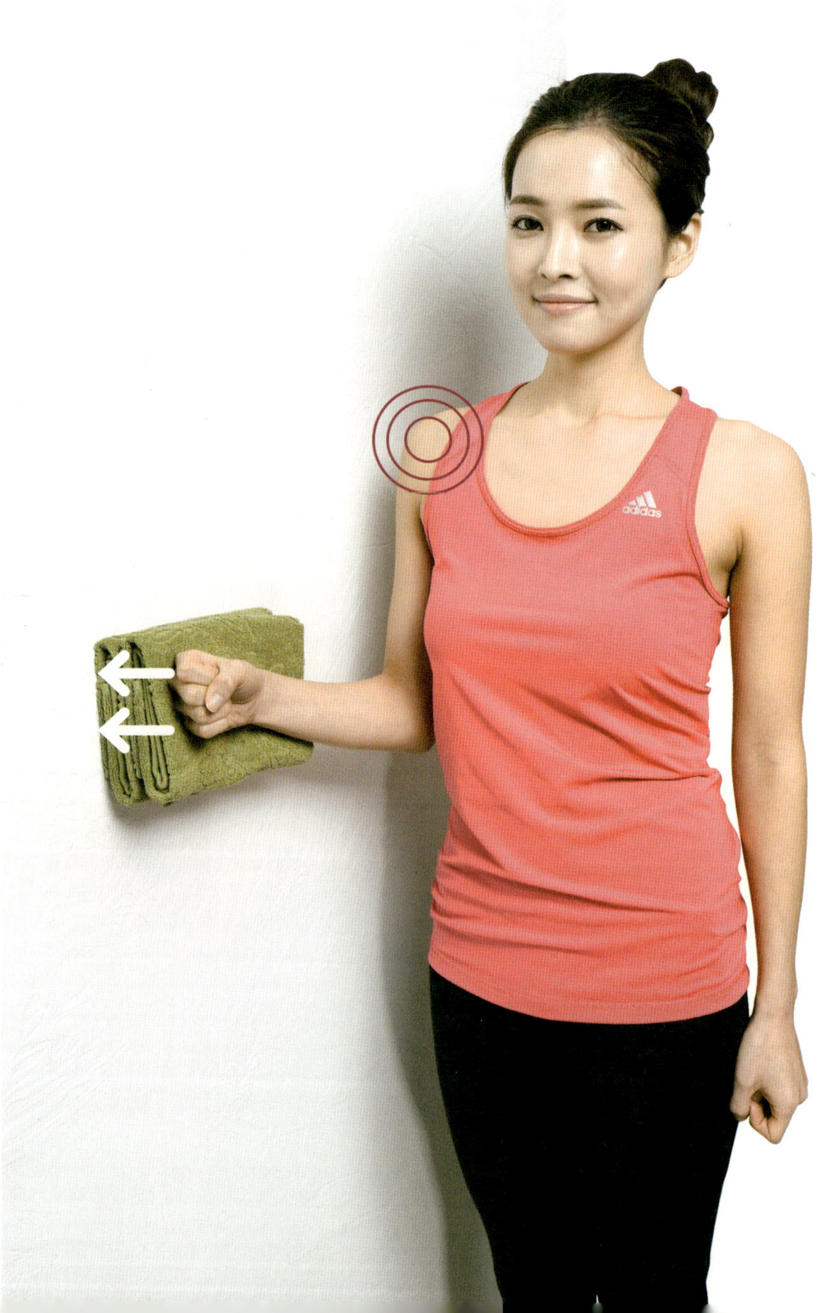

• **HOW TO**

수건을 접어서 손목 부위에 대고 벽에 기댑니다. 벽에 손목을 기댄 채 바깥쪽으로 팔을 벌리려는 듯 손목에 힘을 줍니다. 미는 힘을 3~5초 정도 유지했다 풀기를 반복합니다. 이때 팔꿈치가 몸통에서 떨어지지 않도록 주의합니다. 고무줄이나 밴드를 이용할 때처럼 몸의 긴장감을 팽팽하게 유지해주는 것이 포인트입니다.

하루 10회씩 2~3세트

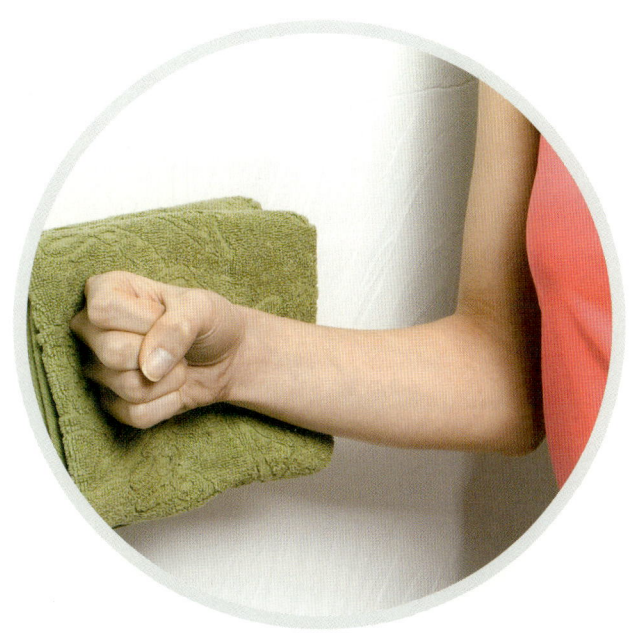

• **TIP**

팔꿈치는 몸에 고정한 채 손등을 수건 쪽으로 밀어줍니다.

2단계 관절 운동 범위 확대 및 근력 강화

02 벽에 팔꿈치 기대고 팔 벌리기

팔꿈치 부분을 벽에 대고 팔을 벌린다는 생각으로 힘을 주면 실제로 팔을 벌리는 것과 동일한 운동 효과를 얻을 수 있습니다. 벽에 손목 기대고 밀기(84쪽)처럼 팔꿈치의 움직임을 연상하며 힘을 이동합니다.

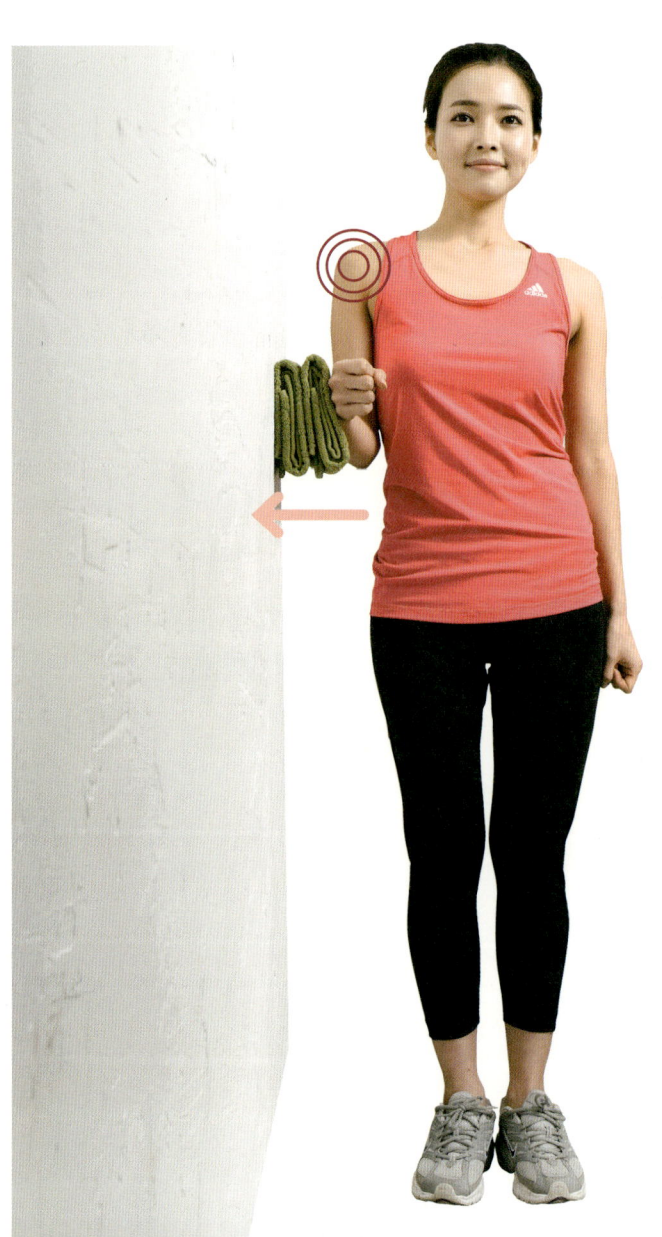

- **HOW TO**

수건을 접어 벽에 대고 팔꿈치 부위를 갖다 댑니다. 팔을 벌리는 것처럼 힘을 주며 힘의 이동을 느껴봅니다. 힘을 준 상태로 3~5초간 유지합니다. 이때 몸이 움직이며 팔꿈치가 몸에서 떨어지지 않도록 주의합니다. 몸은 단단히 고정하고 팔을 옆으로 벌린다는 생각으로 힘을 줍니다.

하루 10회씩 2~3세트

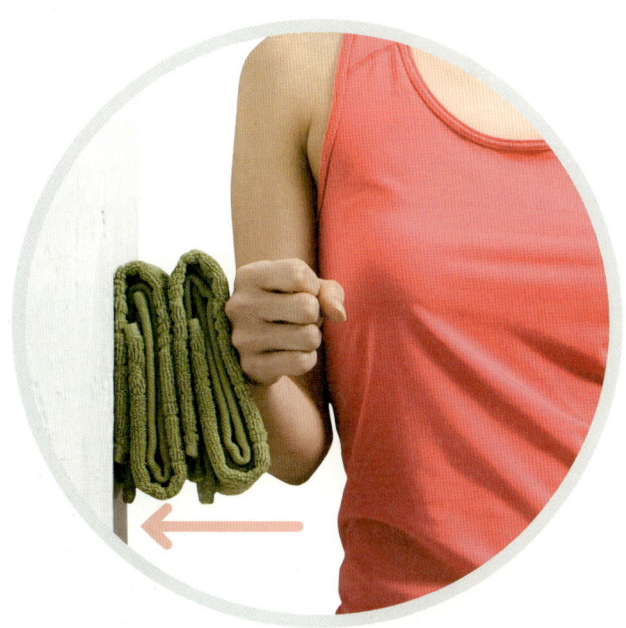

- **TIP**

고무줄을 이용한 운동 중 팔 직각으로 구부려 몸 옆으로 당기기(80쪽)와 힘의 방향이 비슷합니다. 이 동작을 연상하면 도움이 됩니다.

2단계 관절 운동 범위 확대 및 근력 강화

03 양팔 옆으로 들어 올리기

벽에 등을 대고 서있다고 생각하며 바른 자세로 서서 양팔을 천천히 옆으로 들어 올리는 동작입니다. 팔 벌리기 운동 범위를 늘리는 데 도움이 됩니다.

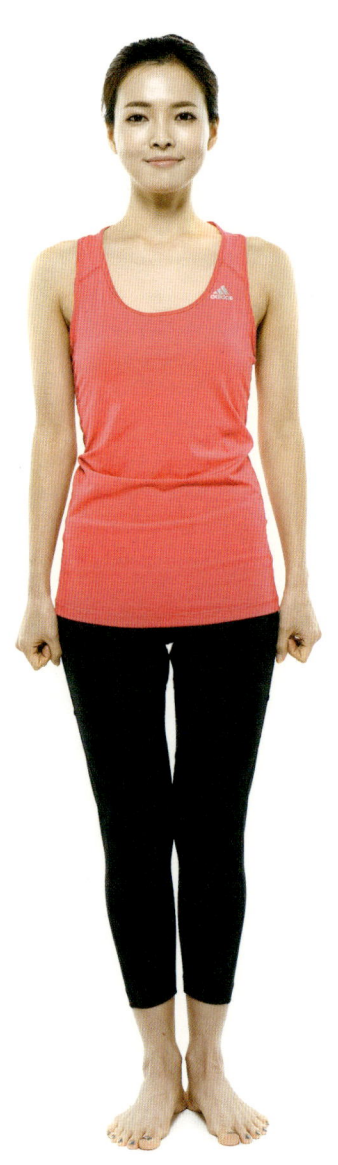

- **HOW TO**

반듯하게 서서 준비자세를 취합니다. 두 손을 끝까지 펴서 양팔을 옆으로 나란히 들어 올립니다. 양쪽 팔이 견갑골과 평행해졌다고 느낄 때까지 높이를 조절합니다. 들어 올린 상태에서 3~5초간 유지합니다. 거울을 보며 양쪽의 균형을 잡아주면 더욱 좋습니다.

하루 10회씩 2~3세트

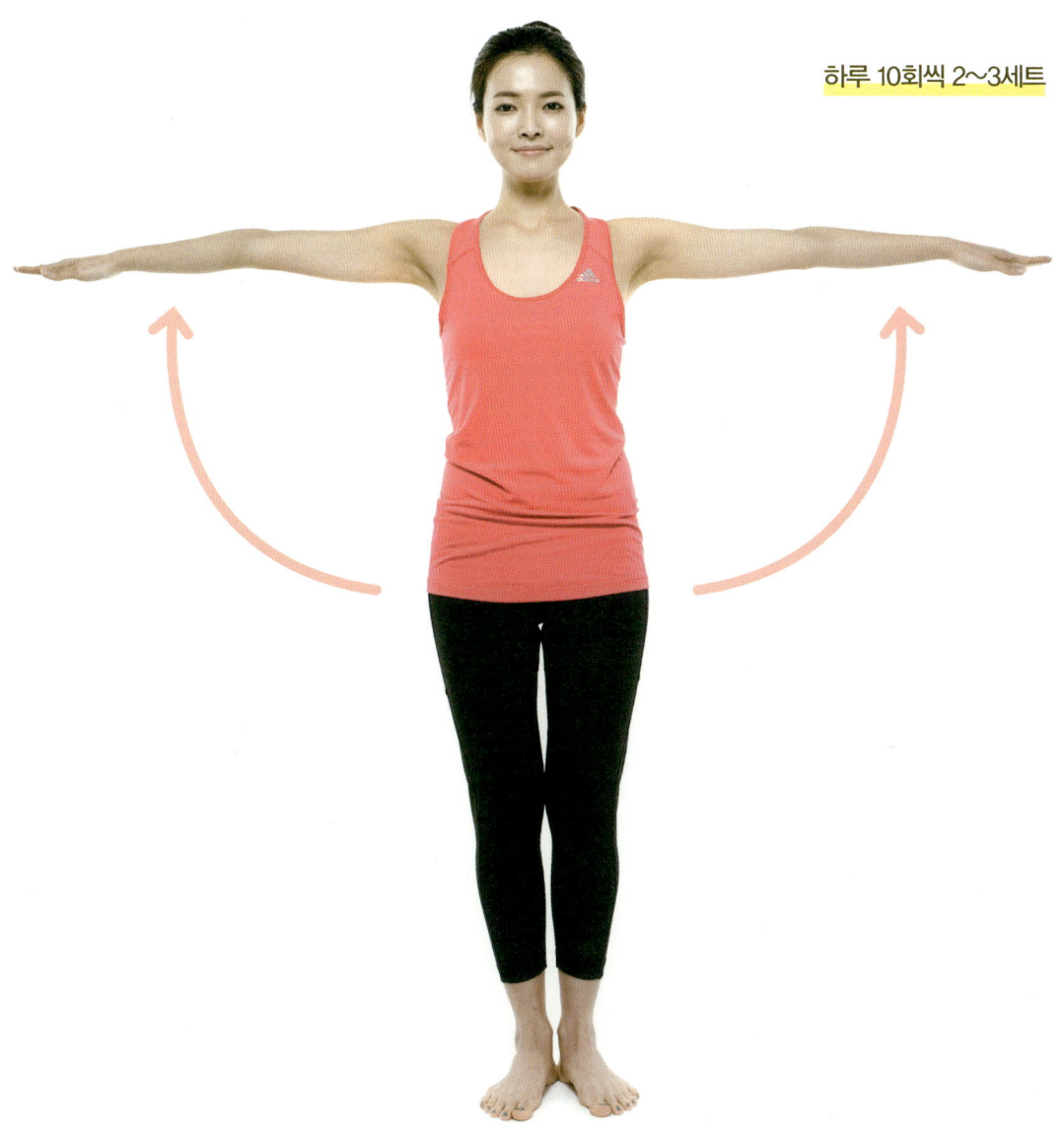

2단계 관절 운동 범위 확대 및 근력 강화

04 양팔 구부려 견갑골 들어 올리기

양팔 옆으로 들어 올리기 동작(88쪽)과 연결하여 견갑골 운동을 추가적으로 시행합니다. 어깨 앞쪽의 근육을 풀어주고 등 근육은 강화하는 동작입니다.

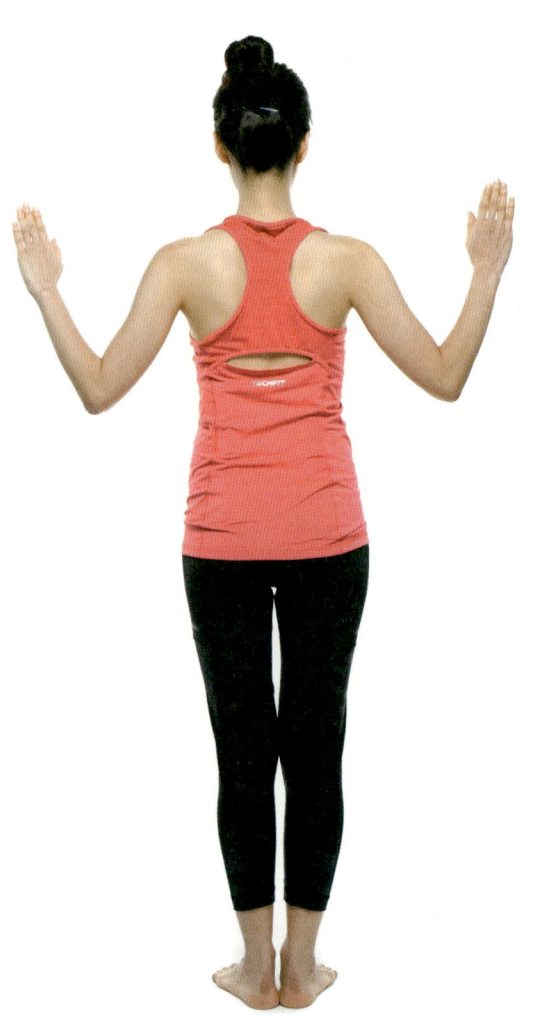
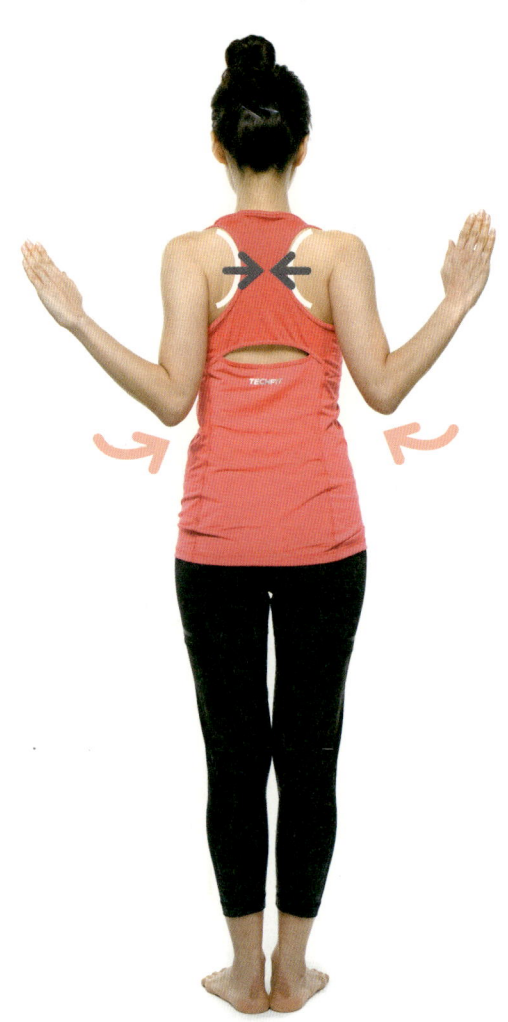

- **HOW TO**

양쪽 팔꿈치를 굽혀 두 팔을 W자 모양으로 만듭니다. 가슴을 쫙 펴며 어깨를 뒤로 밀어 등 뒤에서 견갑골이 모인다는 느낌으로 힘을 줍니다. 두 손을 몸 쪽으로 끌어당겨 견갑골 안쪽이 한껏 들리도록 합니다. 이 상태로 3~5초간 유지합니다. 이렇게 하는 것만으로도 장시간 앞으로 숙인 자세로 일하며 약해진 등 근육을 강화해 어깨 관절이 시원하게 풀어집니다.

하루 10회씩 2~3세트

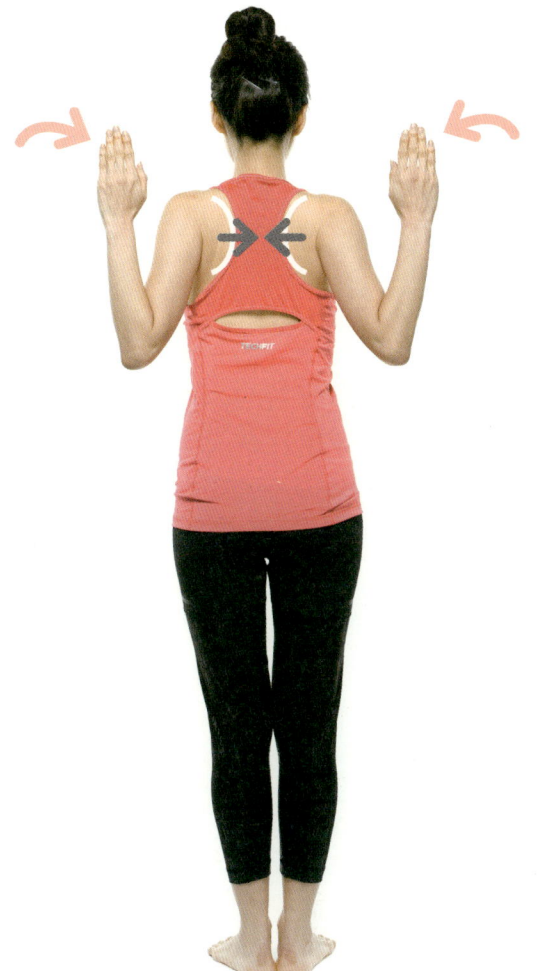

- **TIP**

견갑골은 어깨 관절을 밑에서 받쳐주는 뼈입니다. 모래 위에 집을 지으면 쉽게 무너지는 것처럼 견갑골 주변의 근육이 약하면 어깨 관절을 편안하게 움직일 수 없습니다. 이 동작은 견갑골 주변 근육을 강화하므로 어깨 운동을 할 때는 항상 견갑골 운동을 같이 시행합니다.

05 양손으로 밴드 잡고 밖으로 벌려 위로 뻗기

탄력밴드를 이용한 긴 거리 외회전 운동입니다. 외회전과 동시에 팔을 위로 뻗어주는 동작은 어깨 뒤쪽 근육의 발달을 돕고 어깨 관절의 운동 범위를 늘려줍니다.

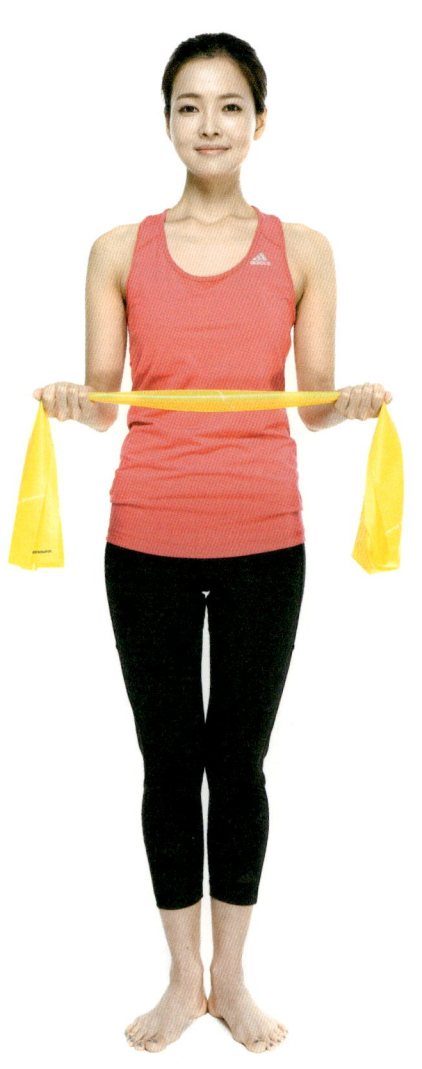
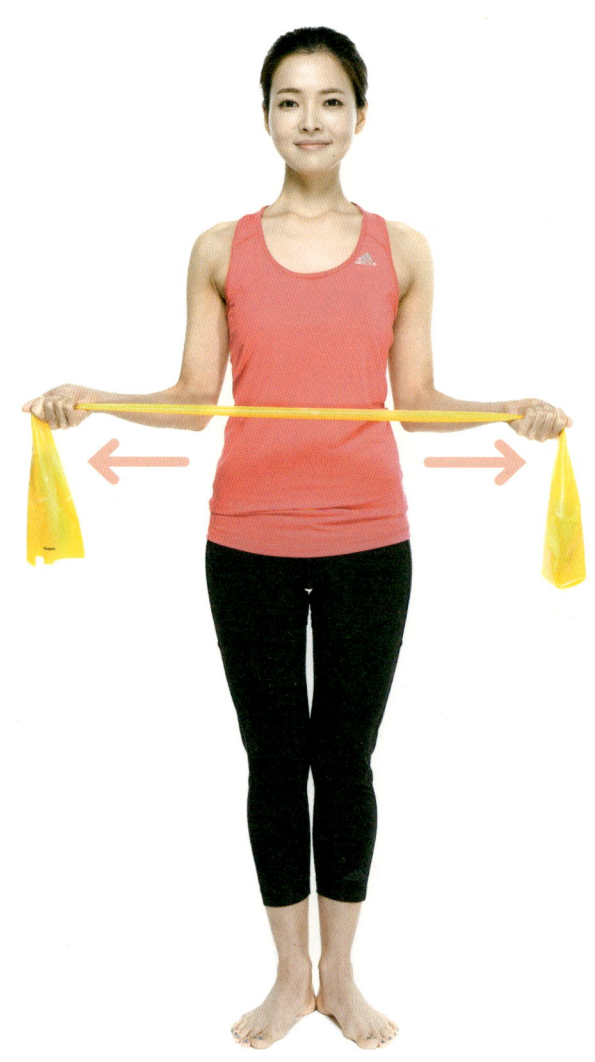

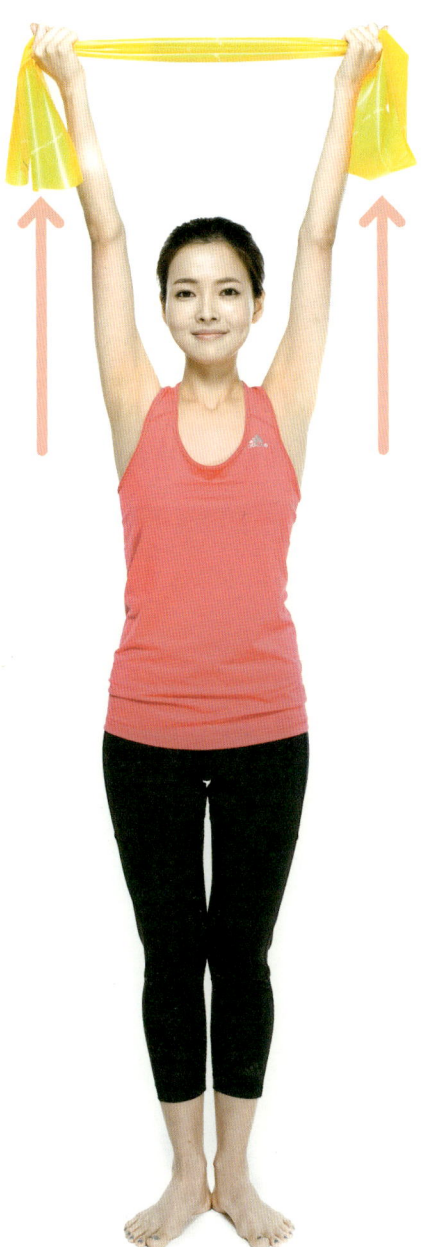

• **HOW TO**

바른 자세로 앉거나 선 자세로 준비합니다. 양팔을 직각으로 굽혀 밴드를 잡습니다. 이때 두 손은 손바닥이 위로 오게 하고 두 팔의 간격은 어깨너비를 유지합니다. 팔꿈치는 몸통 쪽에 붙인 채 두 손을 양옆으로 벌리며 고무줄을 잡아당깁니다. 바깥쪽으로 벌린 뒤에는 팔꿈치를 펴면서 두 손을 머리 위로 들어 올려 팔을 쭉 폅니다. 고무줄이 팽팽하게 당겨진 상태로 3~5초간 유지한 뒤 마무리합니다.

하루 10회씩 2~3세트

• **TIP**

이 동작은 앉아서 해도 좋습니다. 다만 앉아서 할 때는 허리를 쭉 펴서 동작을 할 때 어깨와 팔이 방해를 받지 않도록 유의합니다.

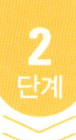

2단계 관절 운동 범위 확대 및 근력 강화

06 어깨 고정하고 고무줄 잡고 옆으로 벌리기

탄력밴드와 고무줄을 이용해 외회전 운동을 하며 어깨 뒤쪽의 근육을 강화합니다. 동시에 상부승모근 강화에 도움을 주는 동작입니다.

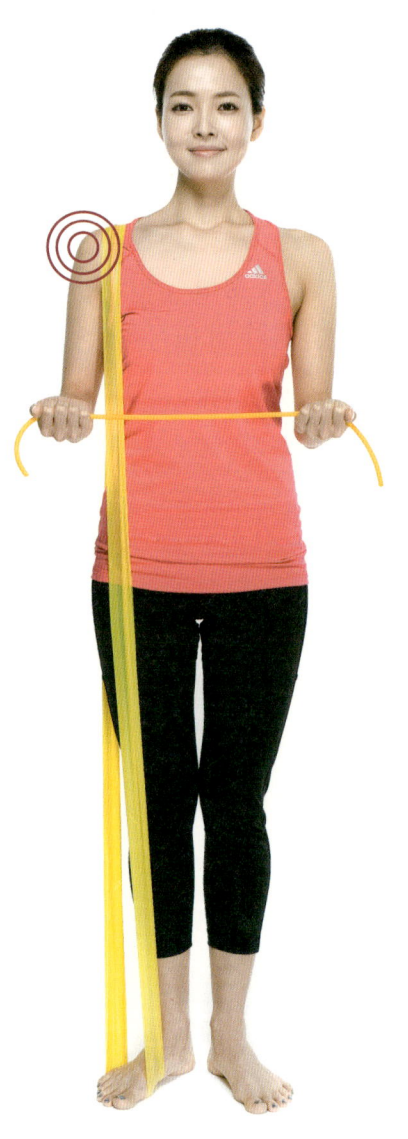
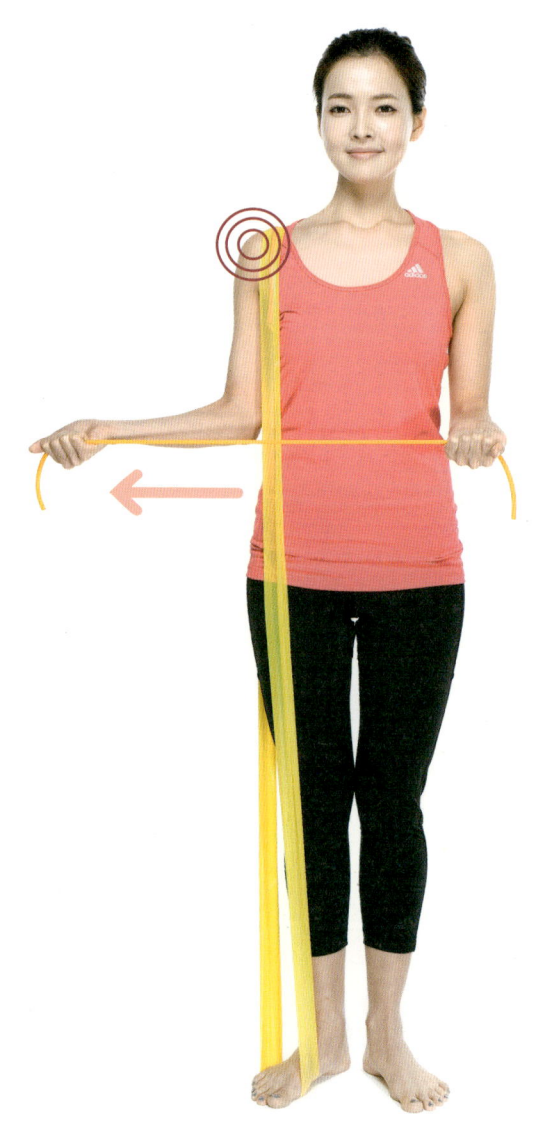

• **HOW TO**

고무줄과 탄력밴드를 준비합니다. 탄력밴드는 양끝을 묶어서 아픈 어깨에 길게 두르고 발로 밟아 고정합니다. 양팔을 직각으로 구부려 앞으로 내밀고 손바닥이 위를 향하게 한 상태로 고무줄을 잡습니다. 아픈 어깨 쪽 손을 바깥쪽으로 벌리듯이 회전하여 3~5초간 유지합니다. 이때 반대쪽 손은 움직이지 않도록 주의합니다.

하루 10회씩 2~3세트

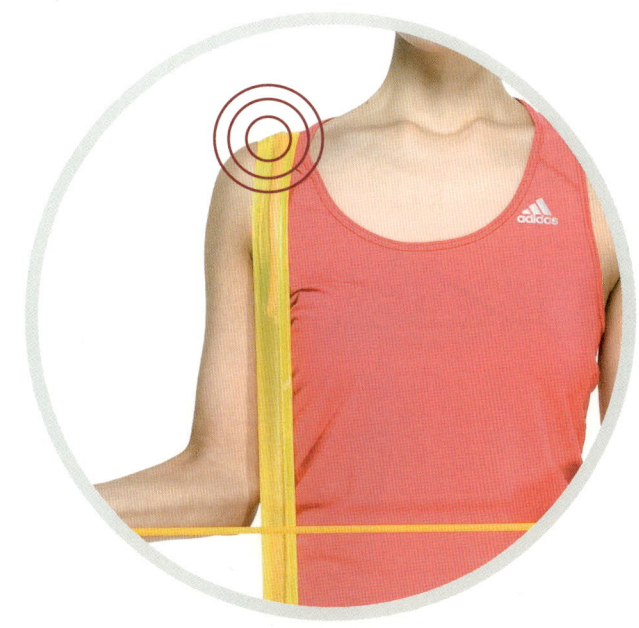

• **TIP**

탄력밴드를 묶기 전에 한쪽을 발로 밟고 어깨에 둘러 길이를 가늠해보는 것이 좋습니다. 탄력밴드의 탄성은 어깨 위의 승모근에 팽팽한 긴장감이 느껴지며 어깨에 고정되는 정도가 적당합니다.

07 고무줄 대각선으로 끌어올리기

고무줄을 이용한 대각선 운동입니다. 등과 배를 곧게 하고 고무줄을 잡고 몸을 가로질러 대각선 방향으로 당깁니다. 어깨 전체의 근력, 특히 뒤쪽 전체의 근력을 키우는 동작입니다.

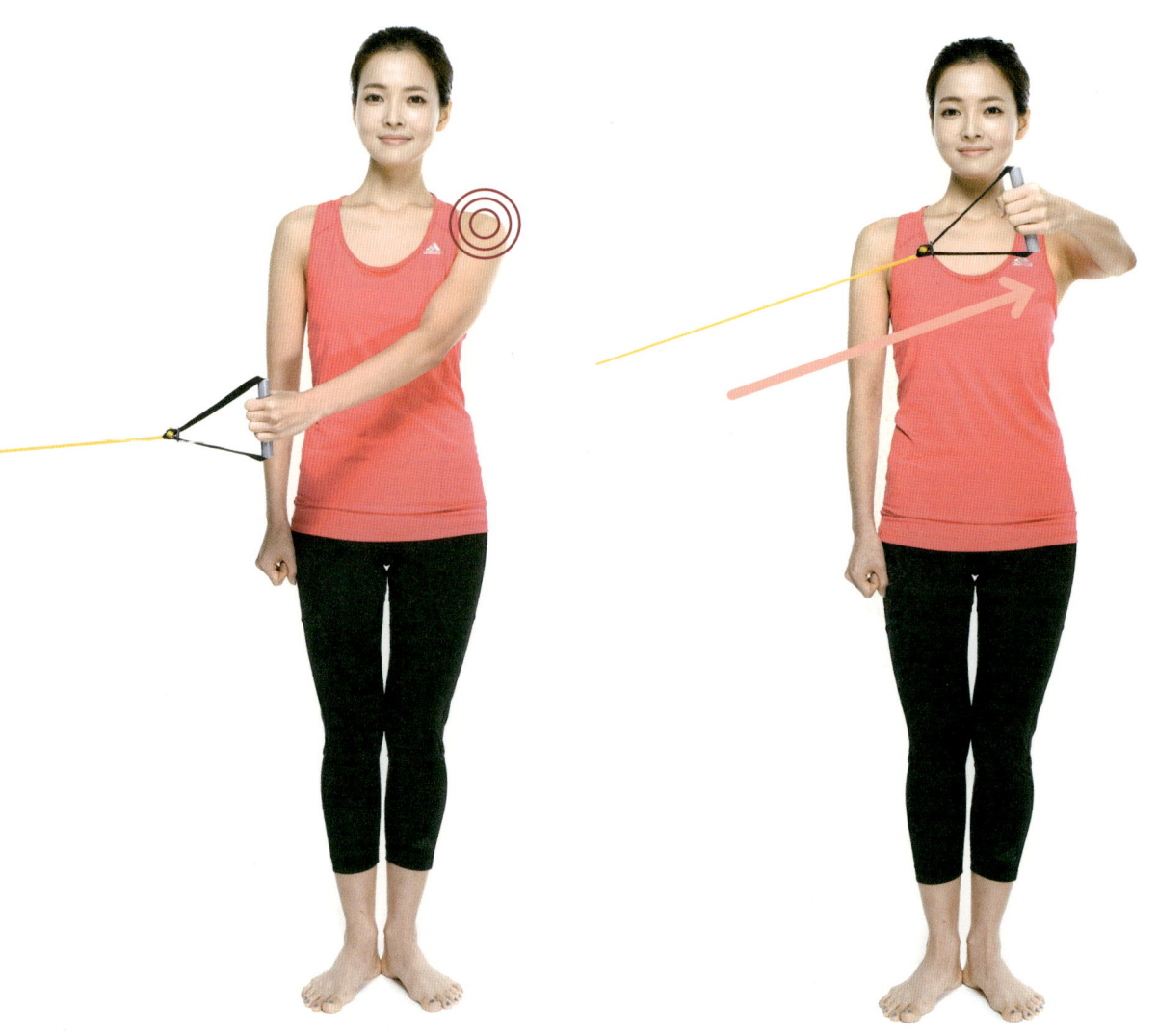

• **HOW TO**

문이나 벽에 고무줄을 고정합니다. 고무줄의 높이는 골반 높이가 적당합니다. 아픈 어깨가 벽의 반대쪽에 오도록 옆으로 서서 아픈 쪽 손으로 고무줄 손잡이를 잡습니다. 팔꿈치를 편 상태로 가슴 앞쪽을 지나 대각선 방향으로 길게 잡아당겨 3~5초간 유지합니다.

하루 10회씩 2~3세트

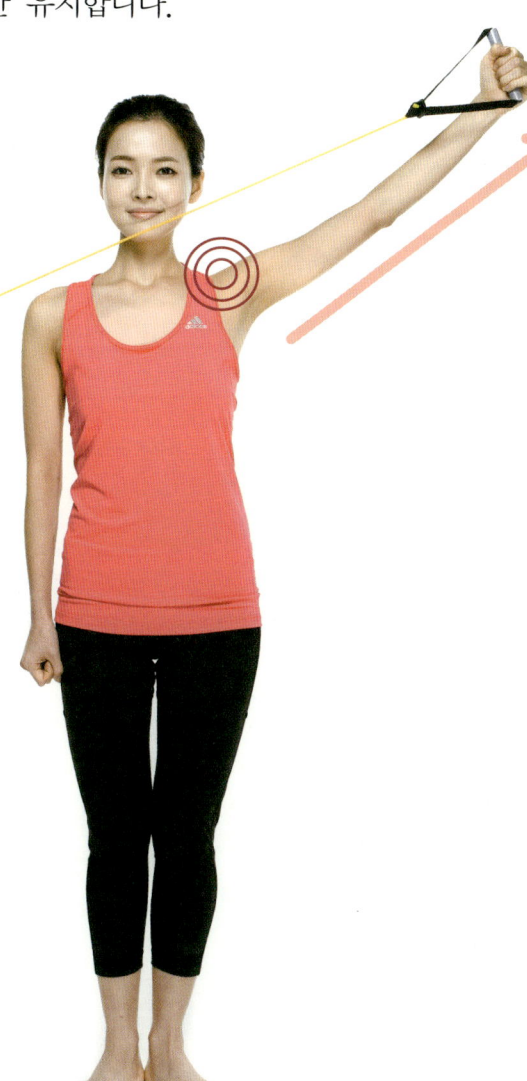

• **TIP**

손목으로 고무줄을 늘이려 하지 말고 어깨의 힘을 이용해야 합니다. 고무줄의 저항을 느끼면서 천천히 잡아당기는 것이 포인트입니다. 갑자기 확 잡아당기면 어깨에 무리가 올 수 있으므로 주의합니다.

2단계 관절 운동 범위 확대 및 근력 강화

08 양손에 아령 들고 Y자 만들기

스텝과 아령을 이용한 대각선 운동으로 어깨 뒤쪽 전체의 근력을 키울 수 있는 동작입니다. 앞에 소개한 고무줄 대각선으로 끌어올리기(96쪽)와 함께 하면 더욱 효과가 좋습니다.

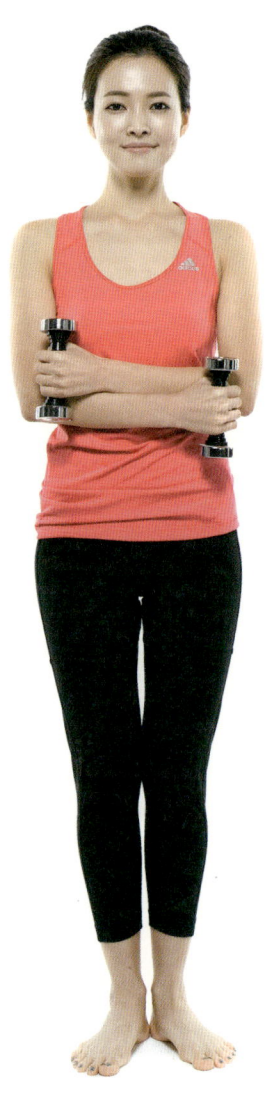

• HOW TO

양손에 아령을 든 채 두 팔을 직각으로 구부려 가슴 앞에서 교차합니다. 한쪽 발을 앞으로 내밀며 직각으로 굽히고 뒤쪽 무릎을 굽혀 바닥에 갖다 댑니다. 뒤쪽 발을 앞으로 당겨 세우며 다시 일어섭니다. 이때 두 팔을 머리 위로 쭉 펴며 몸을 Y자 모양으로 만듭니다.

하루 10회씩 2~3세트

• **TIP**

운동용 발판이 있으면 보다 정확한 동작을 할 수 있습니다. 한쪽 발을 발판에 올려 스쿼트 자세를 취했다가 반대쪽 발을 발판 위로 당겨 올리면서 일어섭니다.

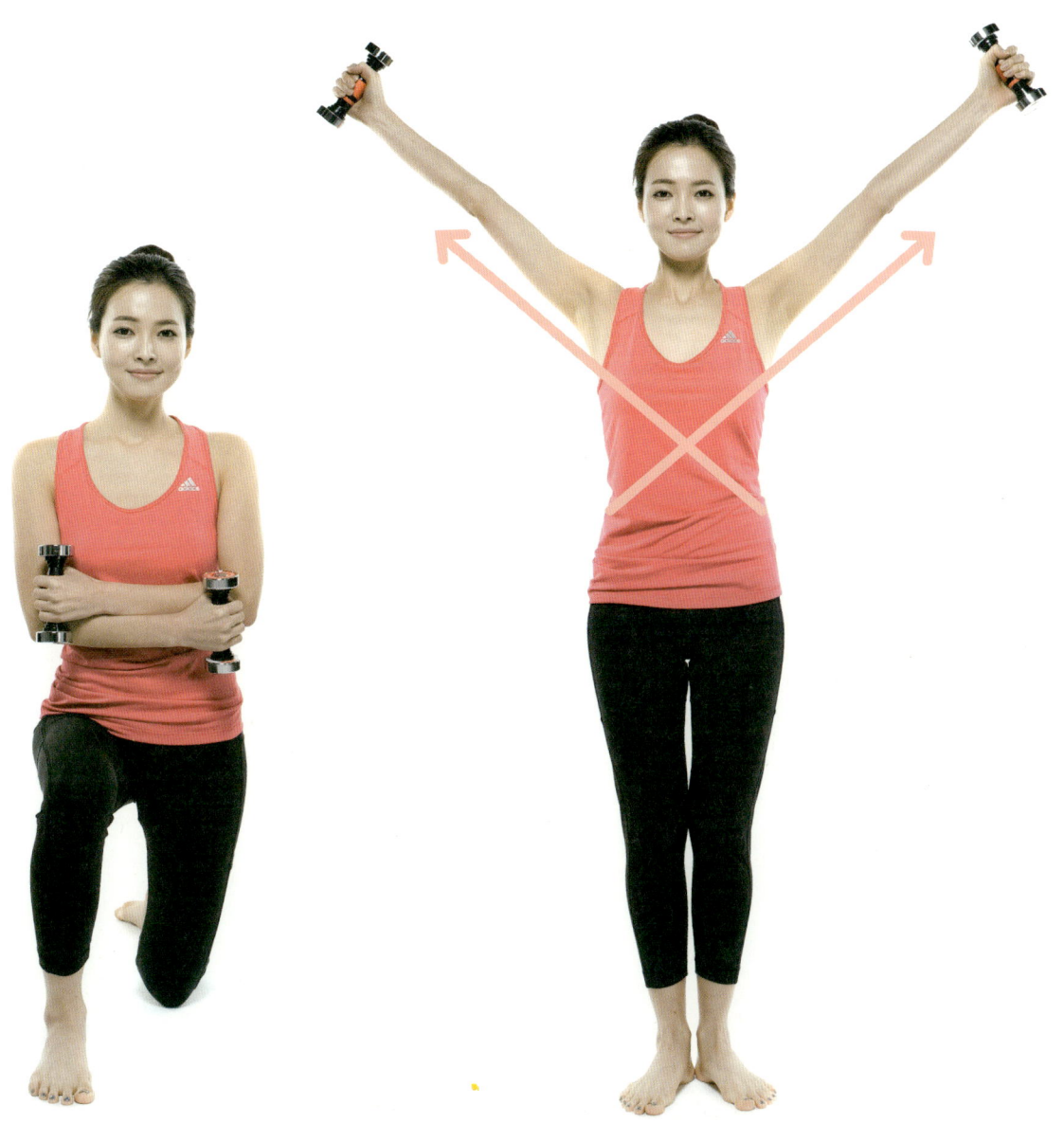

2단계 관절 운동 범위 확대 및 근력 강화

09 발로 고정한 밴드를 옆으로 당겨 올리기

고무줄을 이용해 팔을 45도 들어 올리는 동작입니다. 손목이 아닌 어깨의 힘으로 들어 올린다는 생각으로 고무줄을 당깁니다. 측면 삼각근의 근력을 높여 외전 운동 범위를 늘리는 데 도움을 줍니다.

• HOW TO

바른 자세로 서서 아픈 어깨 쪽 발로 탄력밴드를 밟아 고정합니다. 아픈 어깨 쪽 손으로 밴드 끝을 잡고 팔꿈치를 편 상태를 유지하며 몸통 옆쪽으로 그대로 들어 올립니다. 어깨높이에서 45도 위 지점에 도달할 때까지 잡아당겨 3~5초간 유지합니다. 손바닥을 앞쪽이나 위쪽으로 향하게 하면 통증이 줄어드는 효과가 있습니다.

하루 10회씩 2~3세트

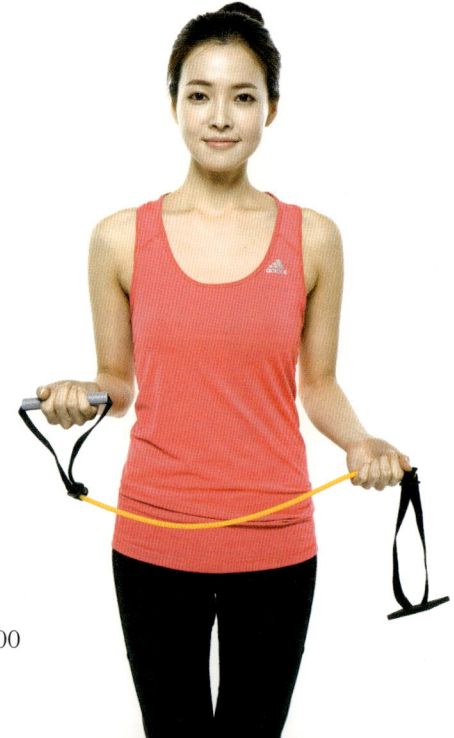

▶ TIP
탄력밴드가 없다면 고무줄을 이용해도 좋습니다.

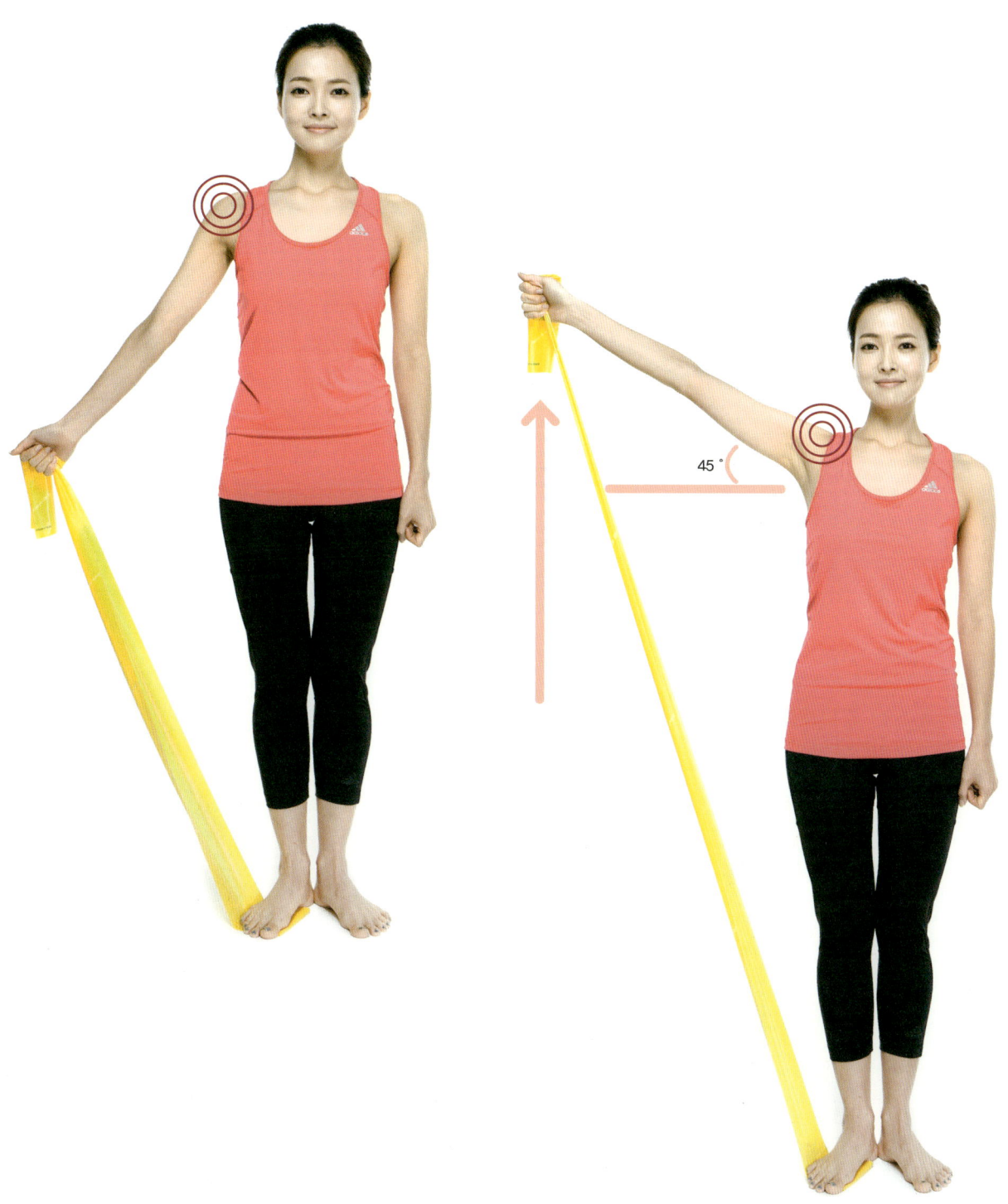

Part 1 만성적 어깨통증을 위한 운동 101

2단계 관절 운동 범위 확대 및 근력 강화

10 발로 고정한 밴드를 앞으로 당겨 올리기

탄력밴드를 이용해 팔을 앞쪽으로 들어 올리는 운동입니다. 손목이 아닌 어깨의 힘으로 팔을 앞으로 들어 올린다는 생각으로 당깁니다. 전방 삼각근과 어깨의 앞쪽 근력을 키우는 동작입니다.

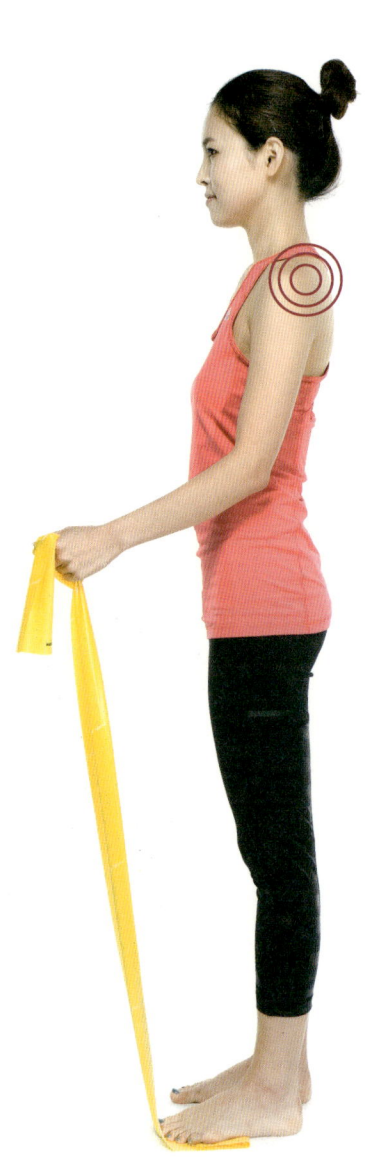 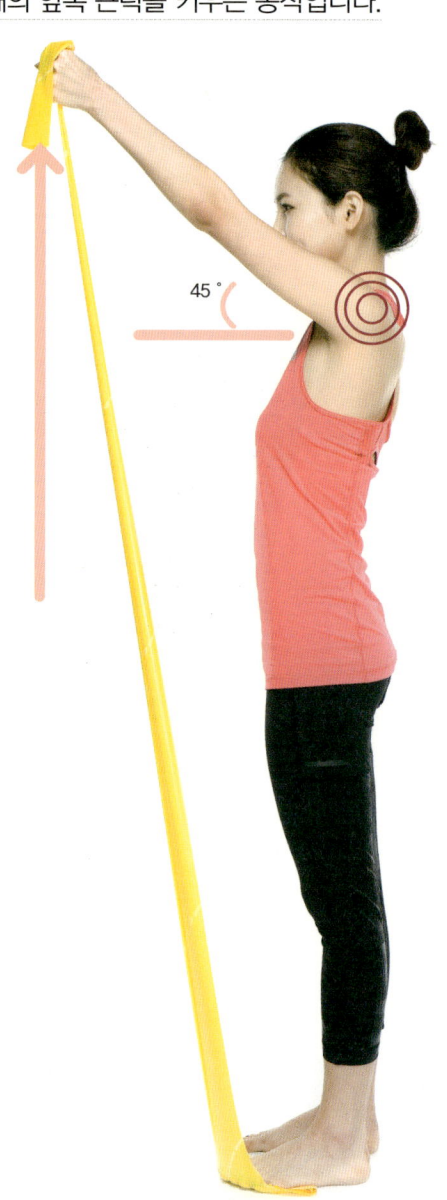

• **HOW TO**

바른 자세로 서서 아픈 쪽 발로 탄력밴드를 밟아 고정합니다. 아픈 쪽 팔을 가볍게 구부려 허리 높이에서 밴드 끝을 잡습니다. 팔을 앞으로 쭉 들어 올립니다. 어깨높이에서 45도 위 지점에 도달할 때까지 잡아당겨 3~5초간 유지합니다. 손목이 아닌 어깨 힘으로 천천히 당깁니다. 손바닥이 얼굴 쪽으로 향하게 하면 통증 없이 운동할 수 있습니다.

하루 10회씩 2~3세트

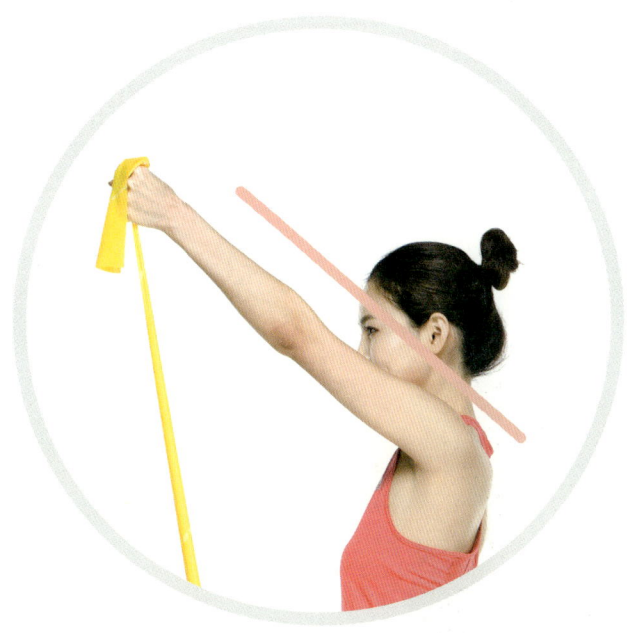

• **TIP**

탄력밴드가 없다면 고무줄을 이용해도 좋습니다. 팔을 들어 올릴 때 팔꿈치는 곧게 편 상태를 유지합니다.

2단계 관절 운동 범위 확대 및 근력 강화

11 어깨 위에서 고무줄 잡고 앞으로 당기기

고무줄의 저항을 이용해 어깨를 앞으로 미는 동작입니다. 어깨 앞쪽의 근육과 삼두근의 근력 강화에 도움을 줍니다. 전체적인 어깨 근육을 안정화시키는 동작입니다.

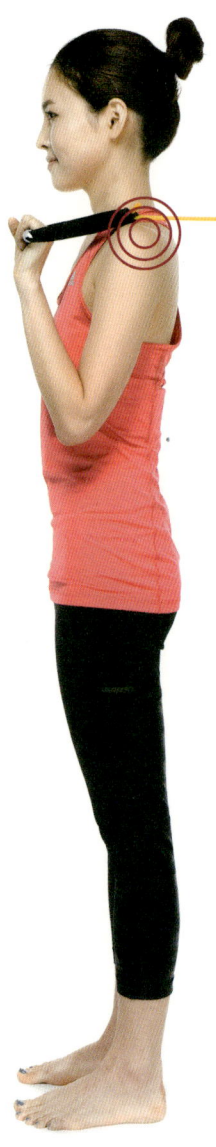

• HOW TO

벽이나 문에 어깨높이로 고무줄을 고정합니다. 팔을 구부려 고무줄을 아픈 어깨 위에 걸치듯이 잡습니다. 팔꿈치를 펴면서 고무줄을 앞으로 길게 끌어당겨 3~5초간 유지합니다.

하루 10회씩 2~3세트

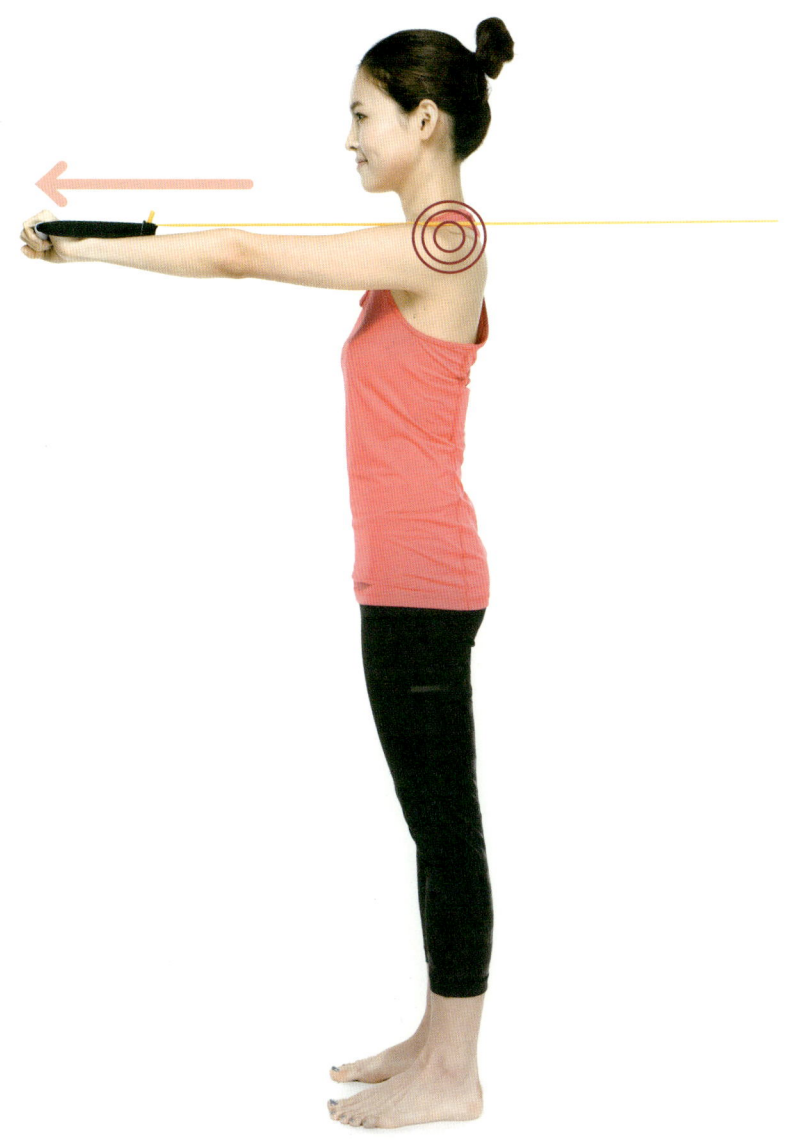

•TIP

팔꿈치를 확 펴지 않도록 주의합니다. 손목의 힘이 아니라 어깨의 힘을 이용해 천천히 앞으로 민다는 느낌으로 진행합니다.

12 고무줄 잡고 아래로 당기기

고무줄을 이용해 아래 방향으로 잡아당기면서 어깨 뒤쪽의 근육과 위쪽 등의 근력을 키우는 동작입니다. 팔을 뒤쪽으로 들어 올리거나 뻗는 신전력을 키워줍니다.

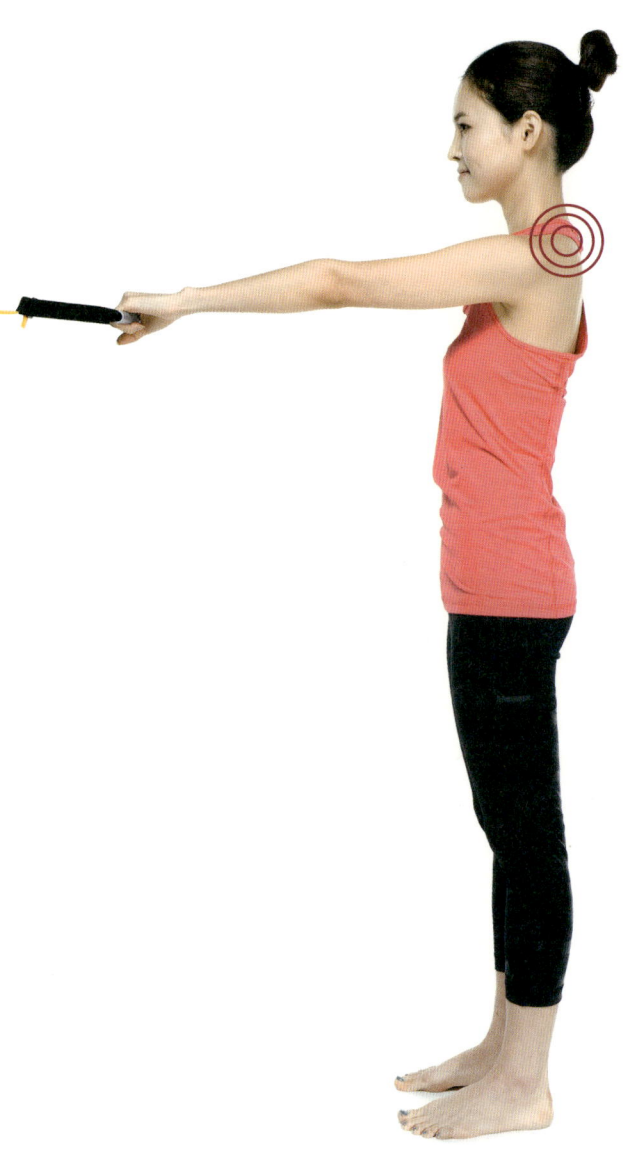

• **HOW TO**

벽이나 문에 어깨높이로 고무줄을 고정합니다. 팔을 앞으로 가볍게 뻗어 고무줄을 잡습니다. 팔꿈치를 곧게 편 상태를 유지하며 고무줄을 몸 옆쪽으로 끌어내립니다. 3~5초간 유지합니다.

하루 10회씩 2~3세트

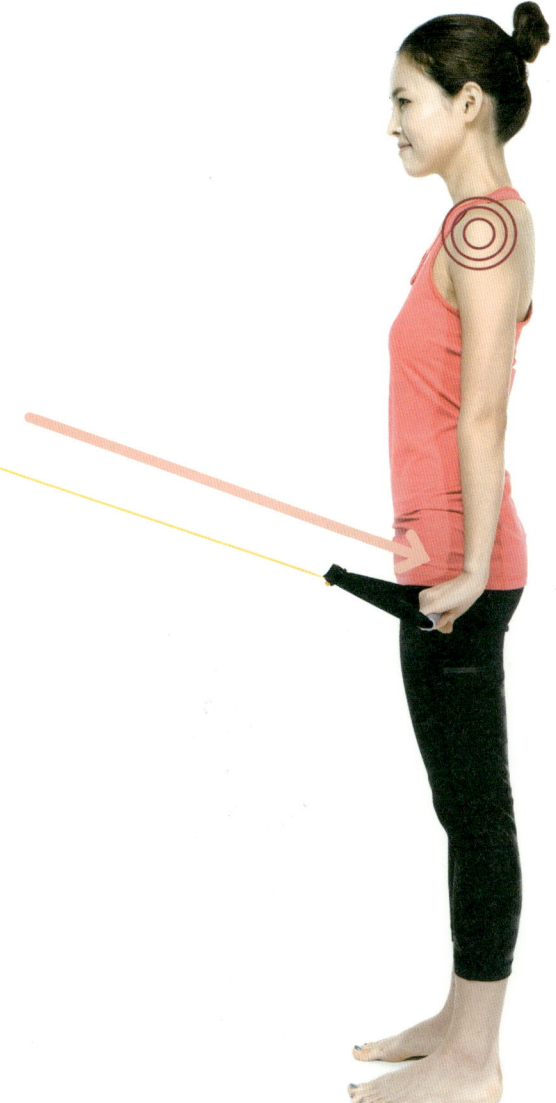

• **TIP**

갑자기 확 잡아당기지 말고 어깨에 힘을 주어 천천히 끌어당긴다는 느낌으로 진행합니다.

2단계 관절 운동 범위 확대 및 근력 강화

13 몸 안쪽으로 대각선 내리기

몸을 가로질러 위에서 대각선 방향의 몸 안쪽으로 내리는 동작입니다. 고무줄을 대각선으로 끌어 내리는 동작은 어깨 전체의 운동에 도움을 주며 근력 강화에도 효과적입니다.

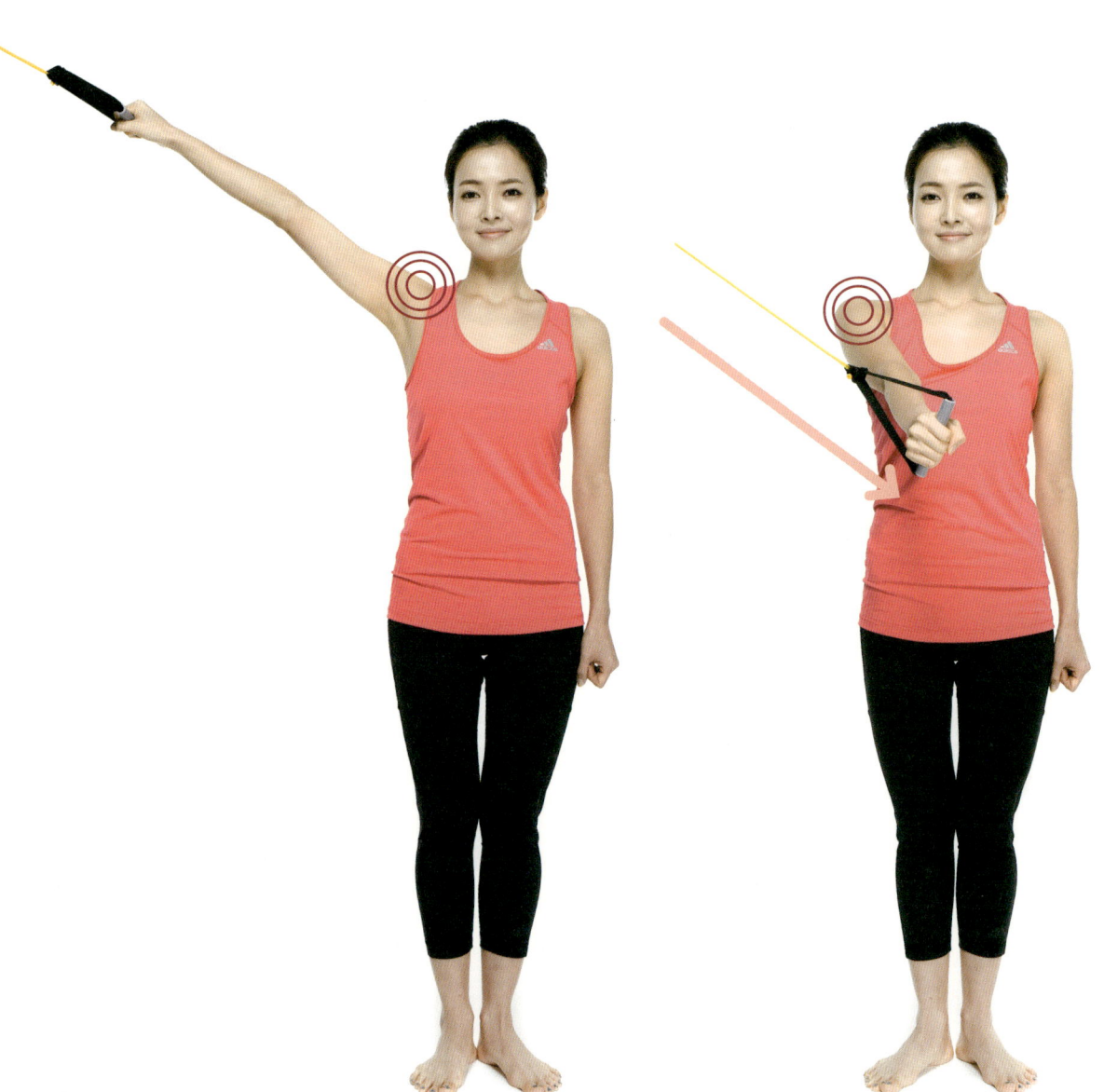

• **HOW TO**

고무줄을 어깨높이보다 높은 곳에 고정합니다. 아픈 어깨가 고무줄 쪽으로 오도록 옆으로 서서 준비합니다. 아픈 어깨를 바깥쪽 대각선으로 길게 뻗어 고무줄을 잡습니다. 팔꿈치를 편 채 고무줄을 잡아당깁니다. 고무줄을 잡은 손이 가슴 앞을 지나 반대쪽 골반 앞으로 천천히 내려온다는 느낌으로 당깁니다. 3~5초간 유지합니다.

하루 10회씩 2~3세트

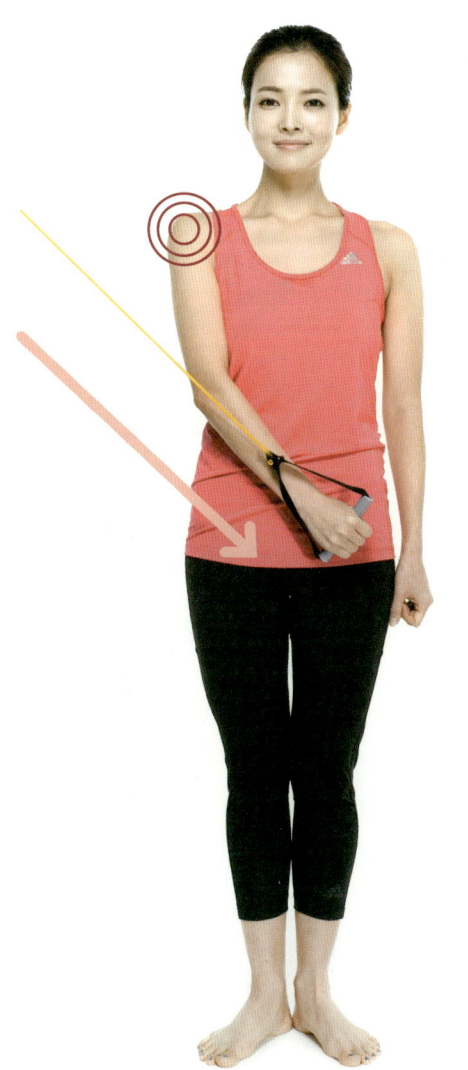

• **TIP**

어깨에 무리가 가지 않도록 고무줄의 높이와 길이 등을 먼저 조절합니다. 갑자기 확 잡아당기지 말고 어깨에 힘을 주어 천천히 끌어당긴다는 느낌으로 진행합니다.

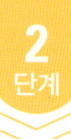

2단계 관절 운동 범위 확대 및 근력 강화

14 몸 바깥쪽으로 대각선 내리기

몸을 가로질러 위에서부터 대각선 방향의 몸 바깥쪽으로 당기는 운동입니다. 고무줄을 몸 바깥쪽으로 끌어당기는 동작은 어깨 근육은 물론, 팔 전체의 근력도 키울 수 있는 운동입니다.

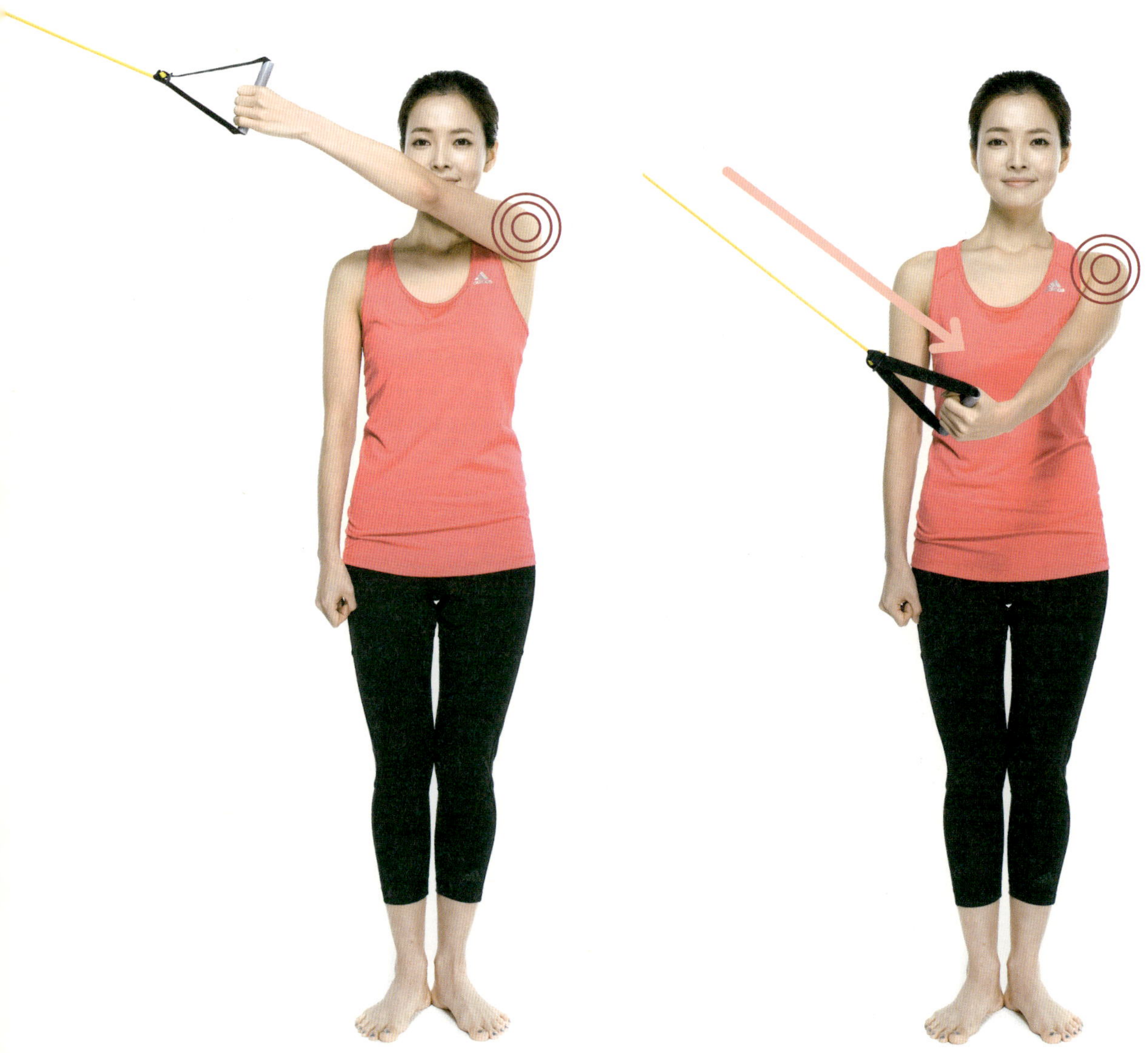

• **HOW TO**

고무줄을 어깨높이보다 높은 곳에 고정합니다. 아픈 어깨가 고무줄 반대쪽으로 오도록 옆으로 서서 준비합니다. 아픈 어깨를 안쪽으로 뻗어 올려 고무줄을 잡습니다. 팔꿈치를 편 상태로 유지한 채 고무줄을 대각선으로 잡아당겨 내립니다. 고무줄을 잡은 손이 가슴 앞을 지나 골반 옆으로 천천히 내려온다는 느낌으로 당깁니다. 3~5초간 유지합니다.

하루 10회씩 2~3세트

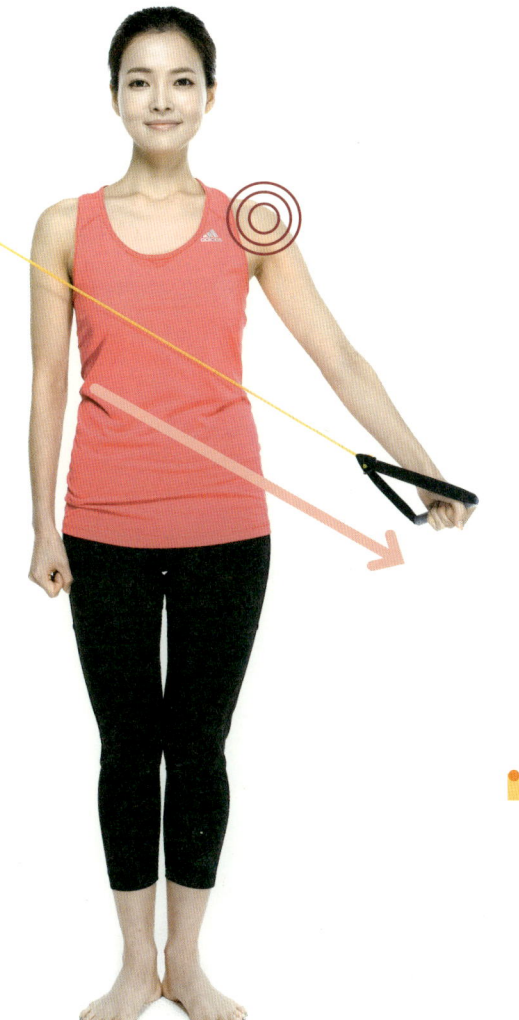

• **TIP**

어깨에 무리가 가지 않도록 고무줄의 높이와 길이 등을 먼저 조절합니다. 갑자기 확 잡아당기지 말고 어깨에 힘을 주어 천천히 끌어당기는 느낌으로 진행합니다.

15 몸 바깥쪽으로 대각선 올리기

고무줄을 이용하여 몸 안쪽에서 시작하여 대각선 바깥 방향으로 천천히 올리는 동작입니다. 어깨 전체의 근력을 강화하는, 특히 어깨 뒤쪽 부분의 근력을 강화합니다.

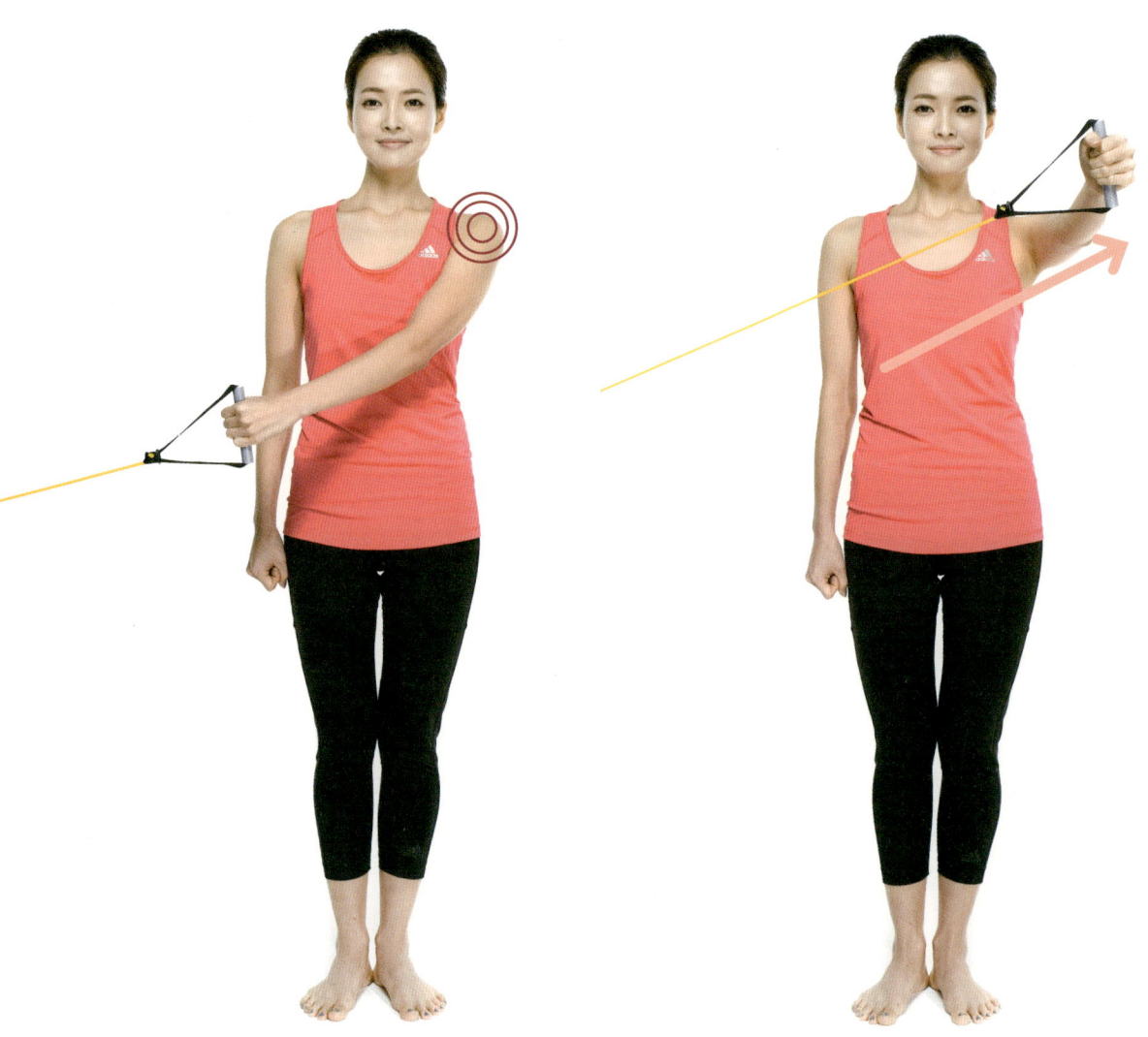

• **HOW TO**

고무줄을 허리 높이에 고정합니다. 아픈 어깨가 고무줄 반대쪽으로 오도록 옆으로 서서 준비합니다. 아픈 쪽 손을 안으로 뻗어 고무줄을 잡습니다. 팔꿈치를 편 상태를 유지하며 고무줄을 잡아당겨 어깨 위 대각선 방향으로 쭉 뻗어 올려 3~5초간 유지합니다.

하루 10회씩 2~3세트

TIP

어깨에 무리가 가지 않도록 고무줄의 높이와 길이 등을 먼저 조절합니다. 갑자기 확 잡아당기지 말고 어깨에 힘을 주어 천천히 끌어당기는 느낌으로 진행합니다.

2단계 관절 운동 범위 확대 및 근력 강화

16 몸 안쪽으로 대각선 올리기

고무줄을 이용하여 몸 바깥쪽에서부터 대각선으로 가슴을 가로질러 반대쪽 위로 당기는 동작입니다. 어깨 앞쪽의 근력을 강화합니다.

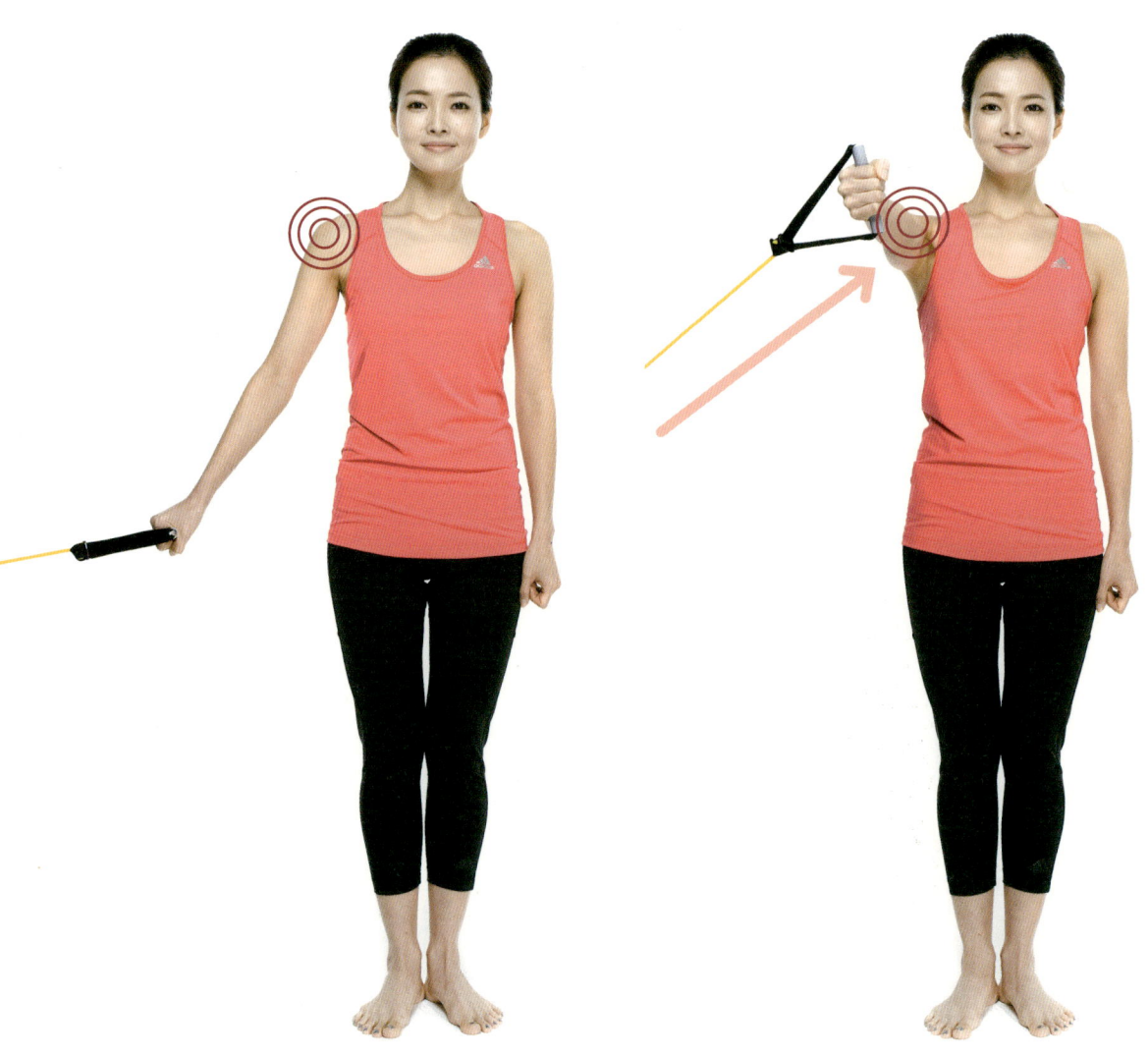

• **HOW TO**

고무줄을 허리 높이에 고정합니다. 아픈 어깨가 고무줄 쪽으로 오도록 옆으로 서서 준비합니다. 아픈 어깨를 바깥으로 뻗어 고무줄을 잡습니다. 팔꿈치를 편 상태를 유지하며 고무줄을 잡아당겨 어깨 위 대각선 방향으로 쭉 뻗어 올려 3~5초간 유지합니다.

하루 10회씩 2~3세트

• **TIP**

어깨에 무리가 가지 않도록 고무줄의 높이와 길이 등을 먼저 조절합니다. 갑자기 확 잡아당기지 말고 어깨에 힘을 주어 천천히 끌어당기는 느낌으로 진행합니다.

3단계 자기수용감각과 지구력 강화

01 짐볼 짚고 팔굽혀펴기

짐볼을 이용하면 넘어지지 않으려 노력하는 과정에서 근육이 강화되고, 균형 감각도 함께 향상됩니다. 짐볼을 이용해서 팔을 굽혔다 펴는 이 동작은 가슴 근육과 삼각근, 삼두근의 근력을 향상시키는 데 도움이 됩니다.

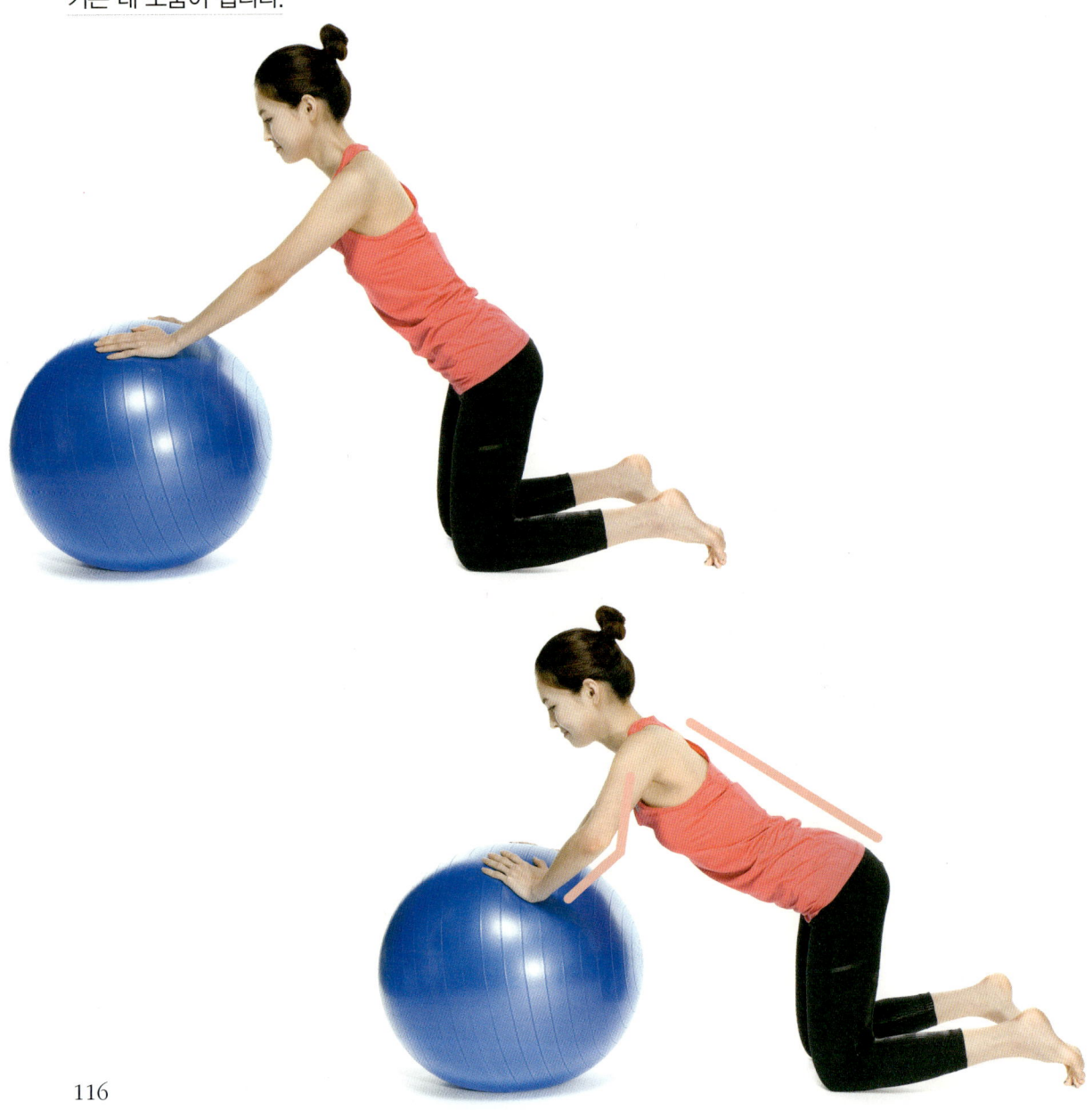

- **HOW TO**

양쪽 무릎을 골반너비로 벌려 바닥에 고정하고 두 팔을 앞으로 뻗어 짐볼에 몸을 지탱합니다. 준비자세에서 팔꿈치는 펴고 발끝은 세워서 바닥을 지지합니다. 팔꿈치를 굽히면서 상체를 천천히 앞으로 숙입니다. 이때 등은 곧게 유지하며 짐볼이 앞으로 밀리지 않도록 체중 안배에 유의합니다. 3~5초간 유지한 뒤 다시 처음 자세로 돌아와 반복합니다.

하루 10회씩 2~3세트

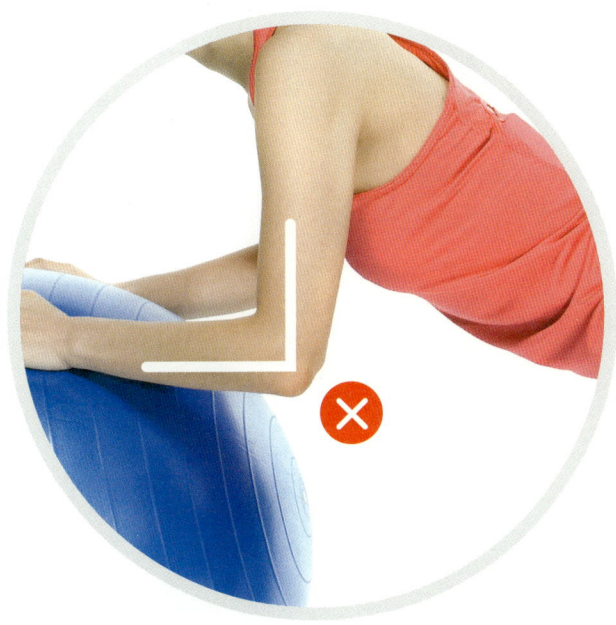

- **TIP**

팔꿈치를 아래쪽으로 굽히면 체중을 지탱하기 어려우므로 팔꿈치는 몸의 바깥쪽으로 벌리며 굽히는 것이 편합니다.

3단계 자기수용감각과 지구력 강화

02 짐볼에 엎드려 양손으로 고무줄 당기기

짐볼을 이용해 근육을 강화하고 균형 감각을 높입니다. 이 동작은 지구력 강화를 위한 고강도 밴드 운동으로 가슴과 팔 그리고 어깨의 지구력을 강화합니다.

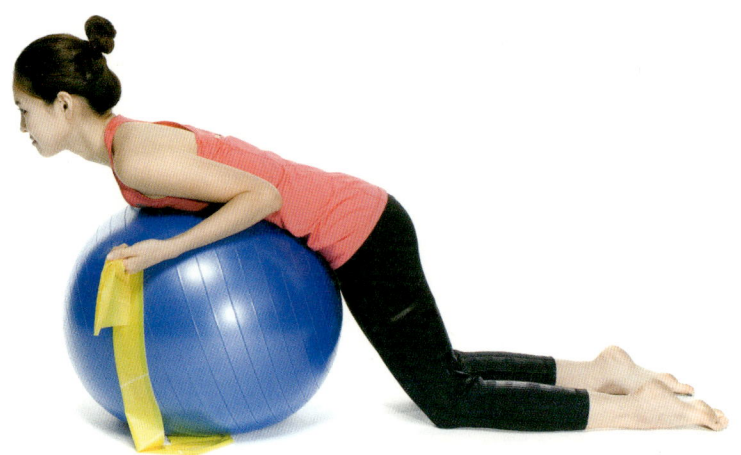

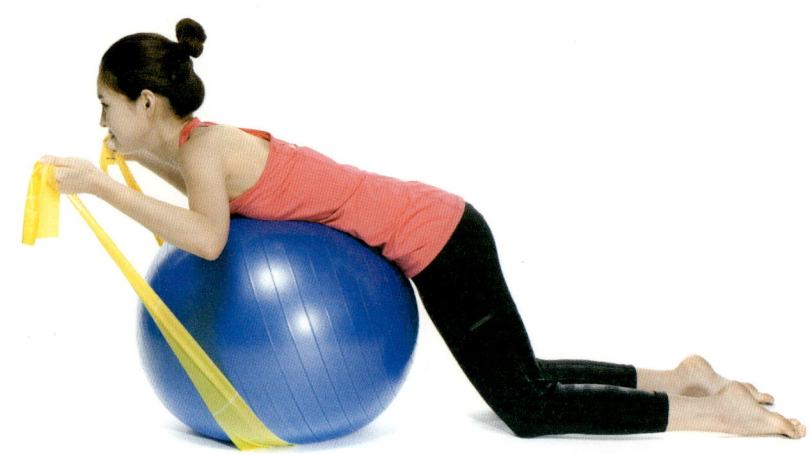

- **HOW TO**

짐볼 아래에 탄력밴드를 깔고 짐볼 위에 배를 대고 엎드립니다. 이때 무릎과 발등은 자연스럽게 바닥에 닿게 합니다. 양손으로 밴드의 끝을 잡고 앞으로 쭉 밀며 고무줄을 늘입니다. 3~5초간 유지합니다.

하루 10회씩 2~3세트

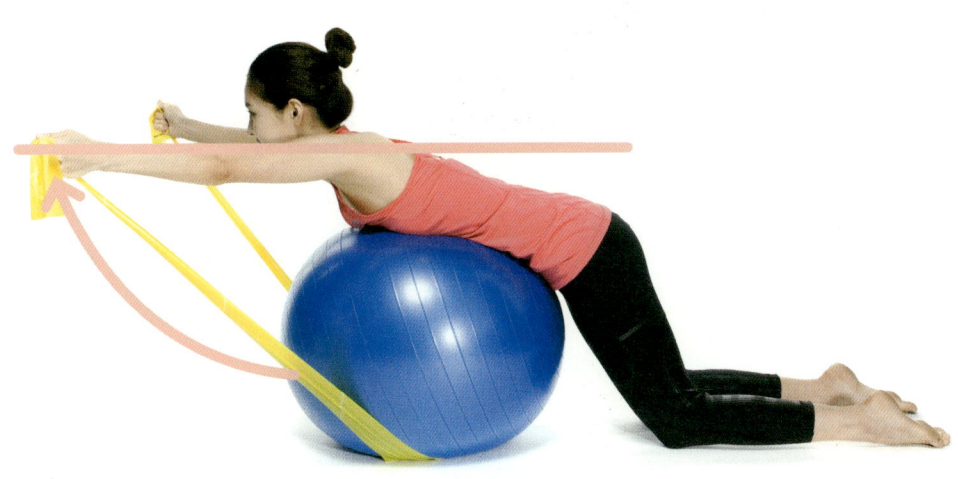

- **TIP**

양쪽 무릎과 발은 골반너비로 자연스럽게 벌리고 양쪽 팔의 높이가 수평을 유지하도록 유의합니다.

3단계 자기수용감각과 지구력 강화

03 짐볼에 엎드려 아령 들어 올리기

짐볼에 엎드려 양손으로 고무줄 당기기(118쪽)와 같은 효과가 있는 지구력 강화를 위한 고강도 아령 운동입니다. 탄력밴드나 아령 중 자신에게 편한 도구를 선택합니다.

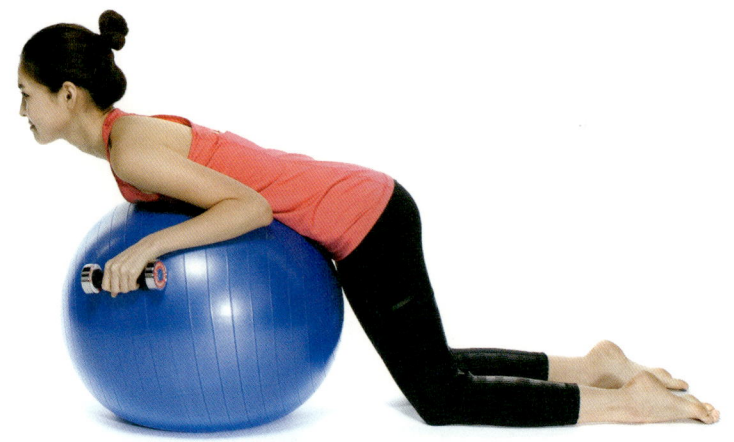

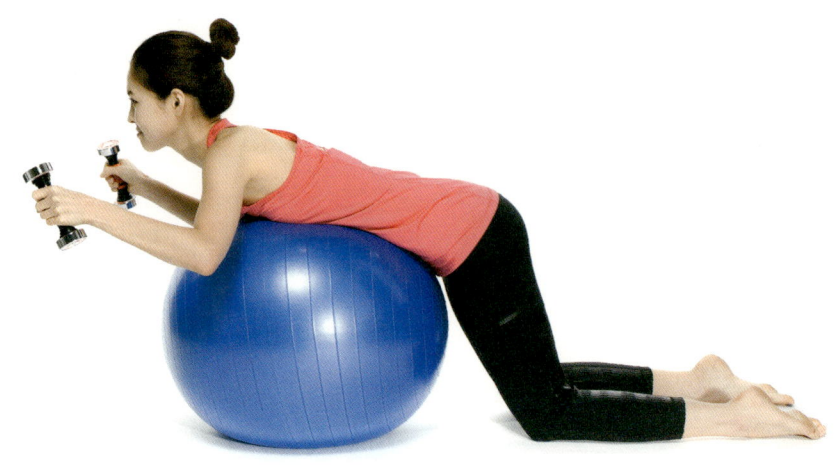

• **HOW TO**

양손에 아령을 들고 짐볼 위에 배를 대고 엎드립니다. 이때 무릎과 발등은 자연스럽게 바닥에 닿게 합니다. 아령을 든 채 양손을 앞으로 길게 뻗어줍니다. 양쪽 팔의 높이가 수평을 유지하도록 주의하며 3~5초간 유지합니다.

하루 10회씩 2~3세트

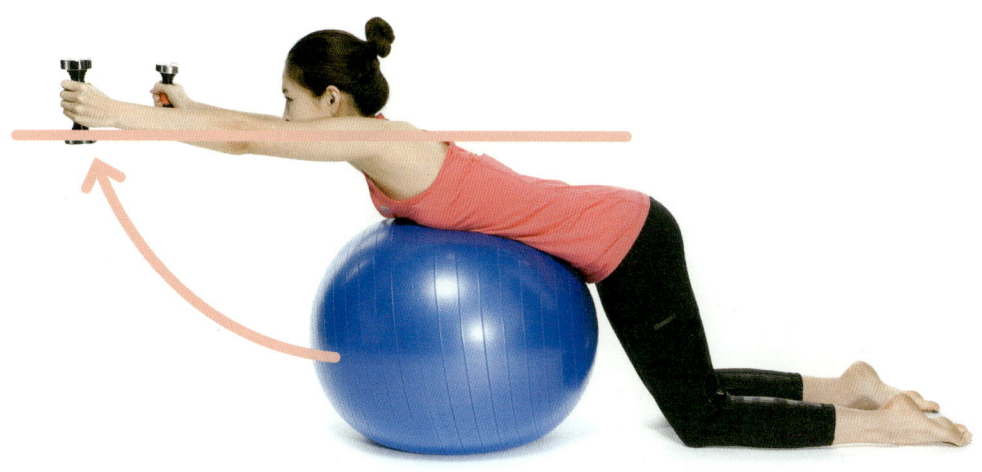

• **TIP**

양쪽 무릎과 발은 골반너비로 자연스럽게 벌립니다.

4단계 일상 생활을 위한 운동

01 짐볼에 앉아 팔 들어 올리기

팔을 들어 올리는 동작은 평형 감각과 함께 관절의 운동성을 증가시킵니다. 짐볼 위에서 자세를 유지하는 과정에서 골반 주위의 근육이 강화됩니다.

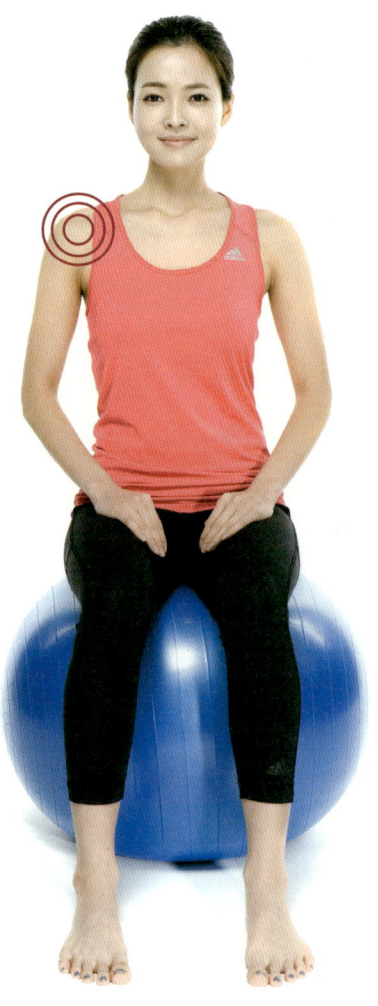

• HOW TO

짐볼 위에 앉아서 등을 곧게 폅니다. 다리는 자연스럽게 늘어뜨리고 두 손은 허벅지 위에 올립니다. 균형이 잘 잡히면 팔꿈치를 펴고 아픈 팔을 앞으로 천천히 올려서 위로 길게 들어 올렸다 내립니다.

하루 10회씩 2~3세트

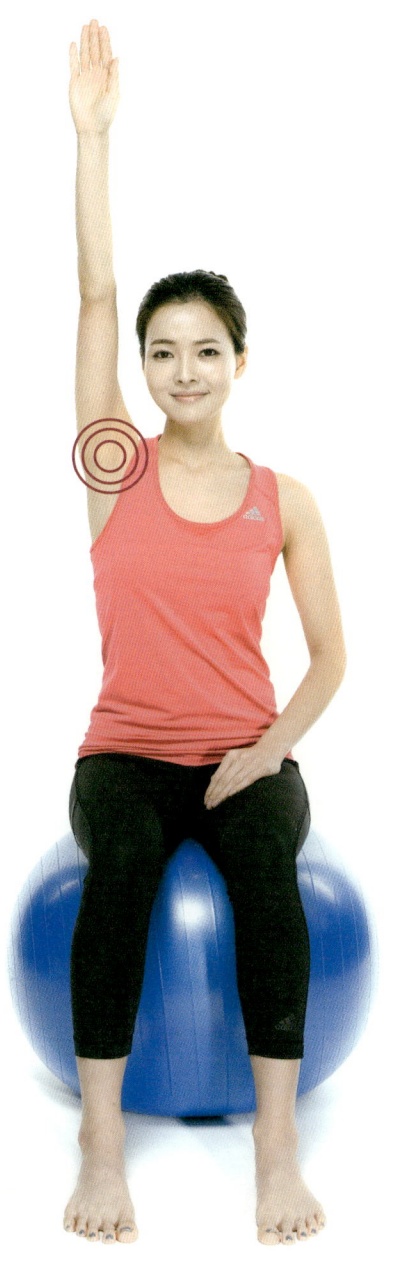

● TIP

한쪽 팔을 올렸다 내리는 데 익숙해지면 양쪽 팔을 동시에 들었다 내리는 동작으로 업그레이드합니다.

4단계 일상 생활을 위한 운동

02 짐볼에 엎드려 앞으로 기어가기

짐볼 위에서 넘어지지 않고 자세를 유지하는 동작이 팔과 어깨의 근력을 키워주는 동시에 평형 감각을 높이는 데 도움을 줍니다. 또한 허리와 엉덩이 뒤쪽의 근육을 강화합니다.

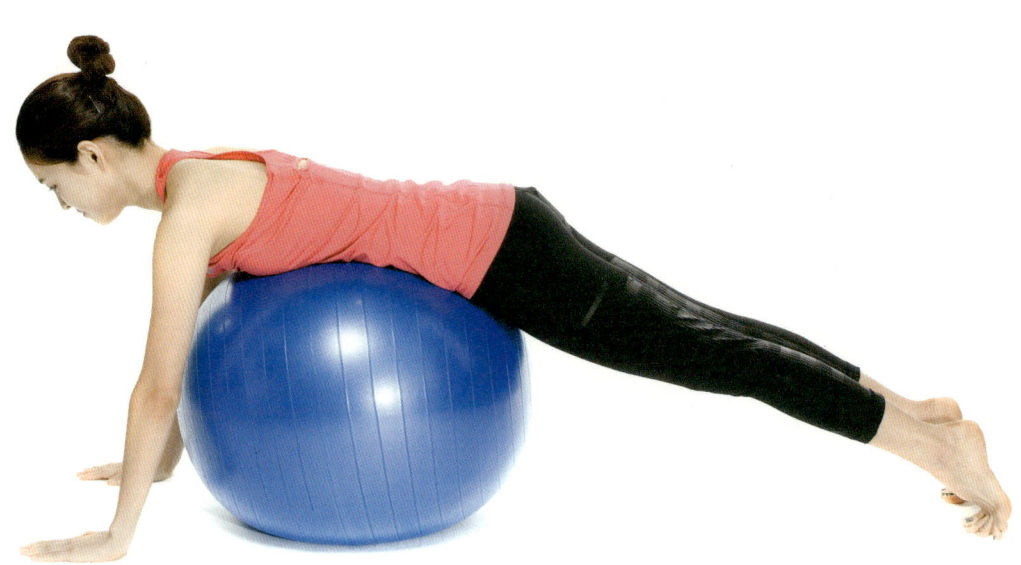

• **HOW TO**

짐볼 위에 배를 대고 엎드립니다. 이때 양손과 발끝으로 바닥을 지지하며 균형을 잡습니다. 조심스럽게 발을 들어 올리며 두 손을 이용하여 짐볼이 허벅지에 닿을 때까지 천천히 앞으로 기어갑니다. 상체를 앞쪽으로 이동하며 하체의 무게가 짐볼에 실리는 느낌에 집중합니다. 3~5초간 유지한 뒤 준비자세로 돌아옵니다.

하루 10회씩 2~3세트

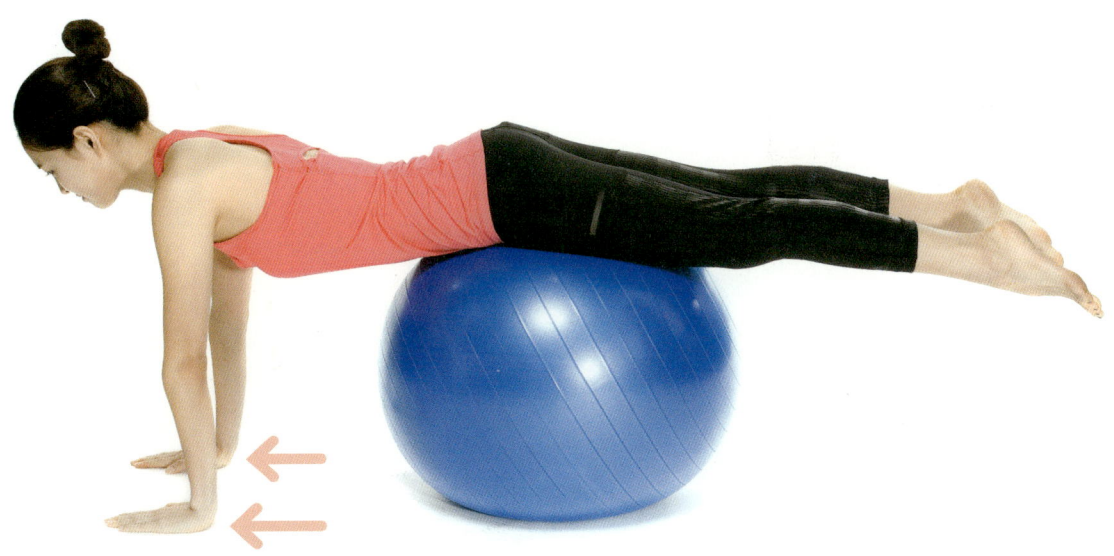

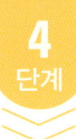

4단계 일상 생활을 위한 운동

03 짐볼 위에서 무릎 굽히기

짐볼 위에서 넘어지지 않고 자세를 유지하는 동작이 팔과 어깨의 근력을 키워주는 동시에 평형 감각을 높이는 데 도움을 줍니다. 또한 허벅지 뒤쪽 근육을 강화합니다.

• HOW TO

짐볼 위에 배를 대고 엎드립니다. 이때 양손과 발끝으로 바닥을 지지하여 균형을 잡습니다. 조심스럽게 발을 들어 올려 허벅지 부위가 짐볼에 닿을 때까지 상체를 앞쪽으로 이동합니다. 이 상태에서 무릎을 직각으로 굽힙니다. 3~5초간 유지한 뒤 준비자세로 돌아옵니다.

하루 10회씩 2~3세트

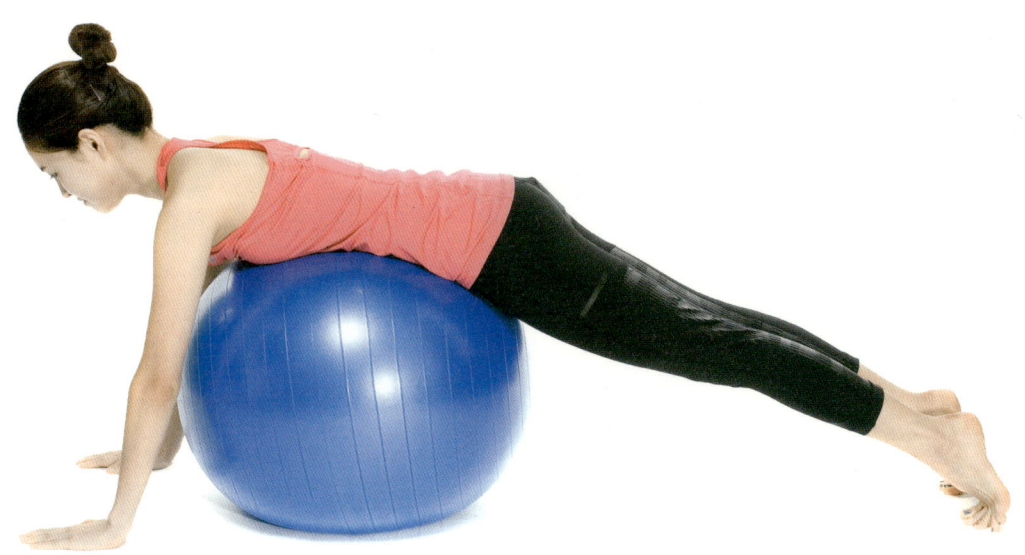

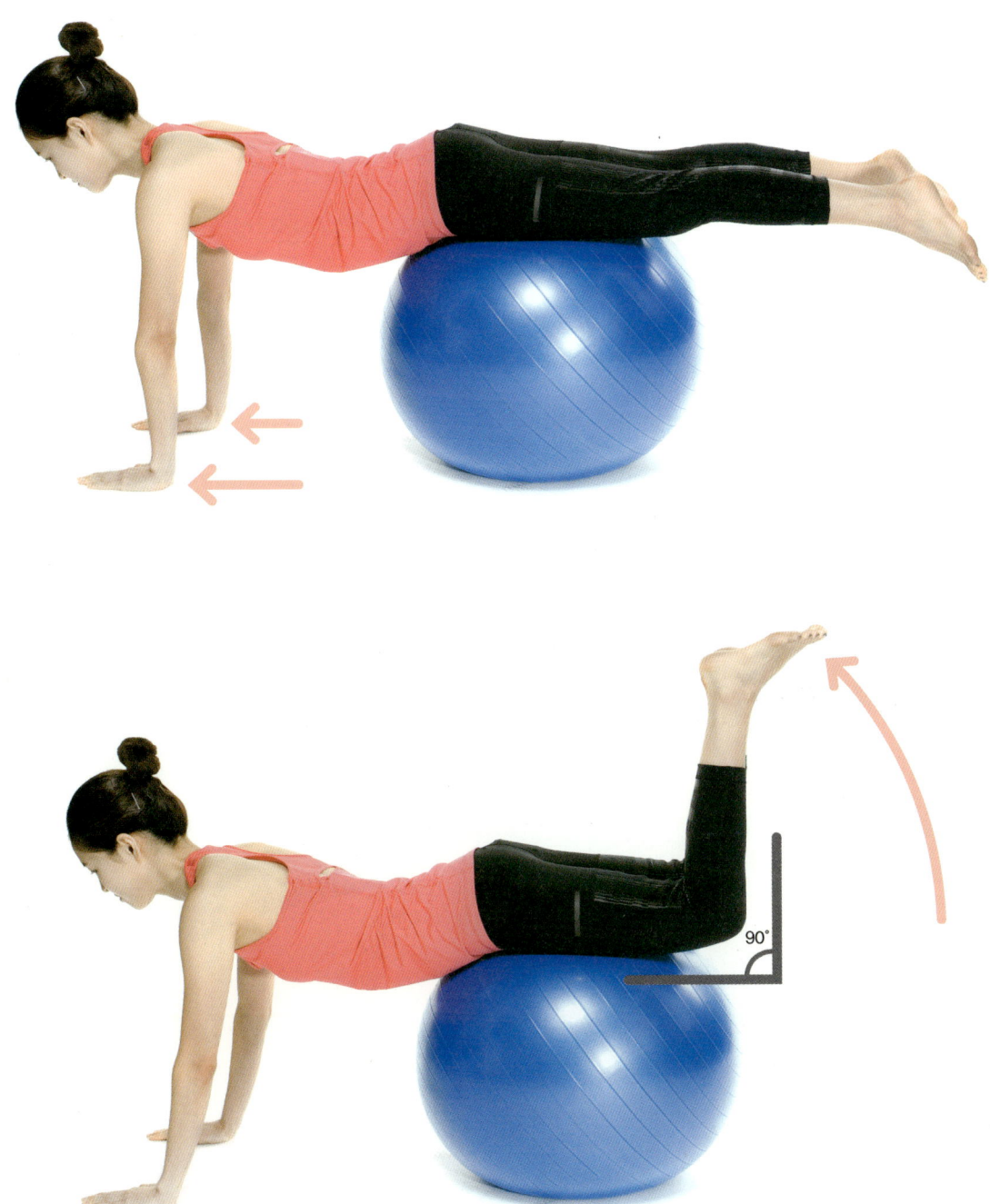

Part 1 만성적 어깨통증을 위한 운동 127

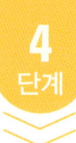

4단계 일상 생활을 위한 운동

04 짐볼에 엎드려 엉덩이 들어 올리기

짐볼 위에서 넘어지지 않고 자세를 유지하는 동작이 팔과 어깨 그리고 하체의 근력을 키워줍니다. 앞의 동작들에 비해 몸이 짐볼에 닿는 부분이 감소하는 만큼 평형 감각을 유지하는 근육이 더욱 강화됩니다.

• HOW TO

짐볼 위에 배를 대고 엎드립니다. 조심스럽게 발을 들어 올리며 무릎 부위가 짐볼에 닿을 때까지 상체를 앞쪽으로 이동합니다. 양팔로 균형을 잡고 볼 위에 무릎을 고정한 채 무릎을 90도 굽힙니다. 공을 앞으로 굴리며 무릎을 볼 위에 유지한 채 엉덩이 관절을 90도 굽혔다 준비자세로 돌아옵니다.

하루 10회씩 2~3세트

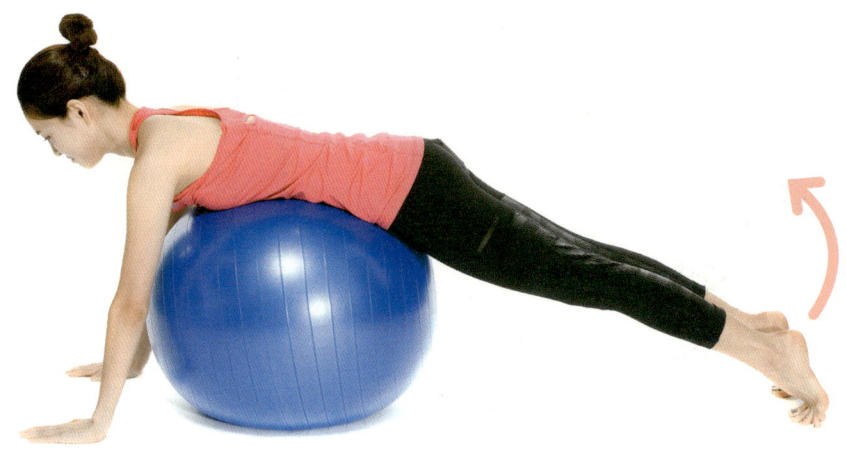

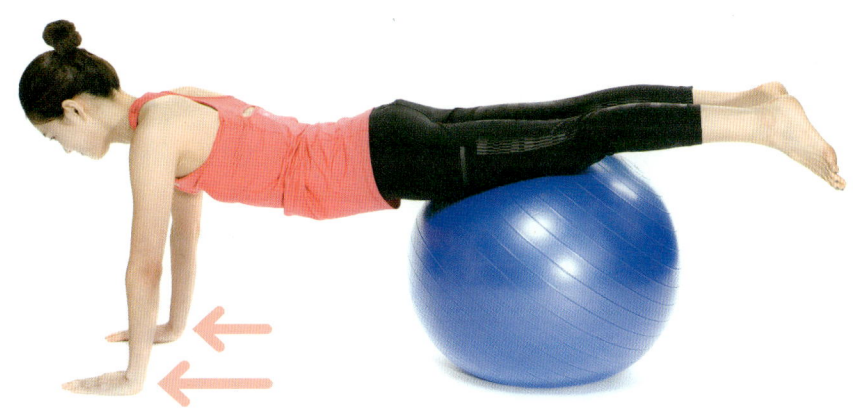

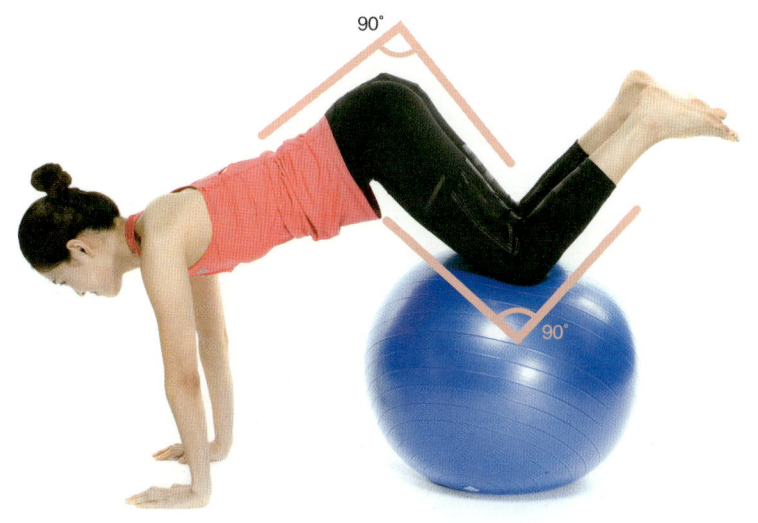

> **TIP**
> 짐볼 위에서 무릎 굽히기(126쪽) 동작과 연결하여 2~3회 실시하면 좋습니다.

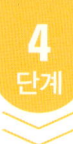

4단계 일상 생활을 위한 운동

05 짐볼에 엎드려 한쪽 다리 들어 올리기

짐볼 위에서 넘어지지 않고 자세를 유지하는 동작이 팔과 어깨 그리고 하체의 근력을 키워줍니다. 평형 감각 강화, 하체 근력의 증가 등으로 일상 복귀에 큰 도움을 줍니다.

• HOW TO

짐볼 위에 배를 대고 엎드립니다. 이때 양손과 발끝으로 바닥을 지지하며 균형을 잡습니다. 한쪽 발로만 균형을 유지하며 반대쪽 다리를 위로 쭉 들어 올립니다. 이때 무릎은 편 상태를 유지하며 팔은 자연스럽게 구부러지게 합니다. 3~5초간 유지한 뒤 양쪽 다리를 번갈아 반복합니다.

하루 10회씩 2~3세트

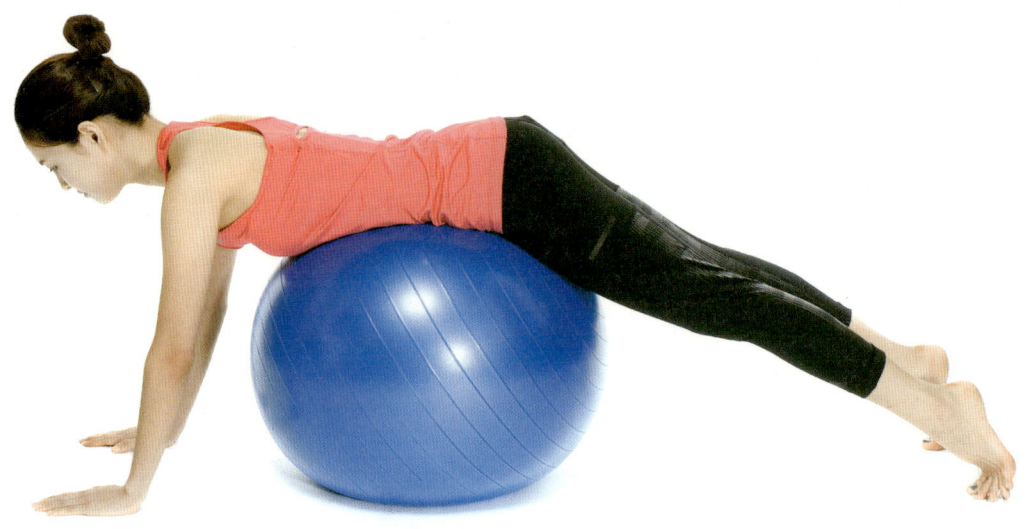

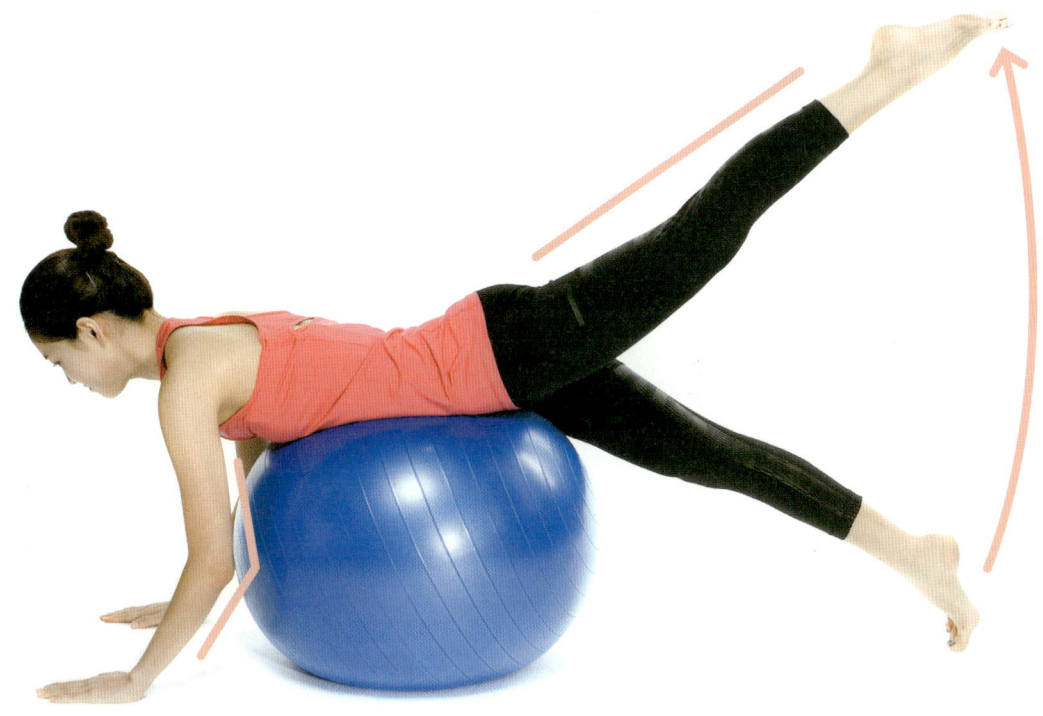

TIP

다리는 엉덩이 아래 부분에 긴장감이 느껴지도록 높이 들어 올립니다. 동작이 익숙해지면 3단계의 2번 동작에서 4단계의 5번 동작(118~131쪽)까지 연결하여 실시하면 좋습니다.

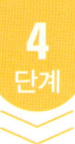

4단계 일상 생활을 위한 운동

06 짐볼에 누워 아령 위로 밀어 올리기

짐볼과 아령을 이용한 브리지 자세입니다. 어깨와 가슴의 근력을 증가시키며 등의 근력 강화에 도움을 주는 동작입니다. 팔을 앞으로 들어 올리거나 밀 때 필요한 근육을 강화합니다.

• HOW TO

양손에 아령을 쥐고 짐볼 위에 허리를 곧게 펴고 앉아서 준비합니다. 짐볼에 등의 윗부분과 목이 닿을 때까지 앞으로 천천히 미끄러지면서 눕습니다. 양발로 균형을 잡으며 아령을 든 두 손을 위로 쭉 뻗어 올려 3~5초간 유지합니다.

하루 10회씩 2~3세트

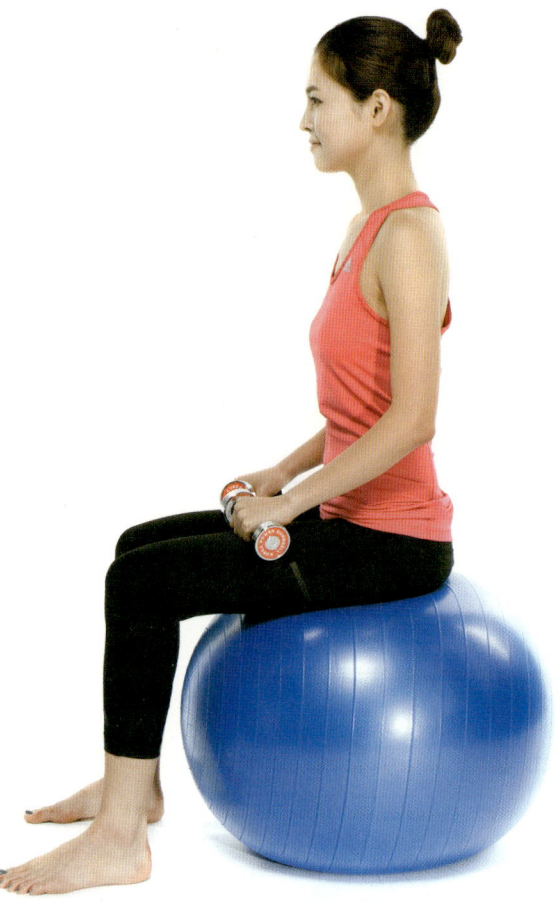

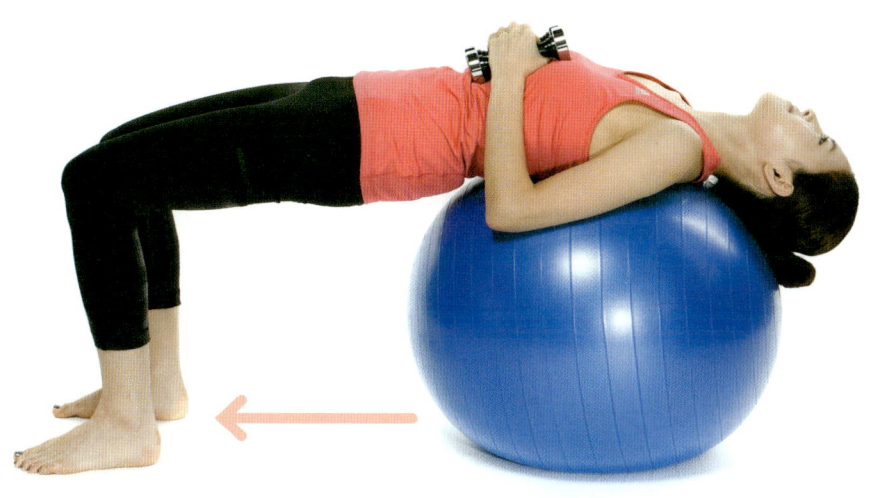

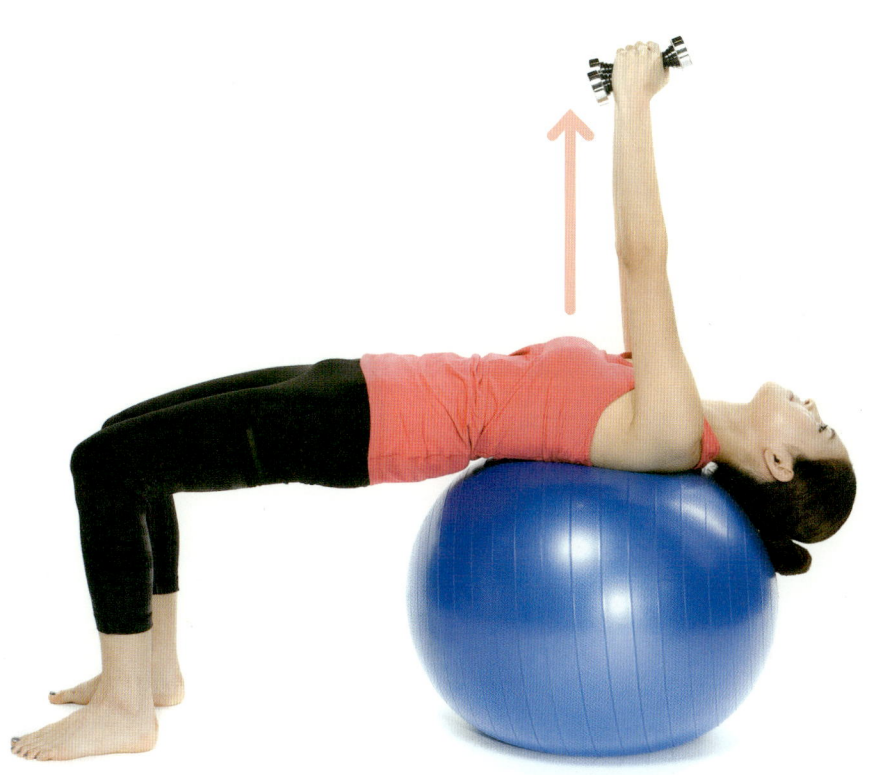

Part 1 만성적 어깨통증을 위한 운동 133

4단계 일상 생활을 위한 운동

07 짐볼에 누워 상자 위로 밀어 올리기

짐볼과 가벼운 상자를 이용한 브리지 자세입니다. 팔의 고유감각* 및 가슴 근육의 근력을 키워주고 허리의 유연성 강화에 도움을 주는 동작입니다.

* 고유감각 : 눈으로 보지 않고도 느껴지는 팔의 위치나 상태를 감지하는 감각. 현재 자신의 팔 모양이나 위치가 어떠한지 예민하게 감지할수록 부상의 위험이 줄어든다.

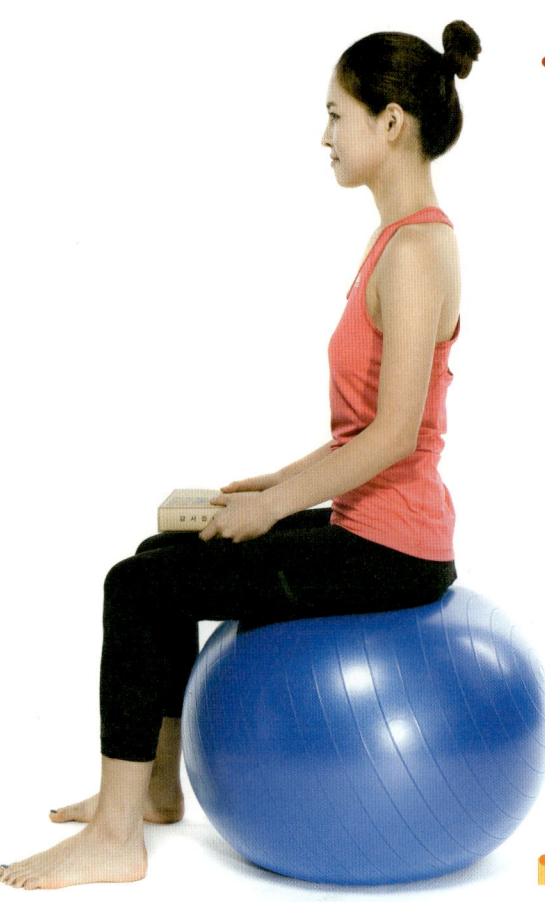

• **HOW TO**

양손으로 작은 빈 상자를 들고 볼 위에 바른 자세로 앉아서 준비합니다. 짐볼에 등의 윗부분과 목이 닿을 때까지 앞으로 천천히 미끄러지면서 눕습니다. 양발로 균형을 잡으며 상자를 든 두 손을 위로 쭉 뻗어 올려 3~5초간 유지합니다.

하루 10회씩 2~3세트

• **TIP**

상자 대신 축구공처럼 가볍고 둥근 물건을 이용해도 좋습니다.

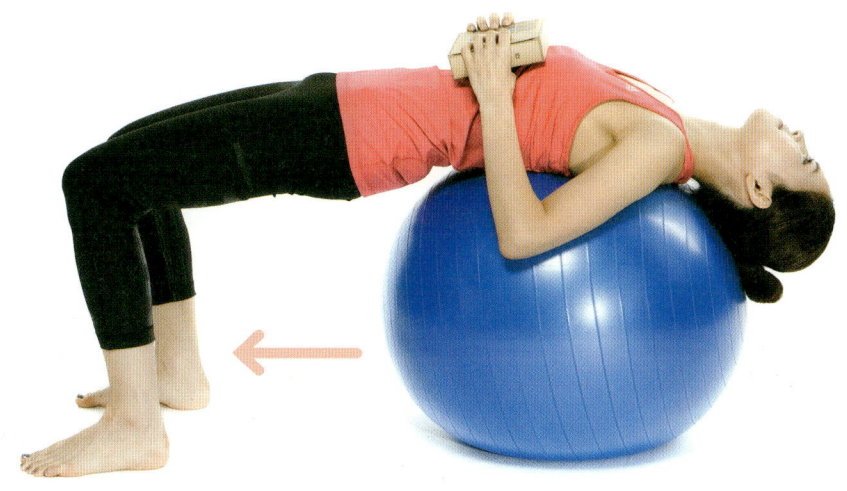
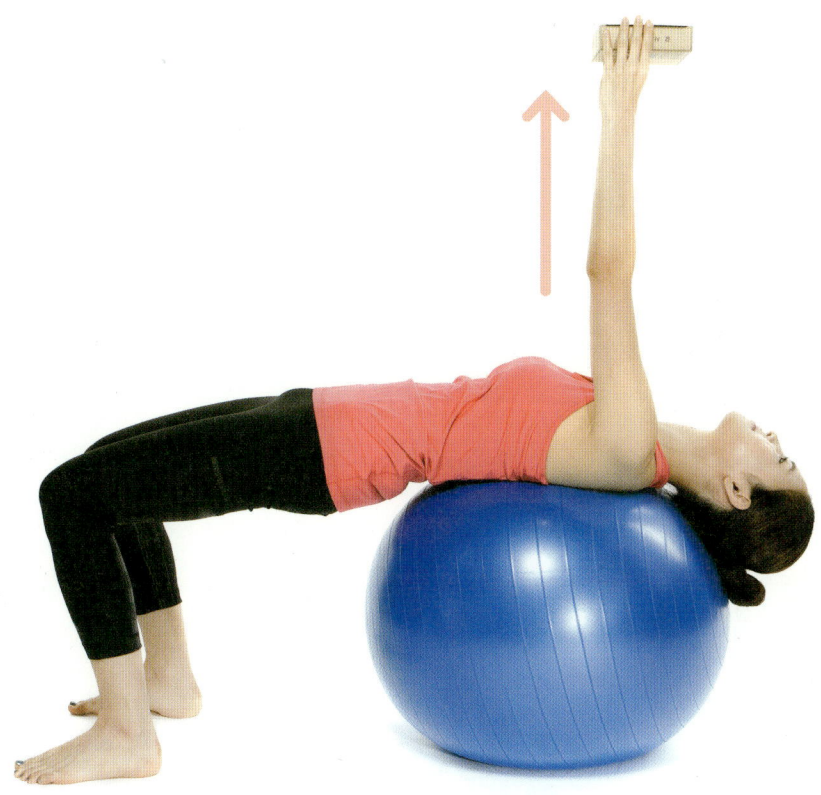

Part 1 만성적 어깨통증을 위한 운동 135

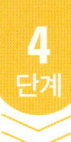

4단계 일상 생활을 위한 운동

08 팔 직각으로 구부려 고무줄 당기기

고무줄을 이용한 앞쪽 삼각근 운동입니다. 삼각근은 팔을 앞이나 뒤로 올리거나 옆으로 벌릴 때 중요한 근육입니다. 앞, 뒤, 옆으로 각각 나누어 운동하는 것이 효과적이며, 이 동작은 앞으로 올리는 근육을 강화합니다.

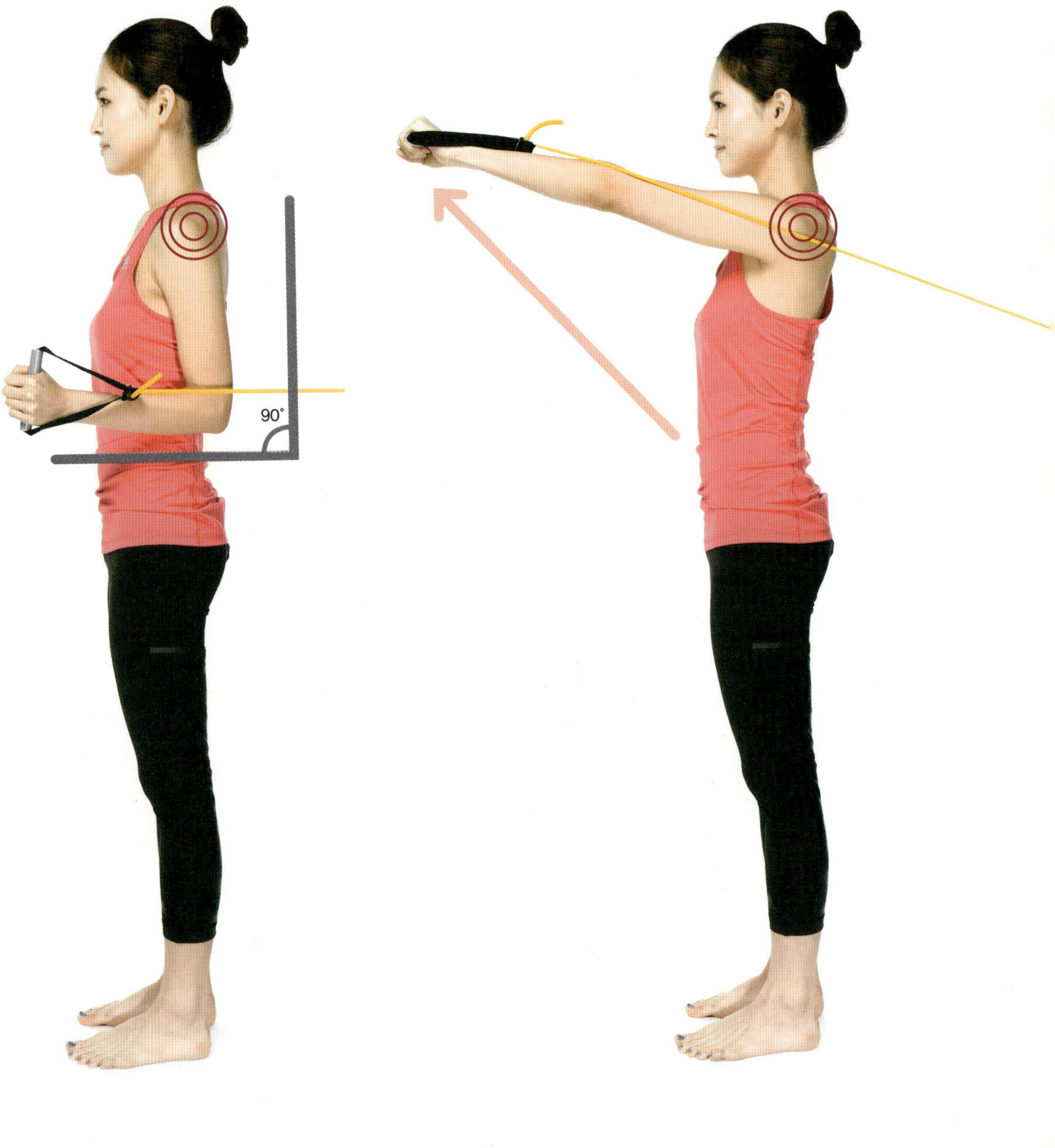

• **HOW TO**

문고리에 고무줄을 고정합니다. 고무줄을 잡았을 때 팔이 직각으로 구부러지는 높이가 적당합니다. 문을 등지고 서서 아픈 쪽 손으로 고무줄 손잡이를 잡고 천천히 앞으로 끌어당깁니다. 이때 팔꿈치를 쭉 펴서 손의 높이가 어깨보다 약간 높은 정도를 유지해주는 것이 좋습니다.

하루 10회씩 2~3세트

• **TIP**

고무줄을 이용한 삼각근 운동은 다섯 단계로 이루어져 있습니다. 이 동작은 그 중 첫 번째 동작입니다. 4단계의 8~12번(136~145쪽)까지 이어지는 다섯 동작을 각각 10회씩 차례로 진행하며 2~3세트 반복하면 더욱 효과적입니다.

▶ 고무줄을 이용한 앞쪽 삼각근 운동
▷ 고무줄을 이용한 뒤쪽 삼각근 운동
▷ 고무줄을 이용한 견갑하근 삼각근 운동
▷ 고무줄을 이용한 삼각근 소원근 운동
▷ 고무줄을 이용한 삼각근 외전 운동

4단계 일상 생활을 위한 운동

09 팔 직각으로 구부려 고무줄 뒤로 당기기

고무줄을 이용한 뒤쪽 삼각근 운동입니다. 삼각근은 팔을 앞이나 뒤로 올리거나 옆으로 벌릴 때 중요한 근육입니다. 앞, 뒤, 옆으로 각각 나누어 운동하는 것이 효과적이며, 이 동작은 팔을 뒤로 올릴 때 필요한 근육을 강화합니다.

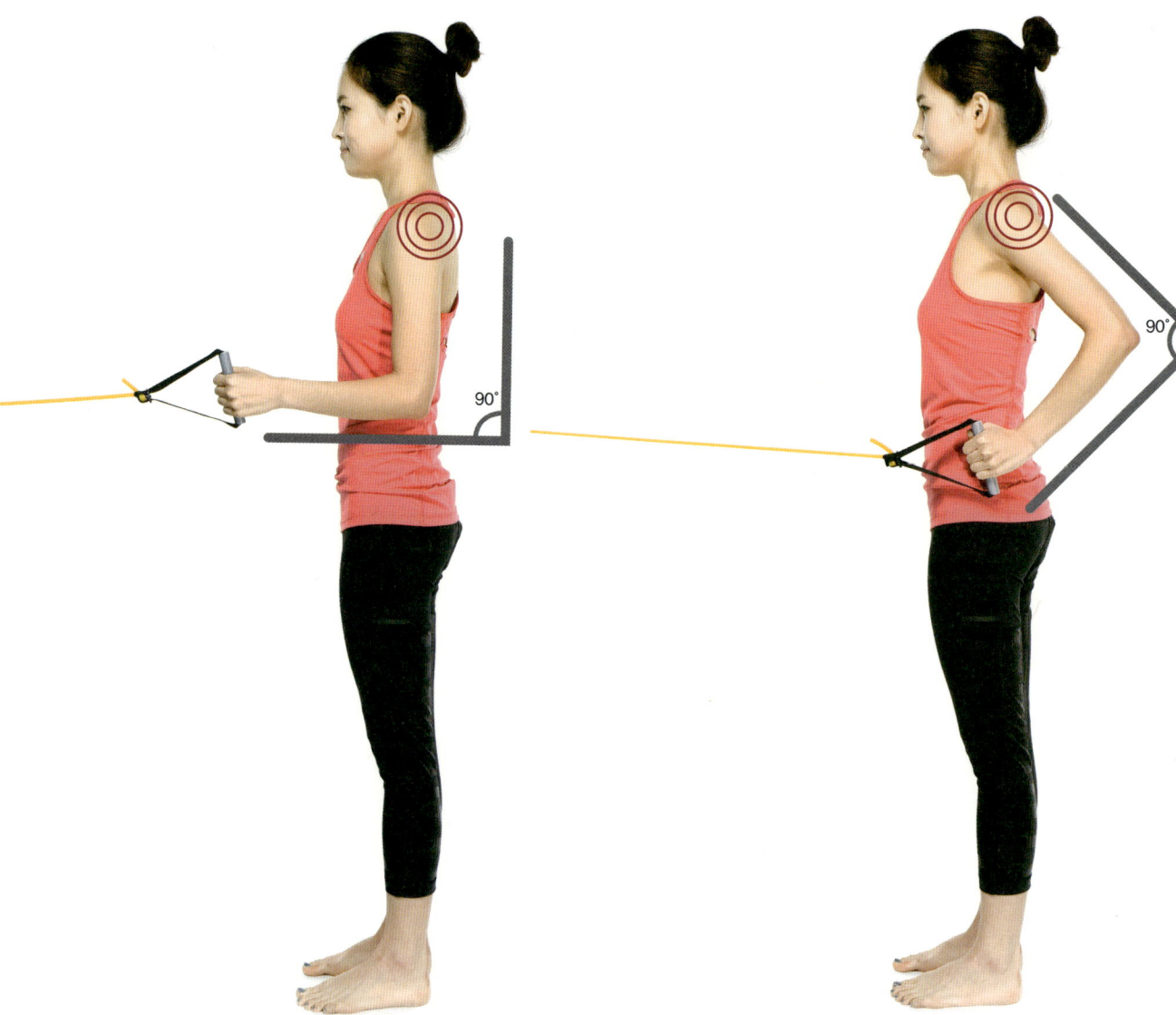

• **HOW TO**

문고리에 고무줄을 고정합니다. 고무줄을 잡았을 때 팔이 직각이 되는 높이가 적당합니다. 문을 바라보고 서서 아픈 쪽 손으로 고무줄 손잡이를 잡고 천천히 뒤로 끌어당깁니다. 이때 팔꿈치는 계속 직각을 유지해야 합니다.

하루 10회씩 2~3세트

• **TIP**

고무줄을 이용한 삼각근 운동은 다섯 단계로 이루어져 있습니다. 이 동작은 그 중 두 번째 동작입니다. 4단계의 8~12번(136~145쪽)까지 이어지는 다섯 동작을 각각 10회씩 차례로 진행하며 2~3세트 반복하면 더욱 효과적입니다.

▷ 고무줄을 이용한 앞쪽 삼각근 운동
▶ 고무줄을 이용한 뒤쪽 삼각근 운동
▷ 고무줄을 이용한 견갑하근 삼각근 운동
▷ 고무줄을 이용한 삼각근 소원근 운동
▷ 고무줄을 이용한 삼각근 외전 운동

> **4단계** 일상 생활을 위한 운동

10 팔 직각으로 구부려 몸 앞으로 당기기

어깨 앞쪽의 약해진 근육을 강화하는 동작입니다. 팔을 몸 안쪽으로 당기는 내회전 운동에 필요한 힘을 길러줍니다.

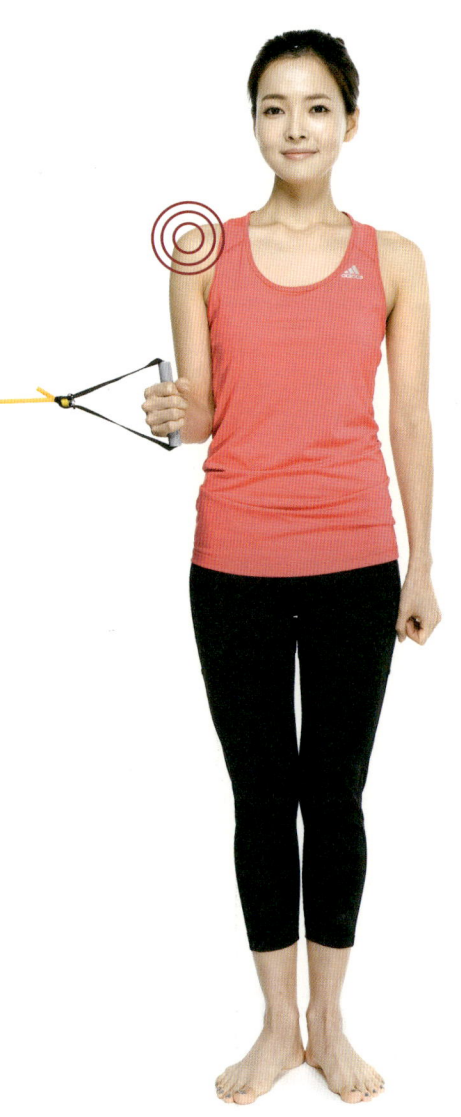
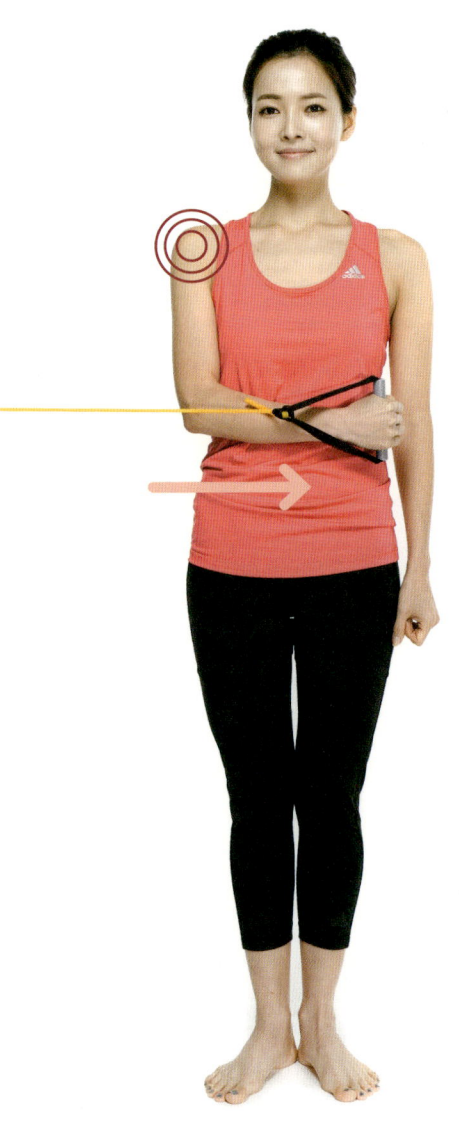

• **HOW TO**

문고리에 고무줄을 고정합니다. 고무줄을 잡았을 때 팔이 직각이 되는 높이가 적당합니다. 문 앞에 옆으로 서서 준비하는데, 아픈 쪽 어깨가 문 쪽으로 오게 방향을 잡습니다. 아픈 쪽 손으로 고무줄 손잡이를 잡고 천천히 몸 앞으로 끌어당깁니다. 이때 팔꿈치는 계속 직각을 유지해야 하며 몸에서 떨어지지 않도록 합니다.

하루 10회씩 2~3세트

• **TIP**

고무줄을 이용한 삼각근 운동은 다섯 단계로 이루어져 있습니다. 이 동작은 그 중 세 번째 동작입니다. 4단계의 8~12번(136~145쪽)까지 이어지는 다섯 동작을 각각 10회씩 차례로 진행하며 2~3세트 반복하면 더욱 효과적입니다.

▷ 고무줄을 이용한 앞쪽 삼각근 운동
▷ 고무줄을 이용한 뒤쪽 삼각근 운동
▶ 고무줄을 이용한 견갑하근 삼각근 운동
▷ 고무줄을 이용한 삼각근 소원근 운동
▷ 고무줄을 이용한 삼각근 외전 운동

4단계 일상 생활을 위한 운동

11 팔 직각으로 구부려 몸 밖으로 당기기

어깨 앞쪽의 약해진 근육을 강화하는 동작입니다. 팔을 바깥쪽으로 당기는 외회전 운동에 필요한 힘을 길러줍니다.

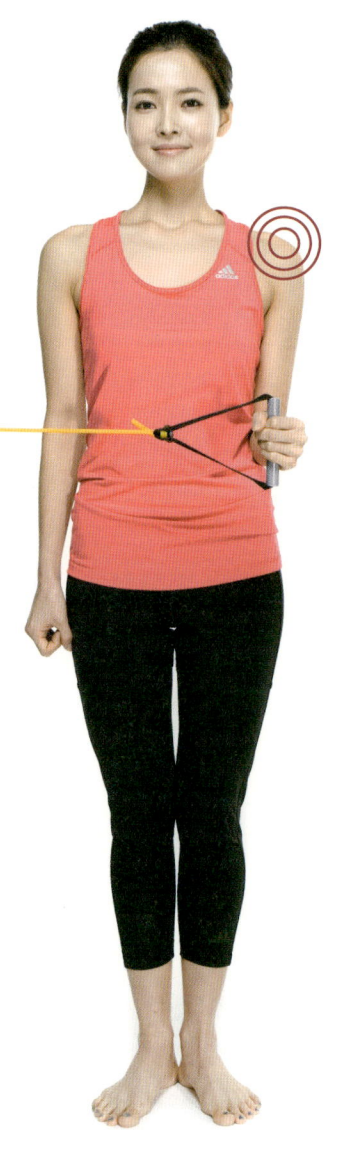
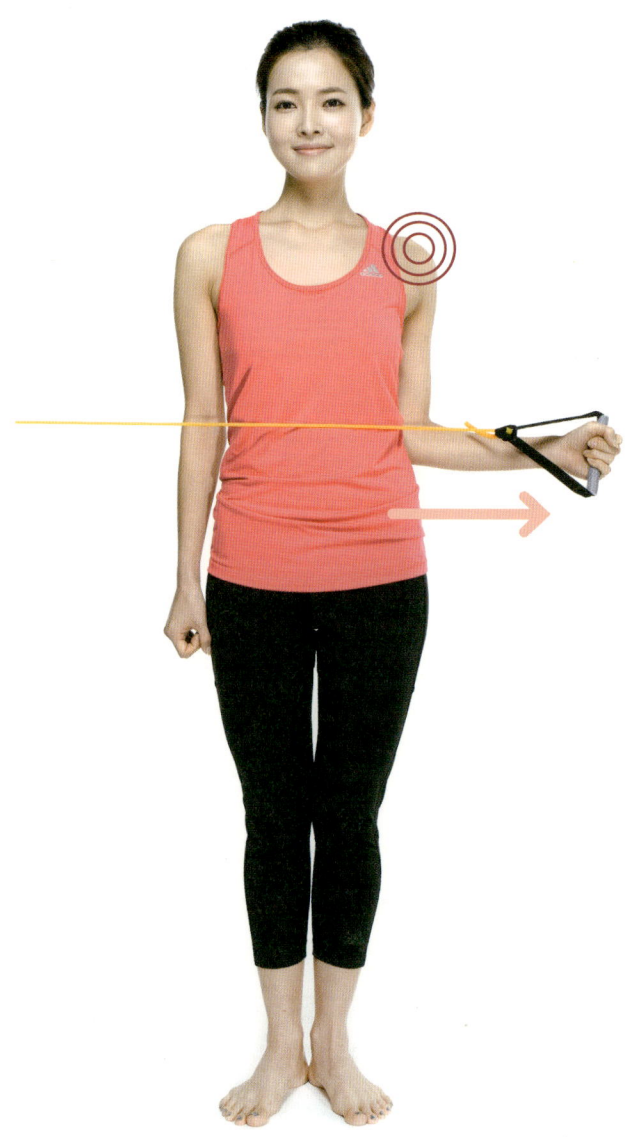

• **HOW TO**

문고리에 고무줄을 고정합니다. 고무줄을 잡았을 때 팔이 직각이 되는 높이가 적당합니다. 문 앞에 옆으로 서서 준비하는데, 아픈 쪽 어깨가 문에서 먼 쪽으로 오게 방향을 잡습니다. 아픈 쪽 손으로 고무줄 손잡이를 잡고 천천히 몸 바깥쪽으로 끌어당깁니다. 이때 팔꿈치는 계속 직각을 유지해야 하며 몸에서 떨어지지 않도록 합니다.

하루 10회씩 2~3세트

• **TIP**

고무줄을 이용한 삼각근 운동은 다섯 단계로 이루어져 있습니다. 이 동작은 그 중 네 번째 동작입니다. 4단계의 8~12번(136~145쪽)까지 이어지는 다섯 동작을 각각 10회씩 차례로 진행하며 2~3세트 반복하면 더욱 효과적입니다.

▷ 고무줄을 이용한 앞쪽 삼각근 운동
▷ 고무줄을 이용한 뒤쪽 삼각근 운동
▷ 고무줄을 이용한 견갑하근 삼각근 운동
▶ 고무줄을 이용한 삼각근 소원근 운동
▷ 고무줄을 이용한 삼각근 외전 운동

4단계 일상 생활을 위한 운동

12 팔 직각으로 구부려 몸 옆으로 당기기

고무줄을 이용한 삼각근 운동의 마지막 단계입니다. 팔을 몸 옆으로 올리는 외전 운동에 필요한 근육을 강화하는 동작입니다.

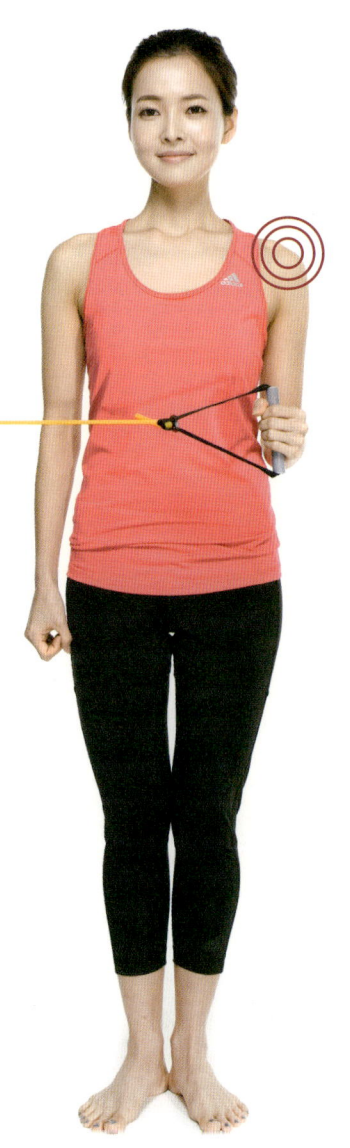
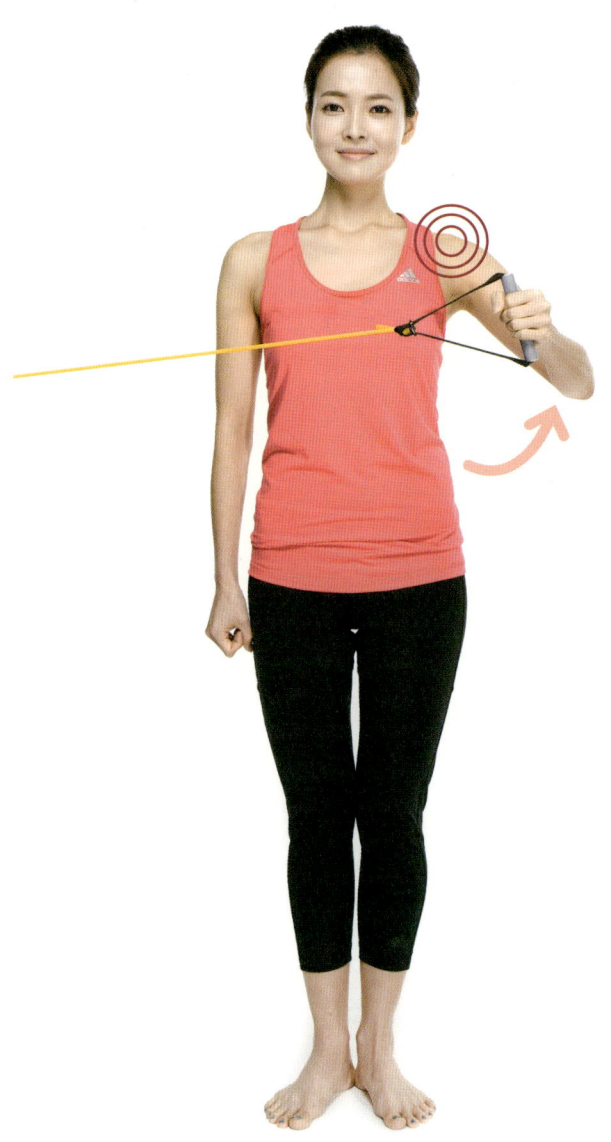

• **HOW TO**

문고리에 고무줄을 고정합니다. 고무줄을 잡았을 때 팔이 직각이 되는 높이가 적당합니다. 문 앞에 옆으로 서서 준비하는데, 아픈 쪽 어깨가 문에서 먼 쪽으로 오게 방향을 잡습니다. 아픈 쪽 손으로 고무줄 손잡이를 잡고 팔꿈치를 그대로 옆으로 들어 올립니다. 이때 팔꿈치는 계속 직각을 유지해야 하며 어깨 관절에 무리가 가지 않는 선에서 최대한 옆으로 들어 올립니다.

<mark>하루 10회씩 2~3세트</mark>

• **TIP**

고무줄을 이용한 삼각근 운동은 다섯 단계로 이루어져 있습니다. 이 동작은 그 중 다섯 번째 동작입니다. 4단계의 8~12번(136~145쪽)까지 이어지는 다섯 동작을 각각 10회씩 차례로 진행하며 2~3세트 반복하면 더욱 효과적입니다.

▷ 고무줄을 이용한 앞쪽 삼각근 운동
▷ 고무줄을 이용한 뒤쪽 삼각근 운동
▷ 고무줄을 이용한 견갑하근 삼각근 운동
▷ 고무줄을 이용한 삼각근 소원근 운동
▶ **고무줄을 이용한 삼각근 외전 운동**

4단계 일상 생활을 위한 운동

13 양손으로 밴드 잡고 밖으로 벌리기

고무줄을 이용한 짧은 거리 외회전 운동입니다. 양팔을 어깨너비로 하여 고무줄을 잡고 손을 양옆으로 벌려 어깨 뒤쪽의 근육과 회전근개를 강화해 어깨의 외회전에 필요한 근력을 회복합니다.

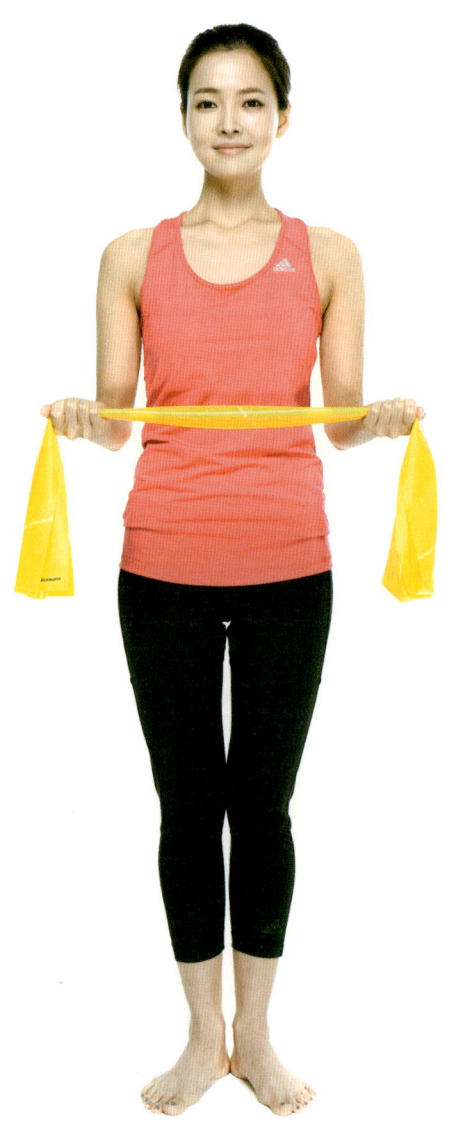
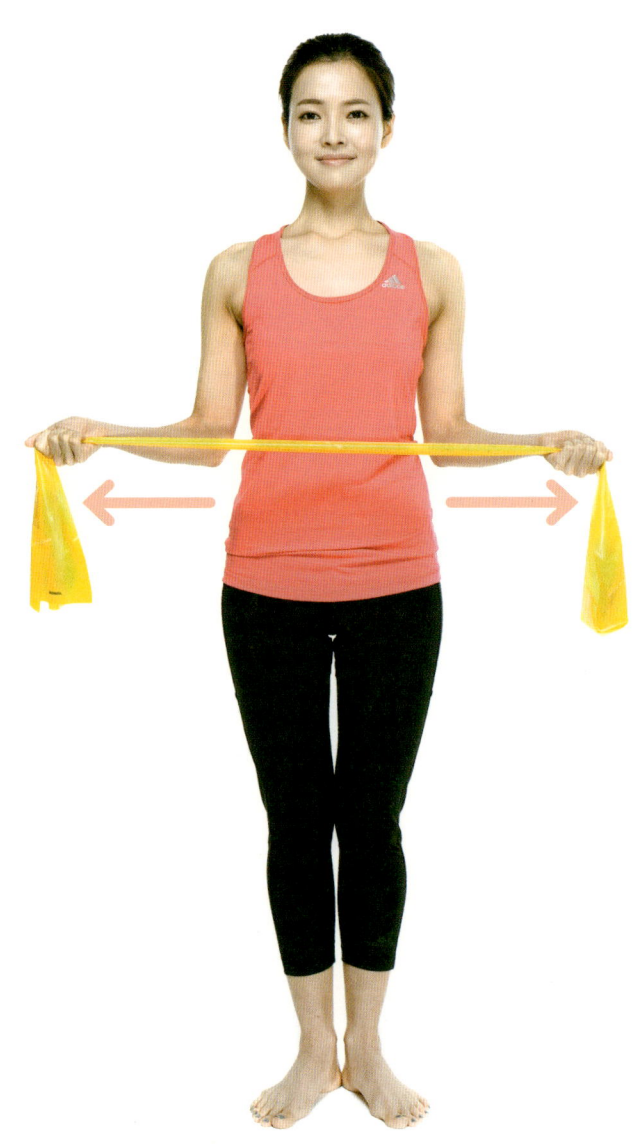

• **HOW TO**

바르게 앉거나 선 자세로 준비합니다. 단, 앉아서 운동할 때는 허리를 쭉 펴서 동작을 할 때 어깨와 팔이 방해를 받지 않도록 해야 합니다. 양팔을 직각으로 구부려 밴드를 잡습니다. 이때 두 손은 손바닥이 위로 오게 하고 두 팔의 간격은 어깨너비를 유지합니다. 팔꿈치는 몸에 붙인 채 두 손을 양옆으로 벌리며 고무줄을 잡아당겨 3~5초간 유지합니다. 이때 팔꿈치가 벌어지지 않도록 주의합니다.

하루 10회씩 2~3세트

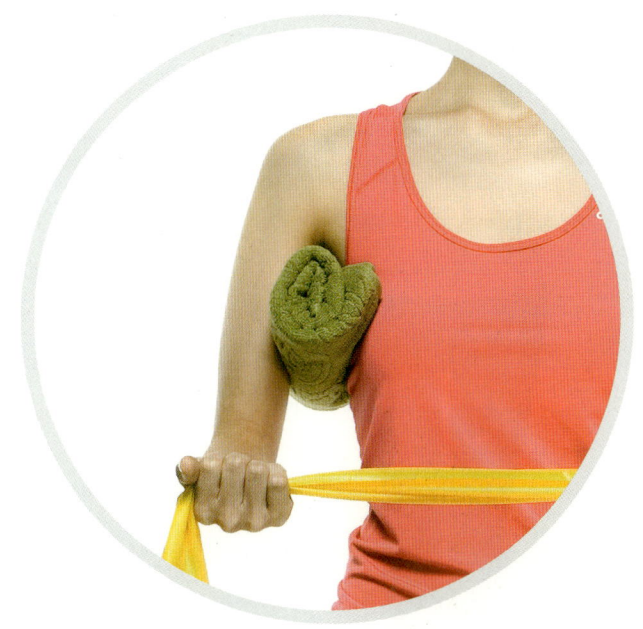

• **TIP**

동작을 할 때 아픈 쪽 어깨 아래 수건을 말아 넣으면 동작이 한결 수월합니다.

4단계 일상 생활을 위한 운동

14 양손으로 밴드 잡고 밖으로 벌려 위로 뻗기

탄력밴드를 이용한 긴 거리 외회전 운동입니다. 외회전과 동시에 팔을 위로 뻗어주는 동작은 어깨 뒤쪽 근육의 발달을 돕고 어깨 관절의 운동 범위를 늘려줍니다.

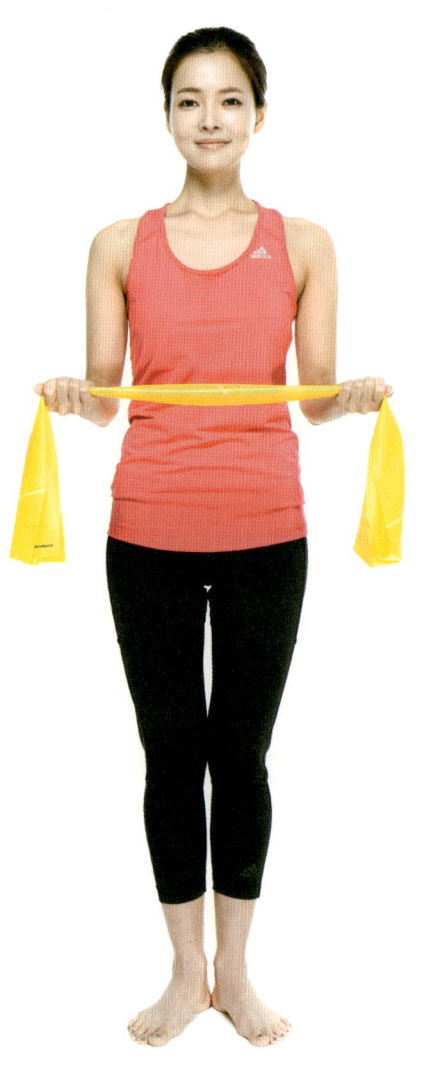
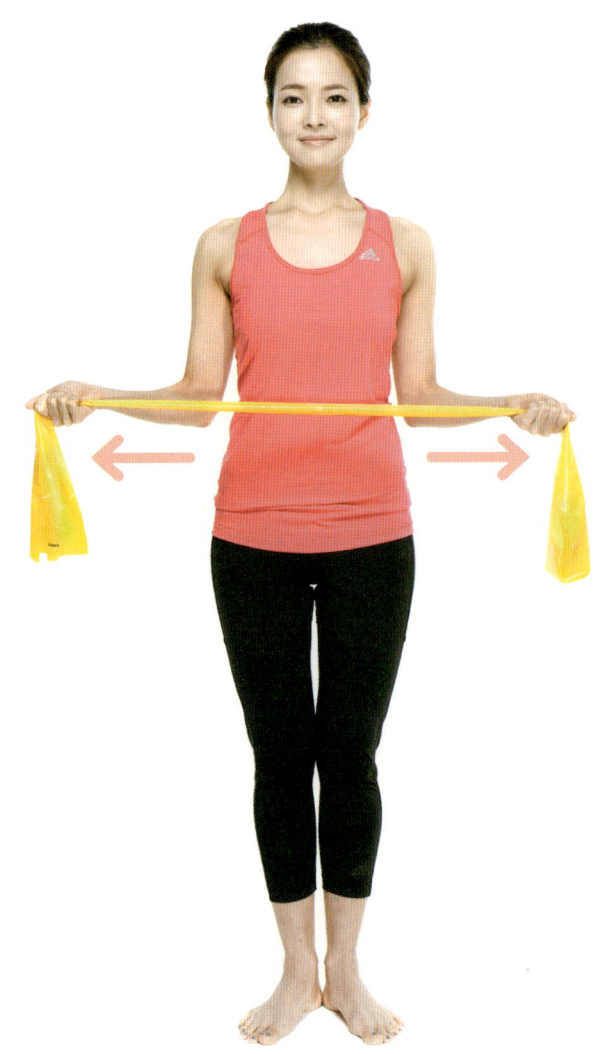

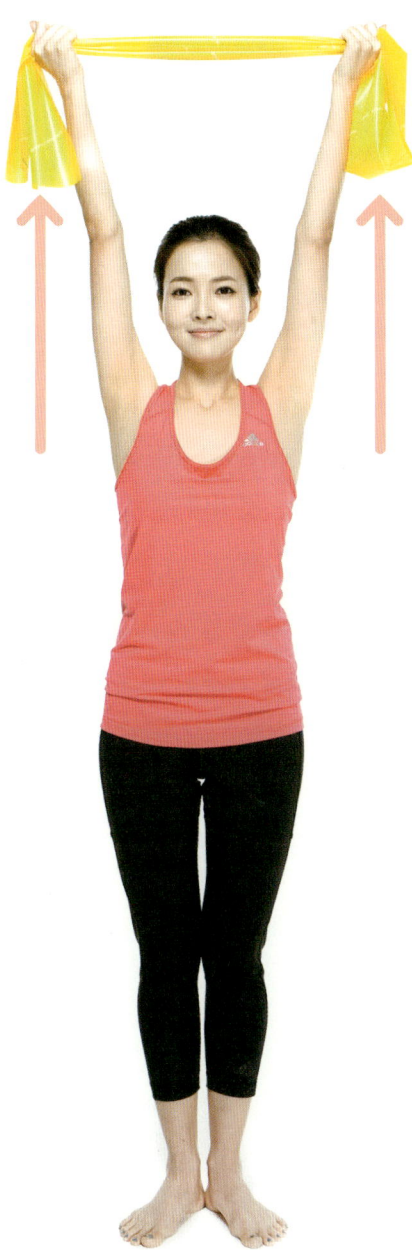

• **HOW TO**

바른 자세로 앉거나 선 자세로 준비합니다. 양팔을 직각으로 굽혀 밴드를 잡습니다. 이때 두 손은 손바닥이 위로 오게 하고 두 팔의 간격은 어깨너비를 유지합니다. 팔꿈치는 몸통 쪽에 붙인 채 두 손을 양옆으로 벌리며 고무줄을 잡아당깁니다. 바깥쪽으로 벌린 뒤에는 팔꿈치를 펴면서 두 손을 머리 위로 들어 올려 팔을 쭉 폅니다. 고무줄이 팽팽하게 당겨진 상태로 3~5초간 유지한 뒤 마무리합니다.

하루 10회씩 2~3세트

• **TIP**

이 동작은 앉아서 해도 좋습니다. 다만 앉아서 할 때는 허리를 쭉 펴서 동작을 할 때 어깨와 팔이 방해를 받지 않도록 유의합니다.

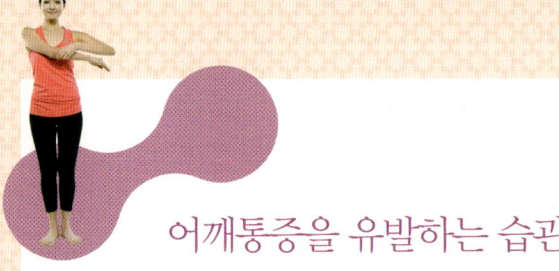

어깨통증을 유발하는 습관

어깨 위로 팔을 올려서 하는 반복적인 행동

어깨 위로 팔을 뻗어 올려 반복적으로 일을 하면 어깨 주위의 견봉이라는 뼈와 회전근개가 자주 충돌을 일으켜서 힘줄이 붓거나 파열되는 현상이 발생하기 쉽습니다. 그렇다고 해서 어깨 위쪽으로 아예 움직이지 않으면 관절이 굳어버려서 이 또한 통증의 원인이 되니 다양한 각도와 범위로의 적절한 운동은 꼭 필요합니다. 운동량이 너무 많아도 안 되고 너무 적어도 해가 되는 것입니다. 하지만 반복적으로 팔을 어깨 위로 올려서 하는 활동은 피하는 것이 좋습니다.

이런 동작을 꼭 해야 하는 경우에는 손바닥을 위로 향하게 하고 팔을 올리면 통증을 줄일 수 있습니다. 이 동작은 팔의 위쪽 뼈를 밖으로 돌려서 힘줄이 뼈에 닿지 않게 합니다. 자연히 충돌 현상이 없어지면서 통증이 사라집니다.

갑자기 멀리 있는 물건을 잡으려는 행동

팔을 멀리 뻗으면 지렛대의 작용점이 멀어지게 됩니다. 지렛대의 힘점은 회전근개인데, 작용점을 멀리 두면 힘점에 힘이 점점 많이 들어가서 어깨 근육에 무리가 발생합니다. 어깨를 쓰기가 어려우니까 목과 등, 팔꿈치의 근육까지 무리하게 힘을 쓰면서 이 부위에 통증이 생깁니다. 평소에 운동을 충분히 하지 않은 사람이라면 고속도로 톨게이트에서 통행권을 뽑을 때처럼 멀리 있는 물건을 잡으려고 손을 내밀거나 팔을 뻗을 때 회전근개에 갑자기 무리가 가서 통증이 발생하기 쉽습니다. 통증은 힘줄이 다쳤다는 의미이고 반복적인 통증은 힘줄을 약하게 만듭니다.

갑자기 무거운 물건을 들어 올리는 행동

무거운 물건을 들 때는 온몸의 근육이 긴장합니다. 이때 물건의 무게가 예상보다 무거우면 어깨가 아래로 처져 버립니다. 이는 근육을 필요한 만큼 긴장하지 않은 상태에서 물건을 들어서 생기는 현상입니다. 이럴 때 강한 삼각근이 힘을 쓰지 않고 어깨 안쪽에서 튜닝을 담당하는 회전근개 근육이 힘을 쓰면 회전근개 힘줄에 무리가 갑니다. 힘을 분산시켜야 하는데 하나의 근육에 힘이 집중되면 손상이 생기기 쉽습니다.

마우스나 키보드를 멀리 두고 쓰는 습관

컴퓨터를 사용할 때도 올바른 자세가 매우 중요합니다. 컴퓨터 앞에서 일하는 모습을 보면 엉덩이는 의자 앞쪽에 걸치고, 등을 뒤로 기댄 채 팔을 앞으로 쭉 뻗어서 일하는 사람이 많습니다. 이런 자세가 오래 되면 등 뒤쪽에 있는 견갑골이 앞쪽으로 쏠려서 팔을 들 때 통증이 생깁니다. 어깨 건강을 위해 마우스와 키보드는 반드시 몸 쪽으로 가까이 두고 사용합니다. 이 외에도 책상 앞에서는 다음과 같은 자세를 유지하면 좋습니다.

❶ 컴퓨터 모니터를 눈높이와 수평으로 맞춘다.
❷ 의자 깊숙하게 앉는다.

❸ 구부정하게 앉지 말고 허리를 쭉 편다. 작은 쿠션이나 타월을 돌돌 말아서 허리 뒤에 받치면 허리를 펴고 앉는 데 도움이 된다.

❹ 가능한 한 몸을 앞으로 숙이는 동작은 피한다. 이런 굴곡 동작은 경추의 추간판 손상의 가장 큰 원인이 된다.

준비운동 없이 시작하는 격렬한 스포츠

스포츠를 시작하기 전에는 반드시 준비운동을 충분히 해서 유연성을 확보하는 것이 중요합니다. 근육과 힘줄이 유연해져 있으면 운동을 하면서 충격을 받더라도 손상이 생길 가능성이 줄어듭니다. 운동을 할 때도 자연스러운 운동 궤도는 어깨나 다른 관절에 무리가 가지 않습니다. 하지만 골프의 펀치샷과 같이 갑자기 팔에 충격이 가는 동작은 그 충격과 진동이 팔을 통해 어깨로 전해집니다. 근육은 수축하려고 하고 운동 방향은 수축하고 있는 근육을 잡아 늘이려는 역현상이 발생하는 셈입니다. 충격이 심한 경우에는 어깨 속의 힘줄이 파열될 수도 있습니다. 어깨뿐만 아니라 팔꿈치에도 충격이 전달되어 팔꿈치의 안쪽과 바깥쪽에 있는 근육까지 상하는 경우가 많습니다. 이런 충격도 준비운동으로 유연성을 강화하면 한결 부드럽게 넘길 수 있습니다.

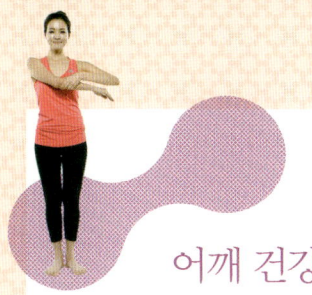

어깨 건강에 좋은 운동

어깨 으쓱 가슴 쫙 운동

견갑골 주변의 근육을 강화하는 운동을 꾸준히 하면 어깨 건강에 도움이 됩니다. 일명 '어깨 으쓱 가슴 쫙' 운동입니다. 공간과 시간에 제약을 받지 않는 동작이므로 지하철에서, 걸어 다니면서 혹은 운전 중 신호등 앞에서도 수시로 하면 좋습니다.

❶ 어깨를 으쓱하면서 위쪽으로 들어 올린다.
❷ 그 자세에서 양쪽 견갑골의 안쪽이 등 중심에 있는 척추 위에서 만난다는 느낌으로 뒤로 힘껏 밀면서 가슴을 쫙 편다.
❸ 5~10초 정도 버틴다.
❹ 하루 50회씩 3~4세트 반복한다.

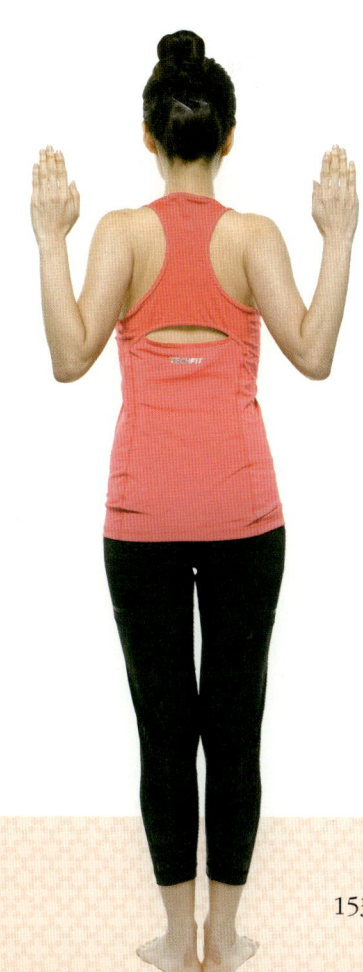

움츠러든 어깨 펴기 운동

견갑골을 모아주는 운동입니다. 포인트는 어깨를 아래로 떨어뜨리고 견갑골을 모아 꽉 조여주는 데 있습니다.

❶ 양손을 머리 위로 쭉 들어 올린다.

❷ 팔을 몸 뒤쪽으로 젖혀 양옆으로 원을 그리며 아래로 내린다.

❸ 양쪽 견갑골을 등 뒤에서 모아 쫙 조인다.

❹ 양팔을 앞으로 나란히 자세로 뻗어 아래부터 위로 크게 반원을 그리며 올린다.

❺ 연속으로 10회 반복한다.

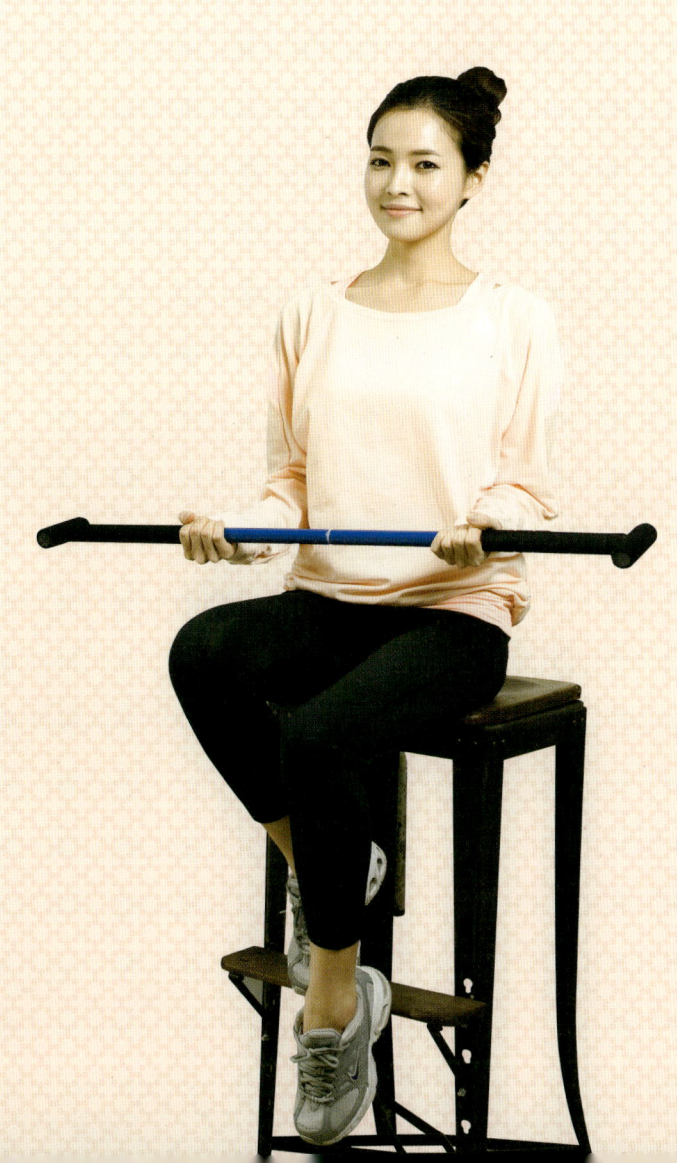

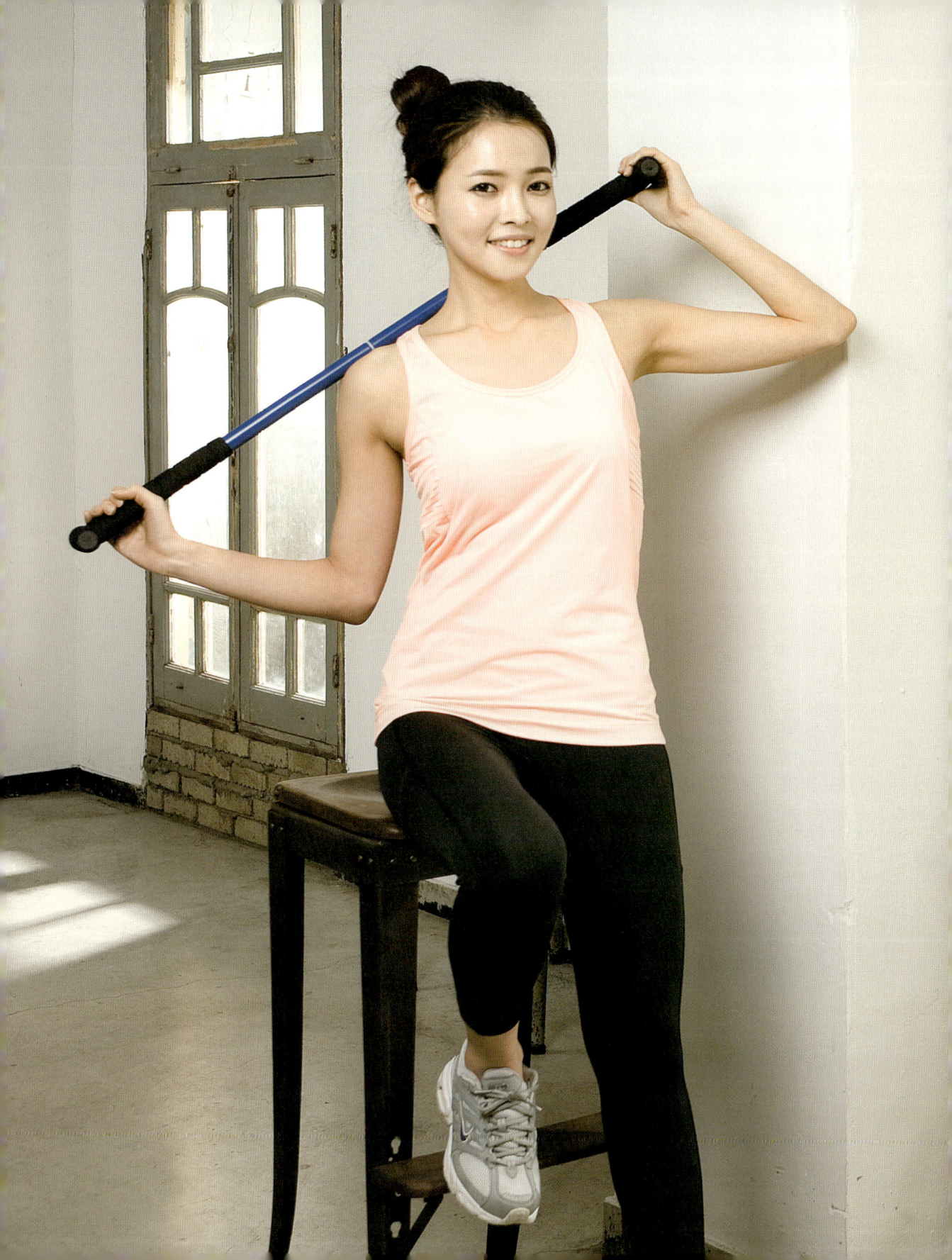

Part 2

수술 후 재활 운동

재활 운동은 수술 이후의 통증을 잘 이겨내고
일상으로 돌아갈 수 있도록 하는 것이 목적입니다.
하지만 재활 운동을 너무 빨리 시작하면 충분히 아물지 않은 조직을
무리하게 움직이다가 다시 파열되는 경우가 생기기도 합니다.
수술 후 환자에게 운동이 좀 더 조심스러운 이유입니다.
전문의와 물리치료사의 지도에 따라
시기와 방법, 강도 등을 조절하는 것이 중요합니다.

수술 후 회복을 도와주는 재활 운동 4단계

어깨 안쪽의 상태에 따라 치료하는 방법이 달라지고, 근육은 얼마나 말라 있는지, 수술 전에 팔을 얼마나 움직일 수 있었는지, 어떤 방법으로 수술을 받았는지 등에 따라 운동 방법이 달라집니다. 수술보다 더 중요한 것이 재활이므로 수술 받은 전문의에게 운동 시기를 꼭 확인하고 시작하세요.

- 1단계 관절 운동 시작
- 2단계 관절 운동 범위 확대
- 3단계 자기수용감각과 근력 강화
- 4단계 골반 주변을 강화하는 코어운동

> **1단계** 관절 운동 시작

01 팔 늘어뜨려 원추 그리기

어깨가 아프다는 분들에게 가장 먼저 권하는 동작이 원추 운동입니다. 팔을 아래로 늘어뜨려 빙빙 돌리는 동작인데, 이런 식으로 팔을 조금만 움직여도 통증 완화에 큰 도움이 됩니다.

• **HOW TO**

상체를 앞으로 숙이고 안 아픈 쪽 팔로 몸을 안정되게 지지합니다. 아픈 어깨의 힘을 쭉 빼고 팔을 바닥으로 늘어뜨립니다. 추를 돌린다는 느낌으로 빙글빙글 부드럽게 흔들어줍니다. 각 방향으로 10회 정도 반복합니다.

==하루 10회씩 2~3세트==

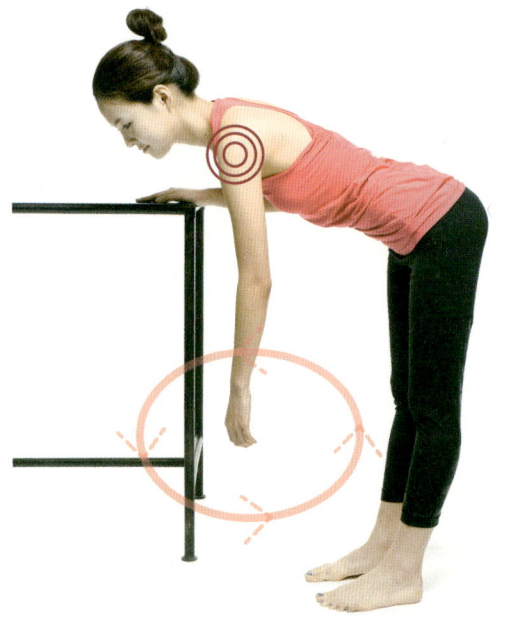
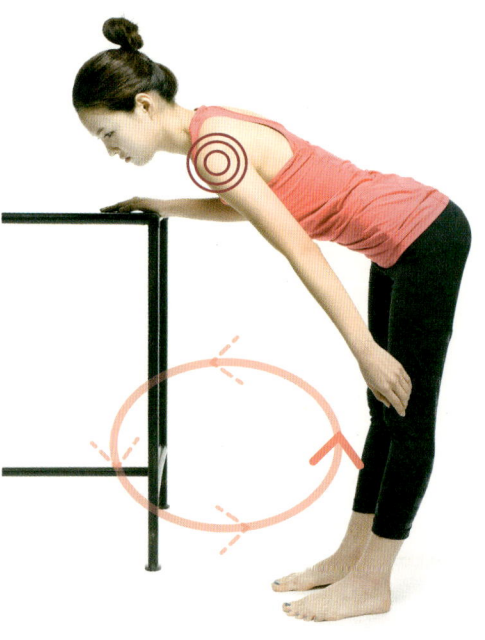

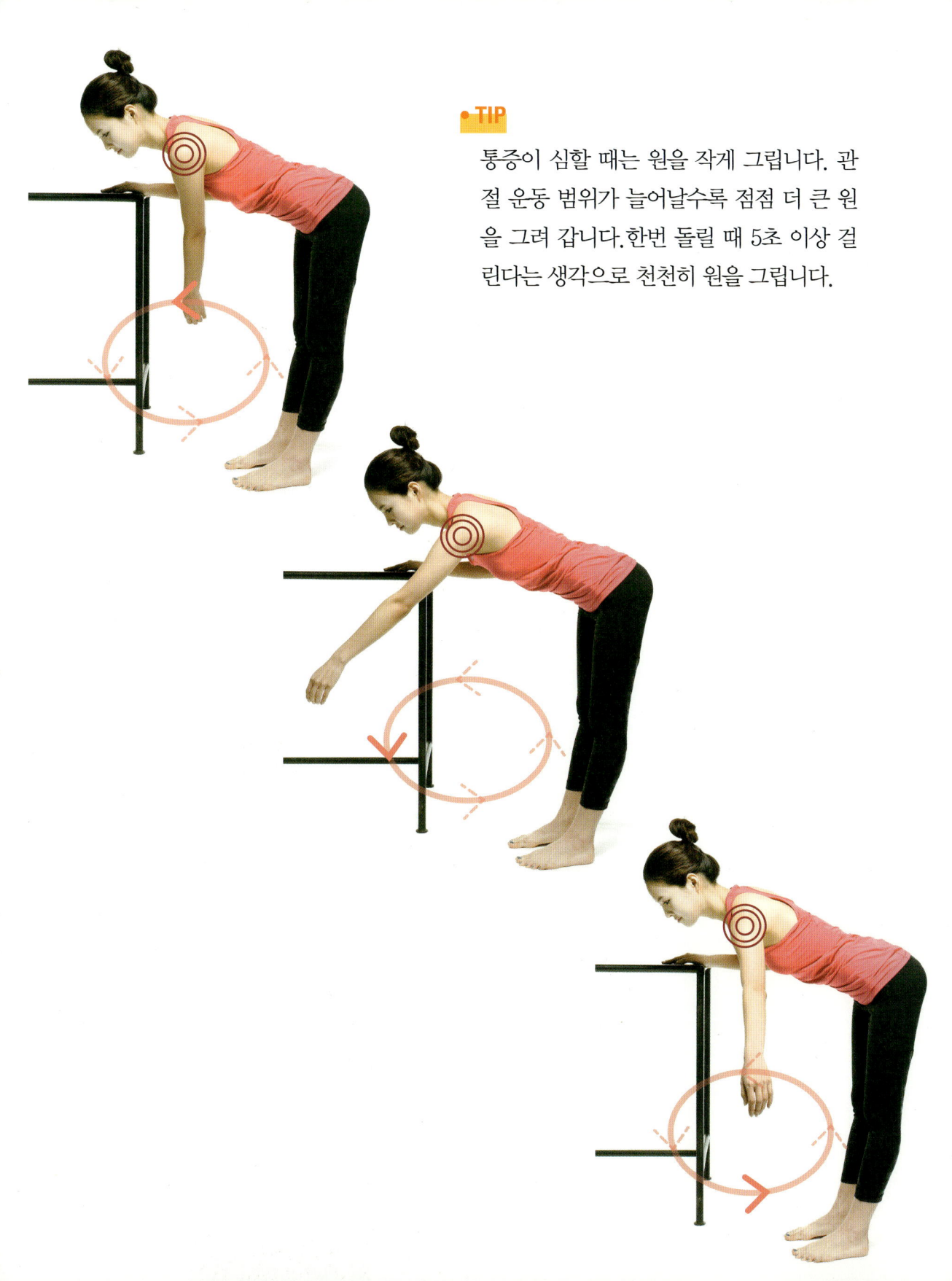

TIP

통증이 심할 때는 원을 작게 그립니다. 관절 운동 범위가 늘어날수록 점점 더 큰 원을 그려 갑니다. 한번 돌릴 때 5초 이상 걸린다는 생각으로 천천히 원을 그립니다.

1단계 관절 운동 시작

02 도르래 이용해 팔 들어 올리기

도르래 운동은 어깨통증 완화 운동의 기본입니다. 팔에 무리를 주지 않기 때문에 통증이 심한 분들도 조금씩 운동 범위를 늘려가면서 할 수 있어 매우 효과적입니다.

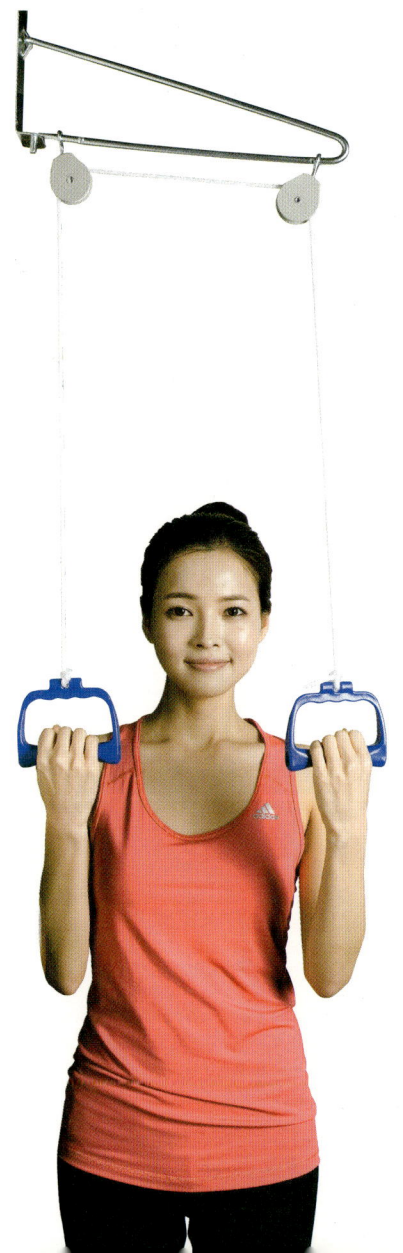

TIP

체육공원에 가보면 잘못된 방법으로 도르래를 사용하는 분이 많습니다. 끌려 올라가는 팔을 의식하지 않고 양쪽을 번갈아 당겨 내리는 데만 집중하는 것은 잘못된 방법입니다.

• **HOW TO**

적당한 위치에 도르래를 고정합니다. 두 손으로 손잡이를 잡고 안 아픈 쪽을 천천히 아래로 끌어당겨 아픈 팔을 들어 올립니다. 아픈 팔을 위로 들려고 하지 말고 반대쪽 팔로 도르래를 아래로 당겨 아픈 팔이 도르래 손잡이에 딸려 올라가도록 하는 것이 포인트입니다. 아픈 팔의 상태와 반응을 살피며 천천히 잡아당겼다가 올리기를 반복합니다.

하루 10회씩 2~3세트

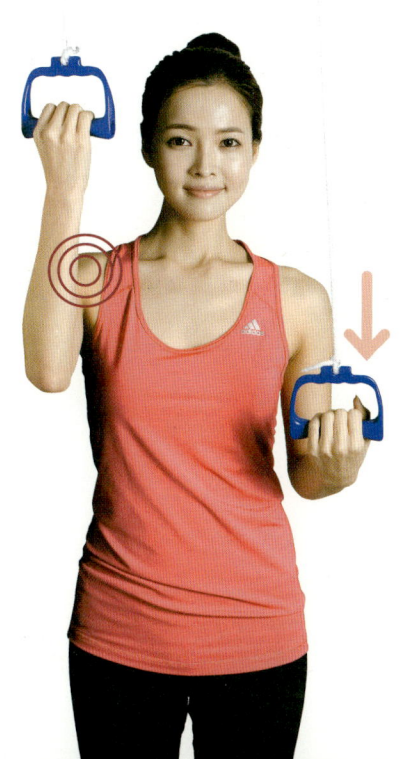
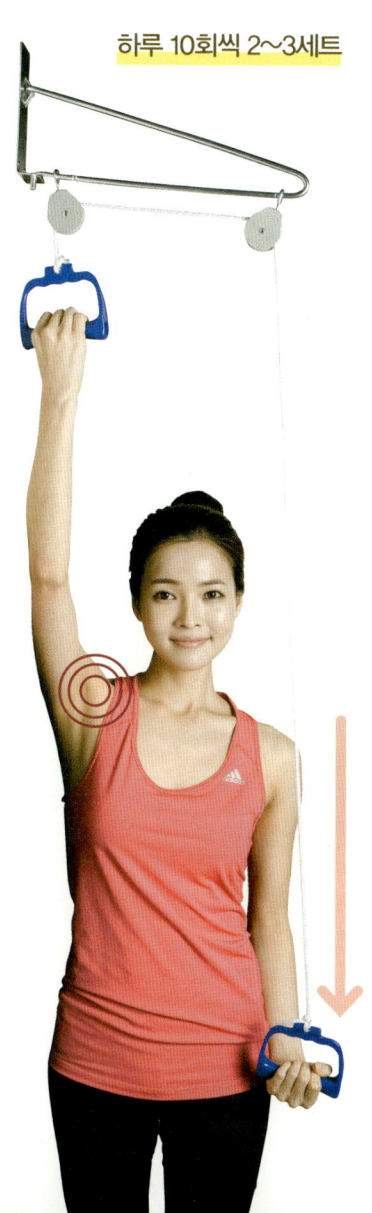

1단계 관절 운동 시작

03 누워서 손목 잡고 밀어 올리기

맨손운동은 아침에 자리에서 일어나기 전, 밤에 잠자리에 들기 직전 등 아무 준비 없이 언제나 할 수 있어 활용도가 높습니다. 아침저녁으로 꾸준히 하면 어깨 관절의 운동 범위가 넓어집니다.

• HOW TO

바닥에 반듯하게 눕습니다. 아픈 쪽 팔을 구부려 손바닥이 얼굴 쪽으로 오게 하여 가볍게 주먹을 쥡니다. 반대쪽 손으로 아픈 쪽의 손목을 잡습니다. 안 아픈 쪽 팔의 힘을 이용해 천천히 위로 밀어 올립니다. 통증이 조금씩 나타나는 부분에서 뻐근할 때까지 팔을 밀어 올려 3~5초 정도 유지합니다. 이 과정을 천천히 반복합니다.

하루 10회씩 2~3세트

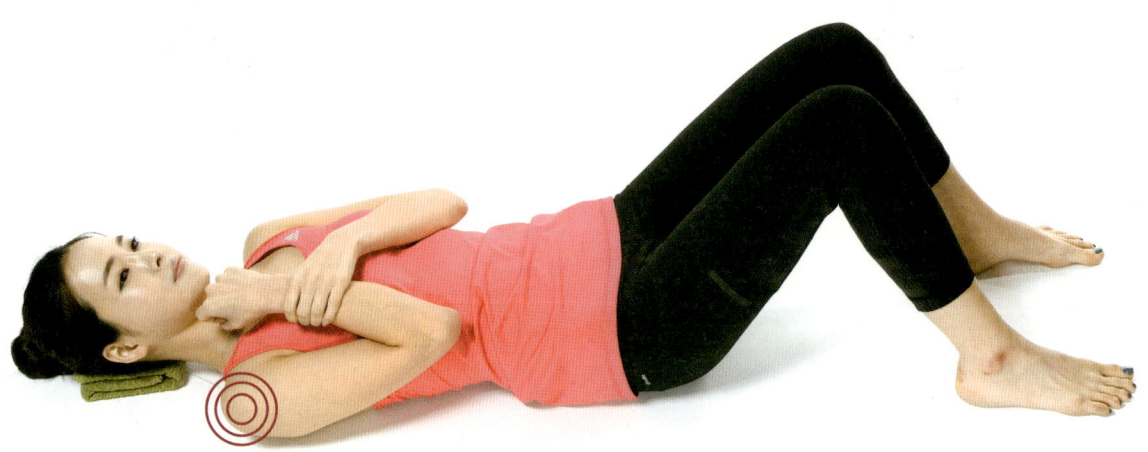

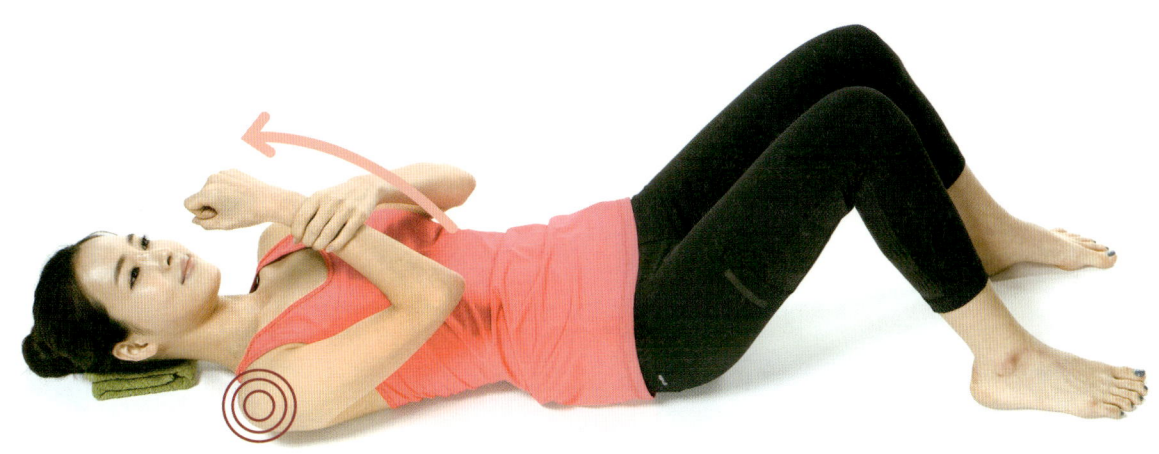

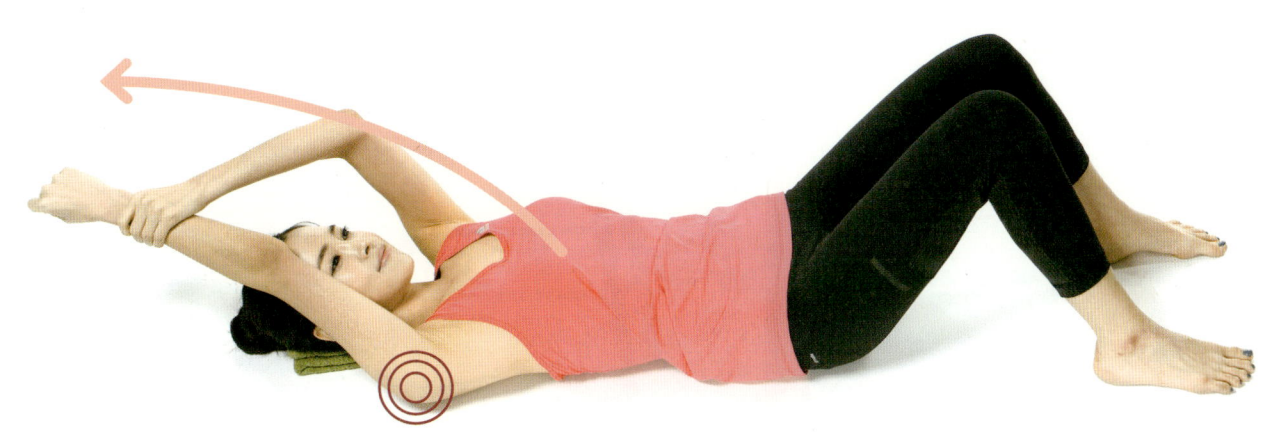

Part 2 수술 후 재활 운동 163

04 책상 위에 양손 올리고 앞으로 밀기

책상을 이용해 아픈 팔의 운동 범위를 늘려주는 동작으로, 어깨 관절의 관절막 중 아래쪽을 상하로 늘려서 팔을 앞으로 드는 동작을 수월하게 합니다.

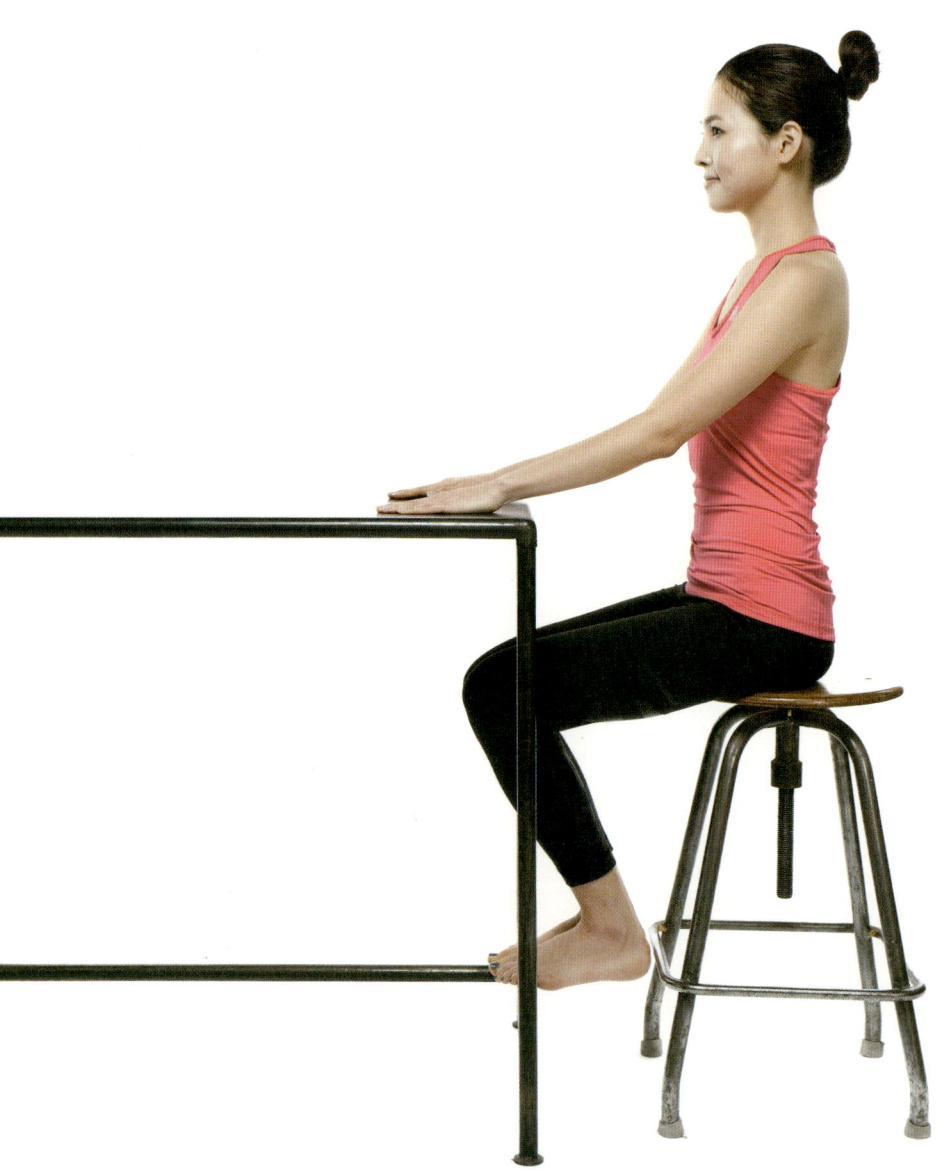

• **HOW TO**

책상 앞에 바르게 앉아서 양손을 책상 위에 올려놓습니다. 손을 앞으로 쭉 밀면서 가슴이 책상에 닿는다는 느낌으로 책상 위로 상체를 숙입니다. 이때 팔꿈치를 자연스럽게 펴고 등도 곧게 펴는 것이 좋습니다.

==하루 10회씩 2~3세트==

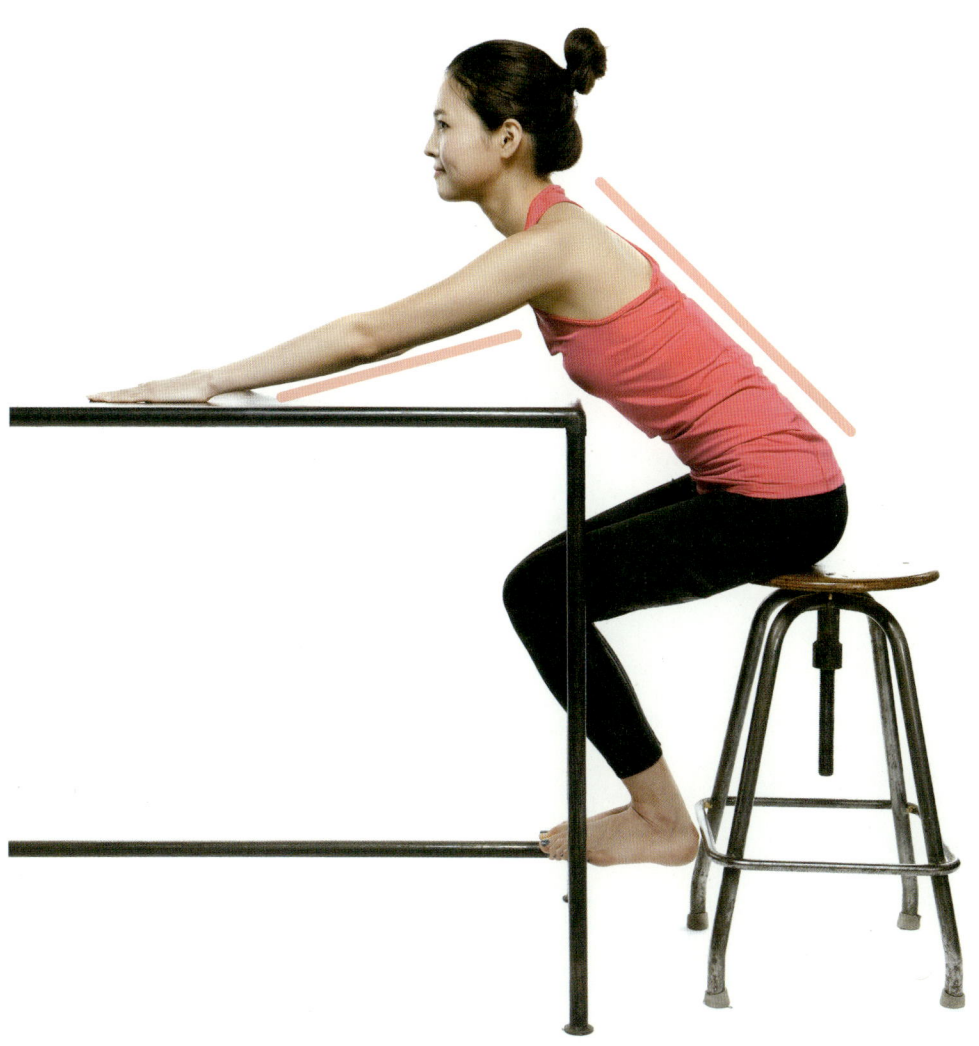

2단계 관절 운동 범위 확대

01 책상 위에 손 올리고 옆으로 밀기

책상을 이용한 외전 운동입니다. 책상을 이용해 아픈 팔의 운동 범위를 늘려주는 동작으로, 어깨 관절의 관절막 중 아래 부분을 좌우로 늘려서 팔을 옆으로 드는 동작을 수월하게 해줍니다.

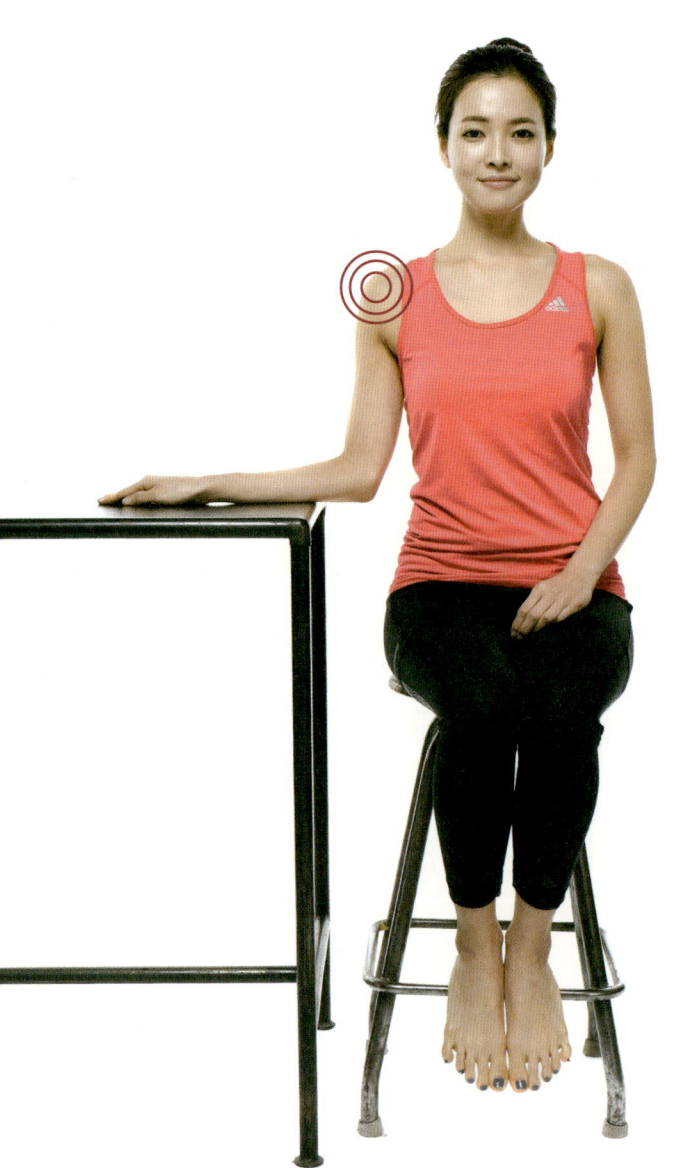

TIP

팔꿈치를 굽혔을 때 손바닥이 자연스럽게 책상과 수평을 이루도록 의자 높이를 조절한 뒤 시작합니다.

• **HOW TO**

책상을 옆에 두고 앉아 아픈 쪽 팔을 구부려 책상 위에 올립니다. 이때 손바닥은 가볍게 책상 위에 댑니다. 손을 책상 안쪽으로 길게 밀며 팔을 늘여줍니다. 겨드랑이 부위가 책상 끝에 닿을 만큼 충분히 길게 밀어줍니다. 3~5초간 유지합니다. 팔을 밀 때 통증이 느껴진다면 손바닥을 위를 향하게 하여 실시합니다. 통증이 감소하는 효과가 있습니다.

하루 10회씩 2~3세트

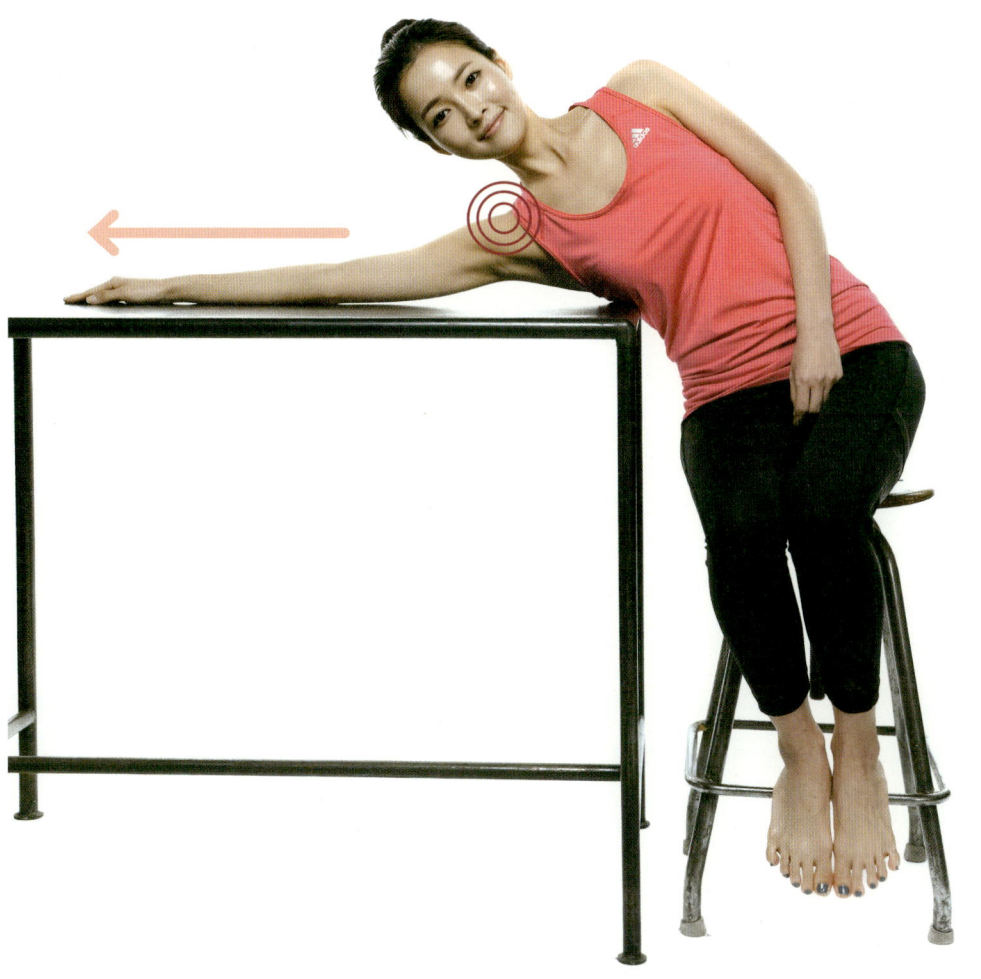

2단계 관절 운동 범위 확대

02 막대 잡고 상하로 움직이기

막대를 이용해 아픈 팔의 운동 범위를 늘려주는 동작으로 어깨 관절의 관절막 중 아래쪽을 늘려줍니다. 앉아서 하면 팔을 움직이기가 더 쉽습니다. 힘들면 바닥에 누워서 하는 것도 좋습니다.

• HOW TO

아픈 쪽 팔을 살짝 옆으로 구부려 막대의 위쪽, T자 부분을 감싸 줍니다. 안 아픈 쪽 손으로 막대의 아랫부분을 잡고 천천히 밀어 올리며 늘려줍니다. 이때 아픈 쪽 팔로 막대를 들어 올리면 안 됩니다. 10회 정도 반복합니다.

상하로 움직이는 데 무리가 없으면 팔을 대각선 방향으로 살짝 벌리면서 밀어 올립니다. 가능해지면 점점 더 각도를 벌려 밀어 올립니다. 이렇게 하면 아래쪽과 앞쪽의 관절막을 동시에 늘려주는 효과가 있습니다.

<mark>하루 10회씩 2~3세트</mark>

• TIP

같은 동작이라도 수술을 하지 않은 사람과 수술한 사람에게 적용하는 단계가 다릅니다. 어깨 운동의 목적은 근육과 힘줄에 스트레스를 주어 더욱 튼튼하게 하는 것입니다. 하지만 수술한 사람의 경우, 수술 부위가 완전히 아물기 전에 근육과 힘줄에 스트레스를 주면 파열의 우려가 있으므로 같은 동작이라도 더 천천히, 프로그램의 후반에 배치합니다.

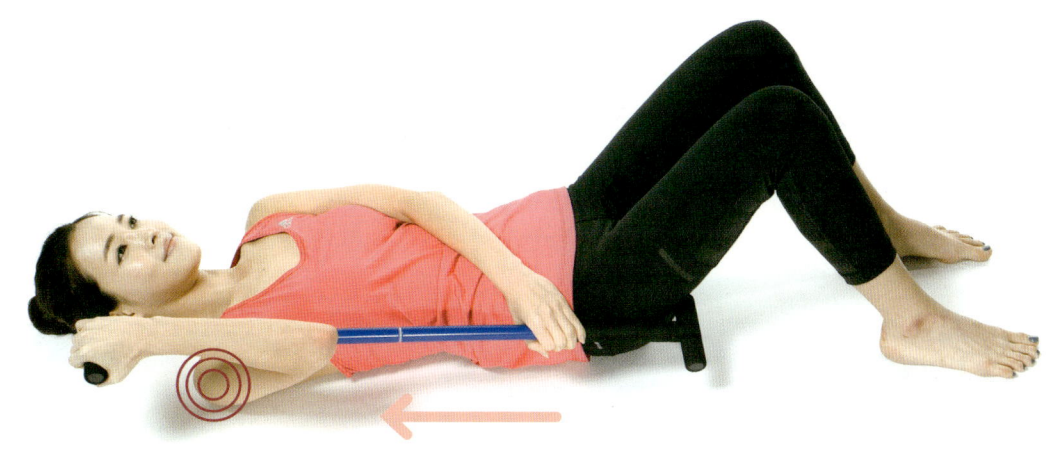

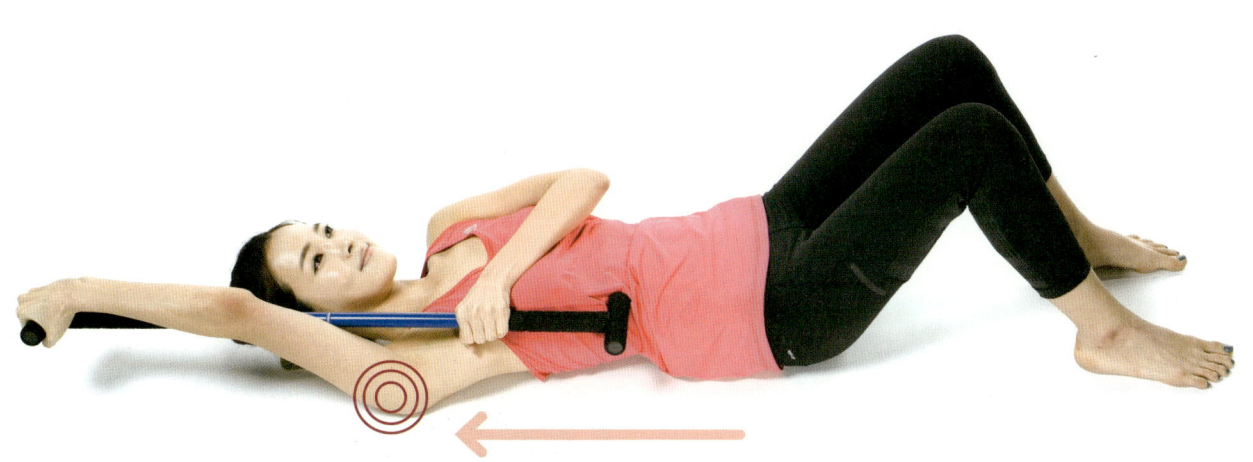

● TIP

팔을 움직이는 방향도 중요합니다. 등 뒤의 견갑골은 몸통의 뒤쪽 바깥쪽에 붙어 있는데, 이 뼈에 평행하게 팔을 드는 것이 가장 편한 위치입니다. 팔을 수직으로 곧게 밀어 올리지 말고 살짝 바깥쪽으로 벌려서 밀어 올리는 것이 바른 동작입니다.

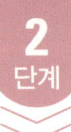 **2단계** 관절 운동 범위 확대

03 누워서 막대 잡고 위로 들어 올리기

수술 후 팔이 어느 정도 움직이기 시작하면 앞으로 팔을 들어 올리는 운동을 시작합니다. 양팔을 편안한 정도로 벌려서 앞으로 들어 올립니다. 양팔의 무게를 이용하여 양쪽 어깨의 관절 운동 범위를 균형있게 늘려줍니다.

• HOW TO

양쪽 무릎을 세우고 바닥에 누워 두 손으로 막대를 잡습니다. 두 손의 간격은 어깨너비에서 약간 바깥쪽으로 벌어진 정도를 유지하며 동작은 복부 부근에서 시작합니다. 양팔을 천천히 들어 올려 가슴 앞을 지나 마치 만세를 하는 것처럼 머리 위로 쭉 뻗어 올립니다. 막대를 들어 올릴 때는 양쪽 팔이 균형을 이루도록 주의하며 가능한 한 팔꿈치는 편 상태를 유지합니다.

하루 10회씩 2~3세트

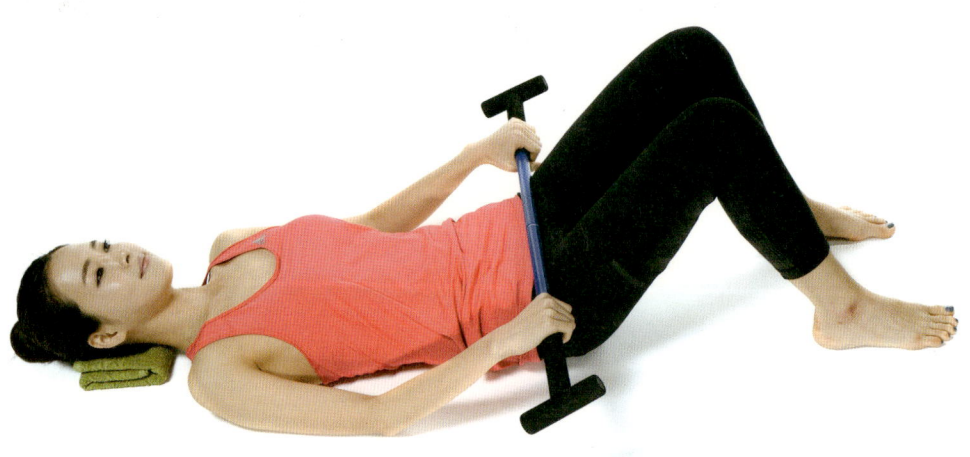

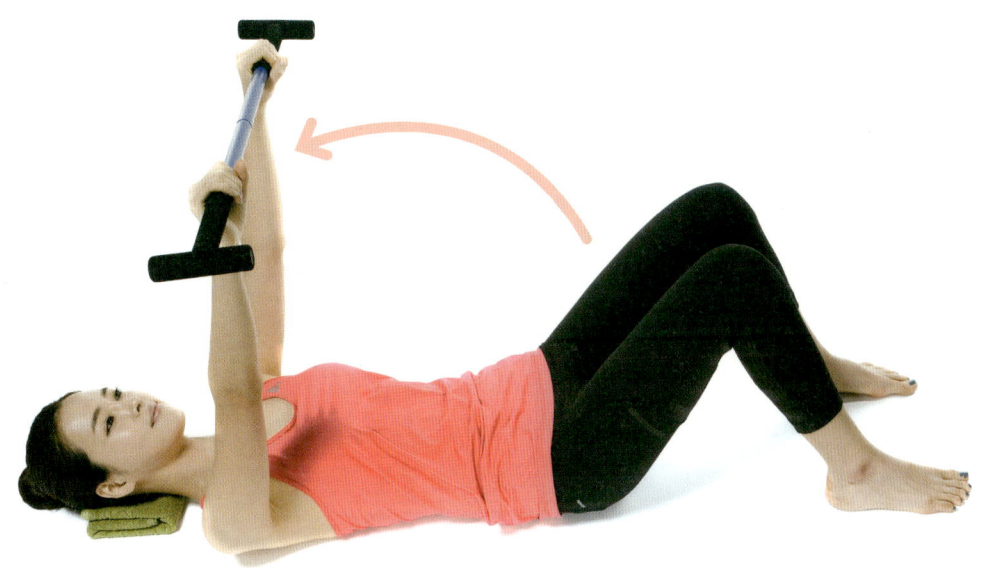

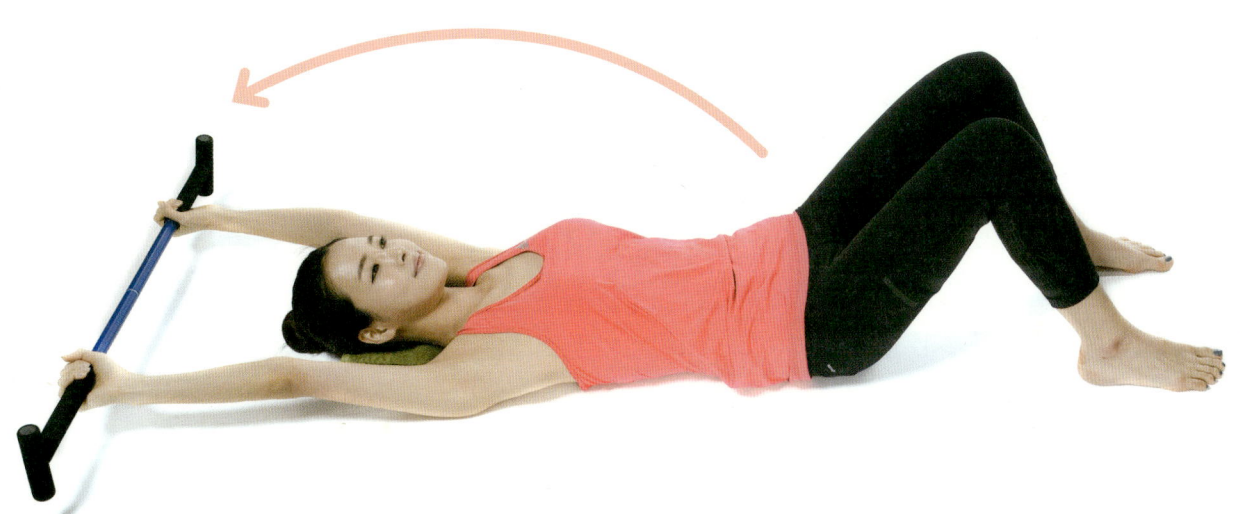

● TIP

막대를 잡을 때 손바닥이 바닥을 향하게 합니다. 동작을 하면서 심한 통증이 느껴진다면 봉을 잡은 손바닥이 위쪽을 향하도록 반대로 잡아 봅니다. 통증이 줄어드는 효과가 있습니다. 막대의 무게는 300그램 이하의 가벼운 것이 좋습니다.

2단계 관절 운동 범위 확대

04 누워서 막대 잡고 좌우로 밀기

굳어진 어깨 앞쪽 관절의 관절막을 늘려주는 동작입니다. 막대를 이용해서 팔과 몸통이 평행한 상태에서의 내회전·외회전 운동 범위를 확대합니다.

• HOW TO

양쪽 무릎을 세우고 바닥에 누워 두 손으로 막대를 잡습니다. 두 손의 간격은 어깨너비가 적당합니다. 두 팔을 직각으로 구부려 가슴 앞에서 막대를 좌우로 움직입니다. 팔꿈치는 계속 바닥에 붙이고 각도를 유지한 채 양쪽으로 최대한 밀어줍니다. 3~5초간 유지하며, 동작을 할 때는 양쪽 팔이 균형을 이루어야 합니다. 최대한 바깥쪽으로 밀었을 때도 팔꿈치가 들리거나 손목이 틀어지지 않도록 주의합니다.

==하루 10회씩 2~3세트==

• TIP

막대를 잡을 때 손의 방향은 손바닥이 얼굴 쪽을 향하게 하면 편안합니다. 몸집이 크거나 비만인 사람은 동작을 할 때 팔꿈치 뒤에 작은 수건을 댑니다. 통증이 줄어드는 효과가 있습니다.

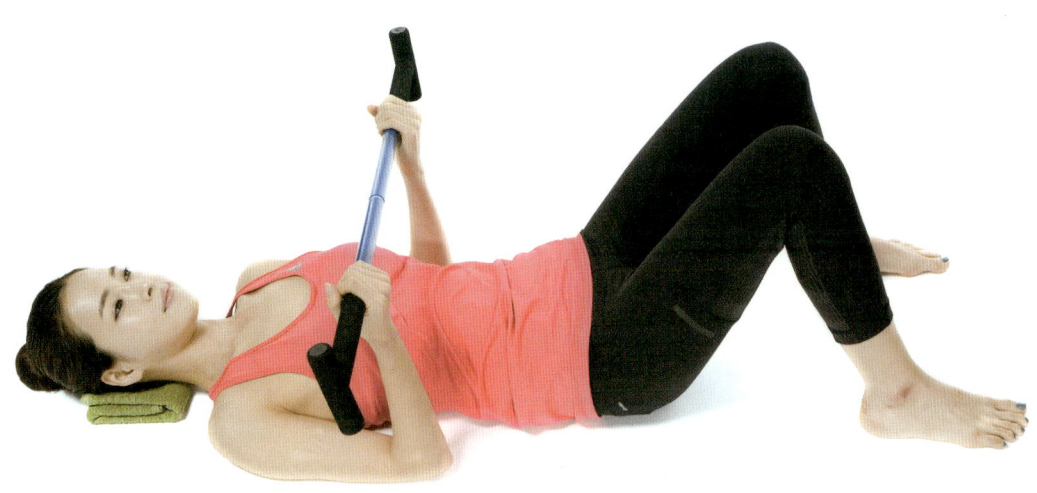
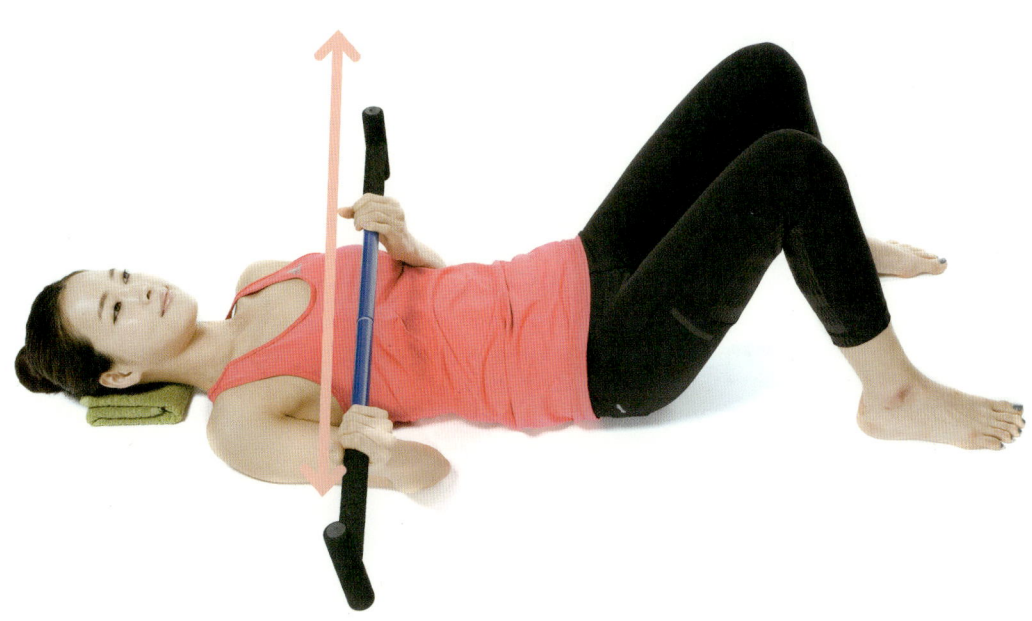

Part 2 수술 후 재활 운동 173

2단계 관절 운동 범위 확대

05 누워서 막대 잡고 올렸다 내리기

막대를 이용한 내회전·외회전 운동입니다. 굳어진 어깨의 앞쪽과 아래쪽에 위치한 관절막을 늘려주는 효과가 있습니다. 외회전의 범위가 증가합니다.

• HOW TO

양쪽 무릎을 세우고 바닥에 누워 준비합니다. 양팔을 좌우로 벌린 뒤 팔꿈치를 구부려 두 손으로 막대를 잡습니다. 이때 양쪽 손의 간격은 어깨너비가 적당합니다. 두 팔을 직각으로 구부려 머리 위에서 가슴 앞까지 막대를 올렸다 내렸다 반복합니다. 처음에는 동작을 하기가 힘들 수 있습니다. 그럴 때에는 2단계의 다른 동작들을 충분히 따라한 다음 2단계의 마지막에 이 동작을 실시합니다.

==하루 10회씩 2~3세트==

• TIP

막대를 잡을 때 손의 방향은 손바닥이 바닥을 향하면 편안합니다.

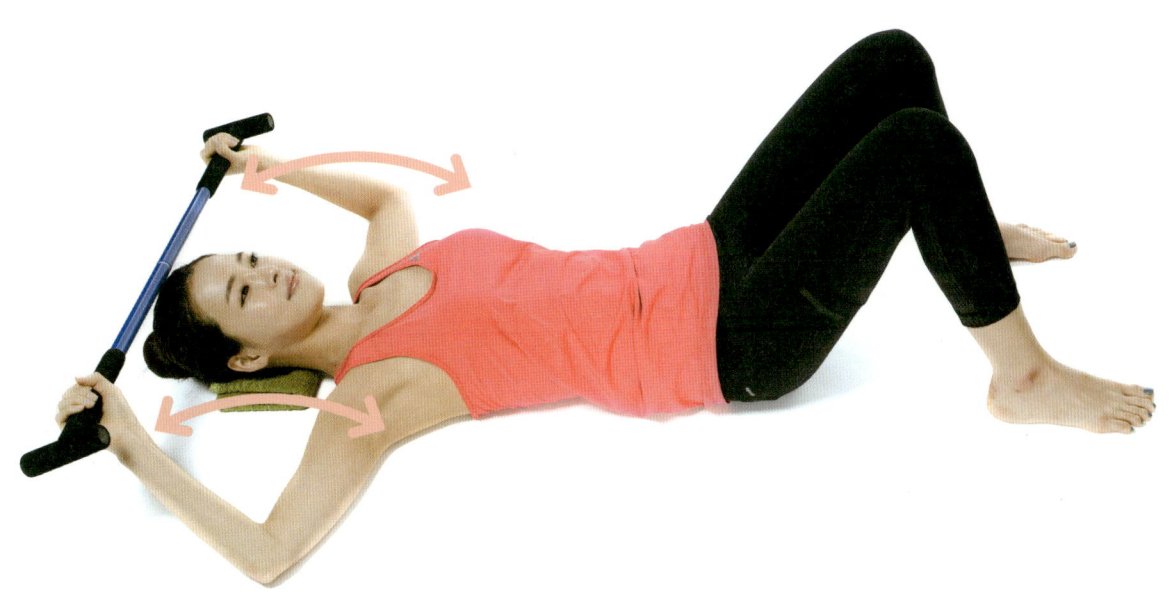

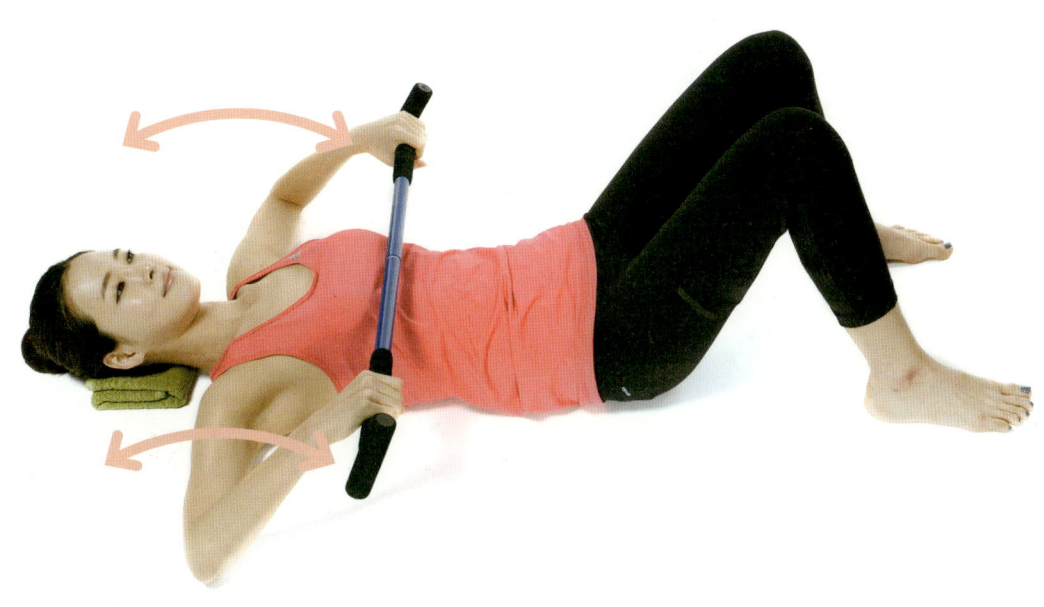

Part 2 수술 후 재활 운동 175

2단계 관절 운동 범위 확대

06 누워서 막대 잡고 양쪽으로 돌리기

막대를 이용한 어깨 외전 · 내전 운동입니다. 굳어진 어깨 앞뒤의 관절막을 번갈아 늘려주는 동작입니다.

• HOW TO

양쪽 무릎을 세우고 바닥에 누워 준비합니다. 두 손을 가슴 앞으로 뻗어 막대를 잡고 좌우로 크게 움직입니다. 한쪽 팔이 바닥에 닿을 때까지 막대를 밀어주는데, 이때 팔꿈치는 자연스럽게 폅니다.

하루 10회씩 2~3세트

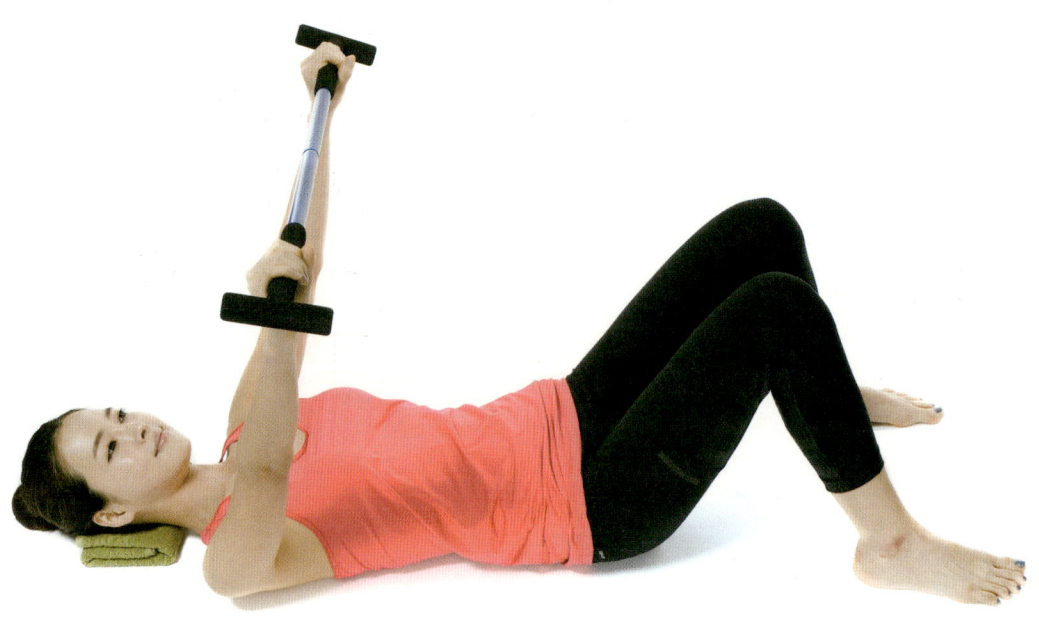

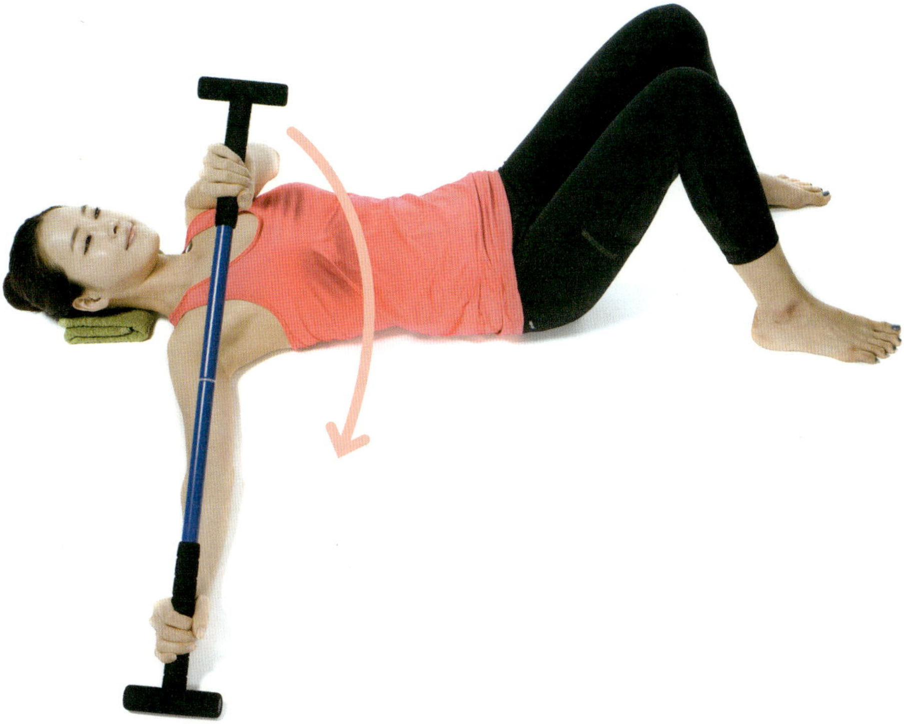

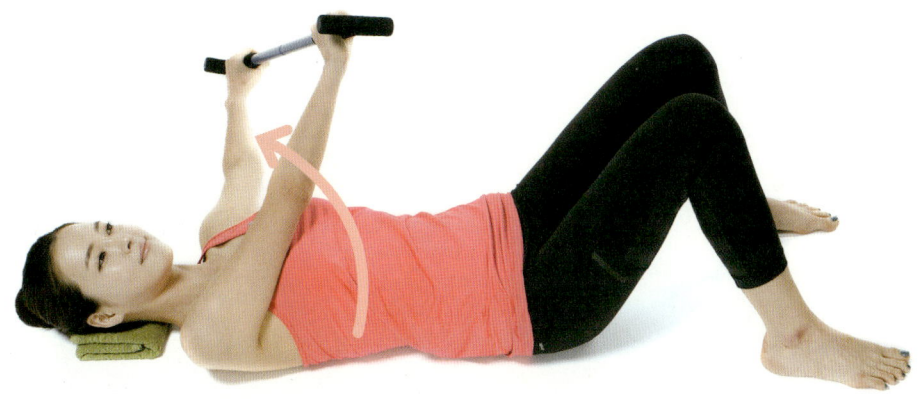

TIP
막대를 잡을 때는 손등이 얼굴을 향하도록 하면 편안합니다.

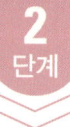

2단계 관절 운동 범위 확대

07 누워서 막대 잡고 대각선으로 돌리기

막대를 이용한 대각선 운동입니다. 누워서 막대 잡고 양쪽으로 돌리기(176쪽) 동작과 연결해서 하면 운동 효과가 더욱 좋습니다. 팔을 들어 올리는 근육을 늘리고 회전 운동의 범위를 균형적으로 증가시킵니다.

• HOW TO

양쪽 무릎을 세우고 바닥에 누워서 준비합니다. 두 손을 가슴 앞으로 뻗어 막대를 잡는데, 양손은 어깨너비 정도 간격을 유지합니다. 막대로 8자를 그리듯이 골반 옆에서 어깨 위까지 크게 움직여줍니다. 이때 팔꿈치는 자연스럽게 펴고 천천히 부드럽게 움직입니다.

==하루 10회씩 2~3세트==

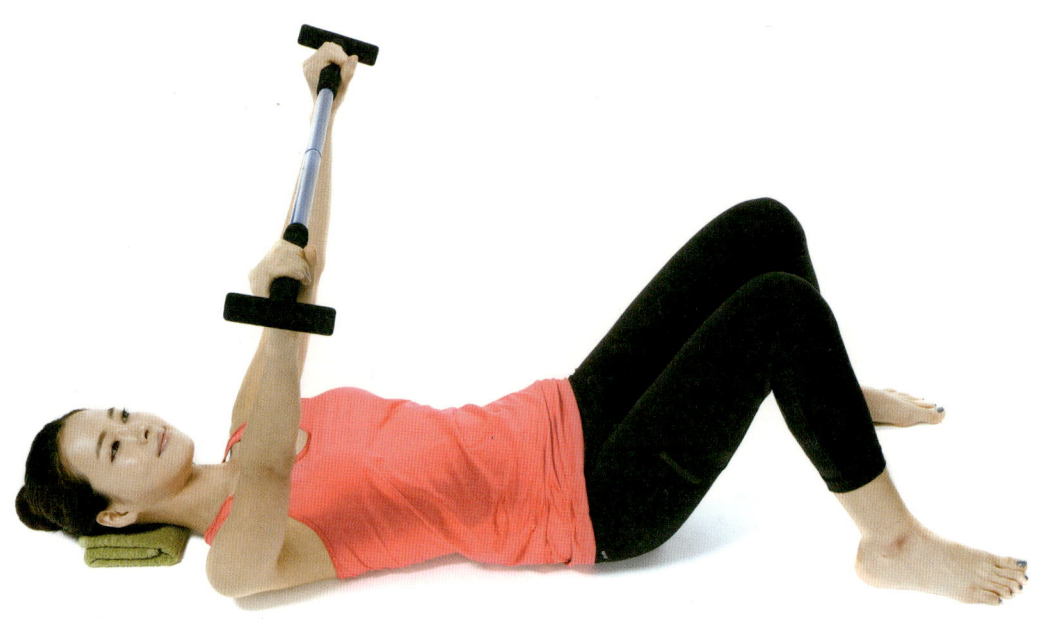

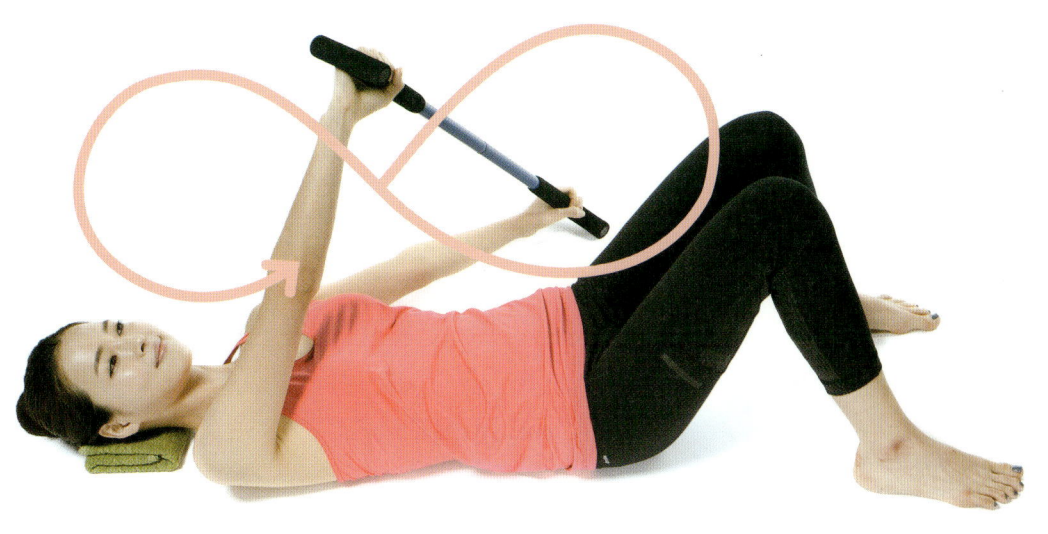

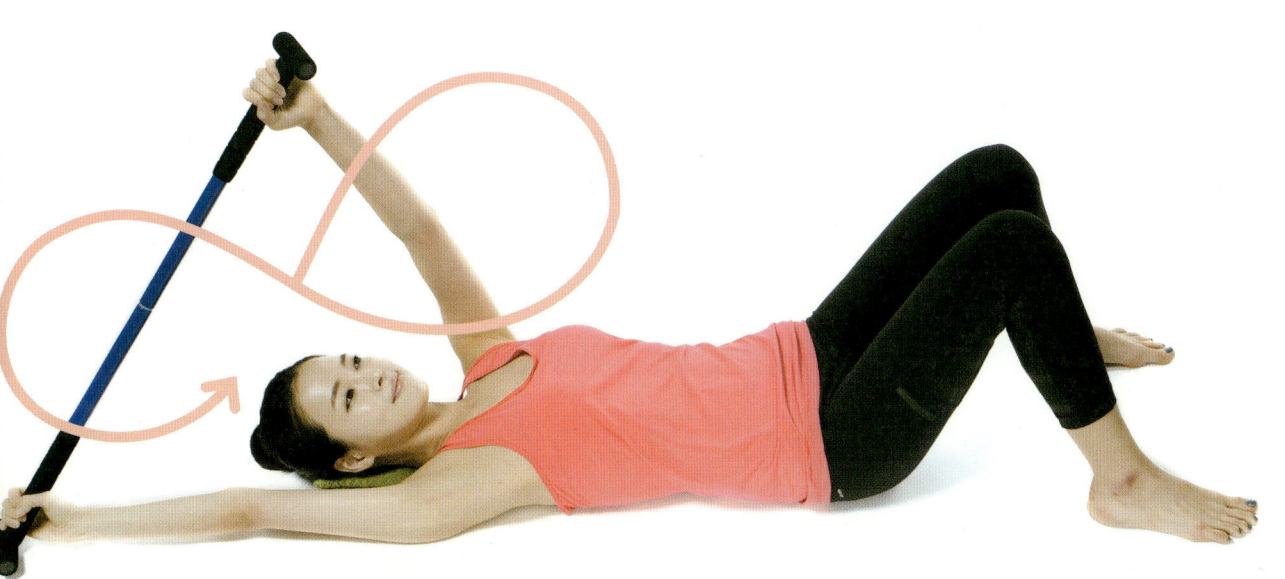

TIP

천천히 부드럽게 움직입니다. 너무 힘을 주어 빠르게 돌리지 않도록 주의하시기 바랍니다.

2단계 관절 운동 범위 확대

08 머리 뒤로 깍지 끼고 기지개 켜기

막대 같은 도구를 이용하지 않고 쉽게 할 수 있는 맨손운동으로, 어깨 관절의 운동 범위를 늘려줍니다. 의자에 앉아서, 또는 바닥에 누워서 수시로 하면 어깨 관절의 운동 범위를 늘리는 데 도움이 됩니다.

• HOW TO

어깨높이 정도의 낮은 베개를 베고 바닥에 눕습니다. 무릎을 가볍게 굽히고 양손은 머리 뒤쪽에서 깍지 낍니다. 깍지를 낀 상태에서 기지개를 켜는 것처럼 팔을 쭉 편 상태로 3~5초간 유지합니다. 동작의 포인트는 팔꿈치가 어깨 뒤쪽까지 충분히 펴지도록 하는 것입니다. 10회 정도 반복합니다.

==하루 10회씩 2~3세트==

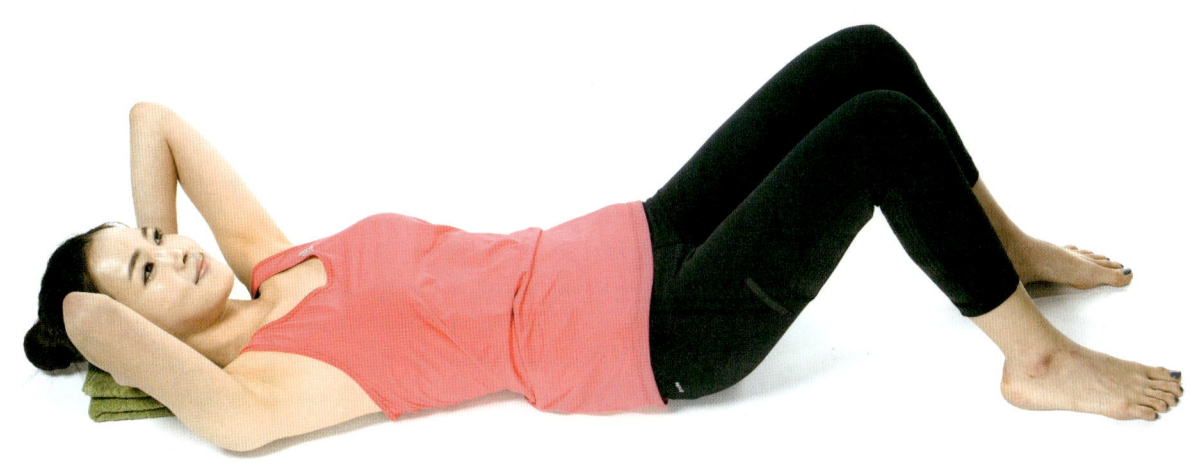

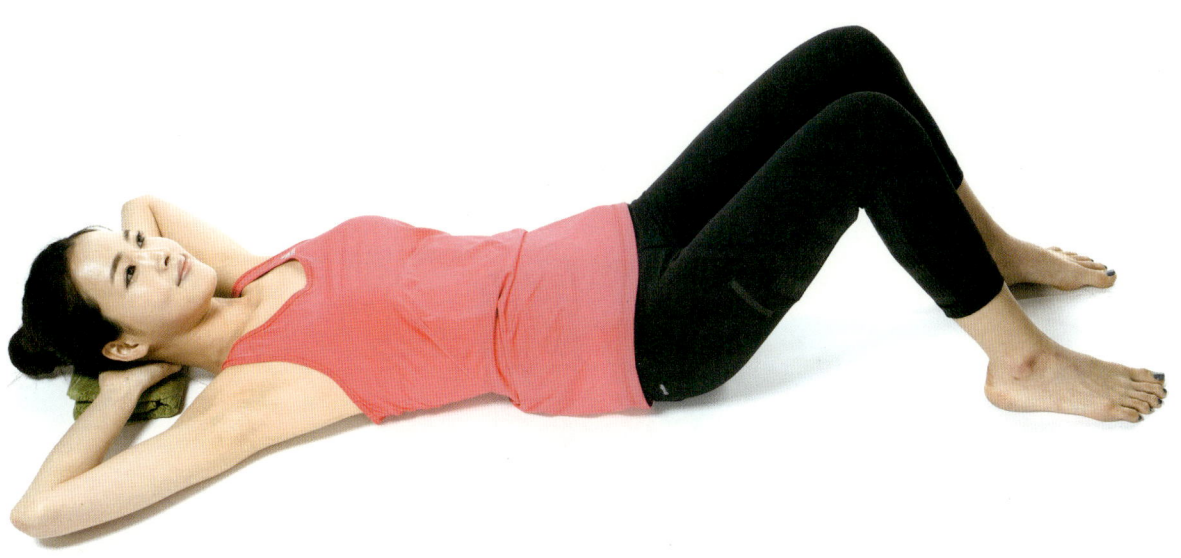

●TIP

누워서 하는 데 무리가 없다면 앉아서 해봅니다. 뒤쪽에 바닥이나 벽이 없으면 팔꿈치의 운동 범위가 더 넓어집니다.

2단계 관절 운동 범위 확대

09 벽 이용해 가슴 펴며 양쪽 견갑골 모으기

오십견 환자에게서 흔히 볼 수 있는 '둥근 어깨'를 해소하는 동작입니다. 둥근 어깨로 등이 튀어나오고 어깨가 앞으로 볼록하게 나오는 자세가 되면 가슴 앞쪽에 있는 근육은 짧아지고 등 뒤쪽 근육은 늘어납니다. 이때 다시 균형을 찾는 운동입니다.

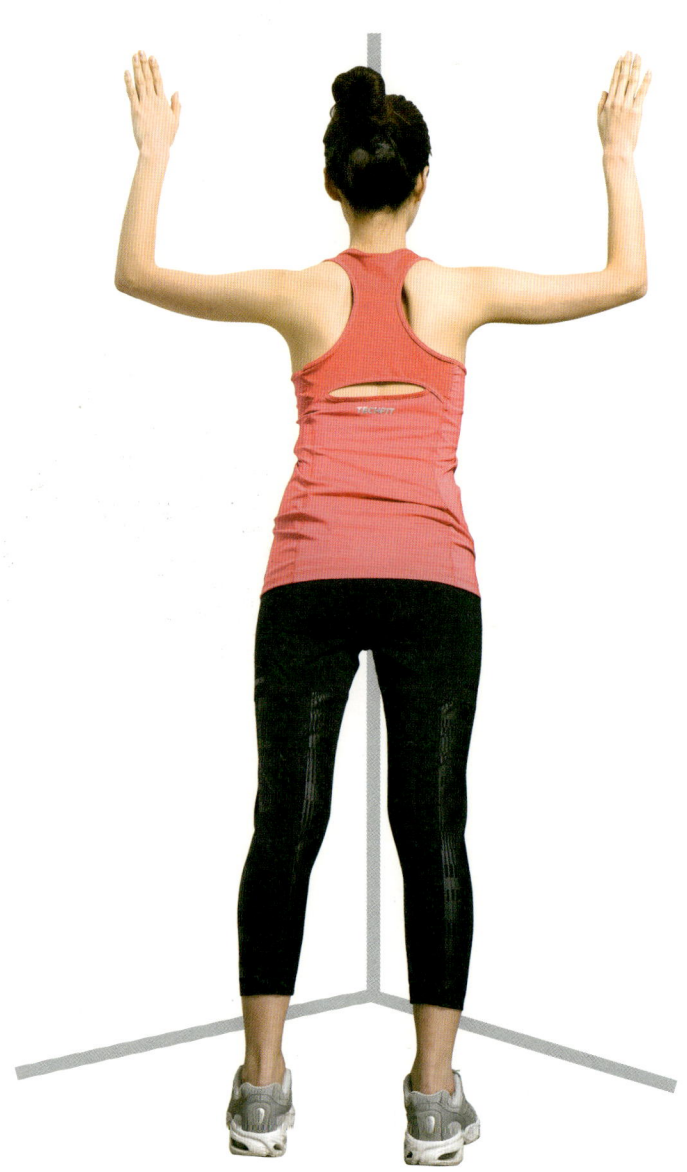

• **HOW TO**

어깨 앞쪽의 근육을 풀어주고 등 근육을 강화시키는 동작입니다. 두 벽이 만나는 코너 지점에 서서 두 팔을 양옆으로 벌려 직각으로 굽힙니다. 손바닥부터 팔꿈치까지 벽에 붙이고 서서 가슴을 앞으로 밀며 견갑골을 모아줍니다. 견갑골 안쪽이 들린다는 느낌으로 힘껏 뒤로 젖혀줍니다.

하루 10회씩 2~3세트

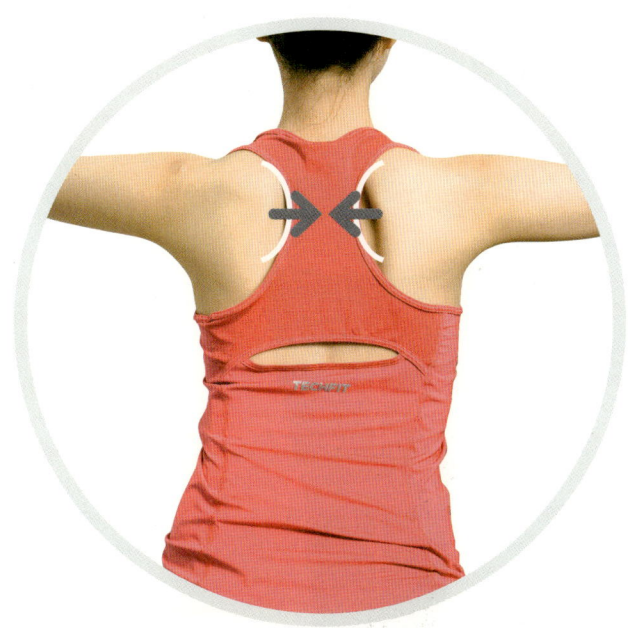

• **TIP**

양쪽 견갑골이 들리면서 가운데로 모아진다는 생각으로 당깁니다. 어깨 건강에서 양쪽 견갑골 사이의 근육을 강화하는 것은 매우 중요합니다.

2단계 관절 운동 범위 확대

10 막대 수평으로 들고 좌우로 움직이기

굳어진 어깨 앞쪽 관절의 관절막을 늘려주는 동작입니다. 누워서 막대 잡고 좌우로 밀기(172쪽)와 같은 동작이지만 일어선 상태에서 하기 때문에 근력이 좀 더 필요합니다.

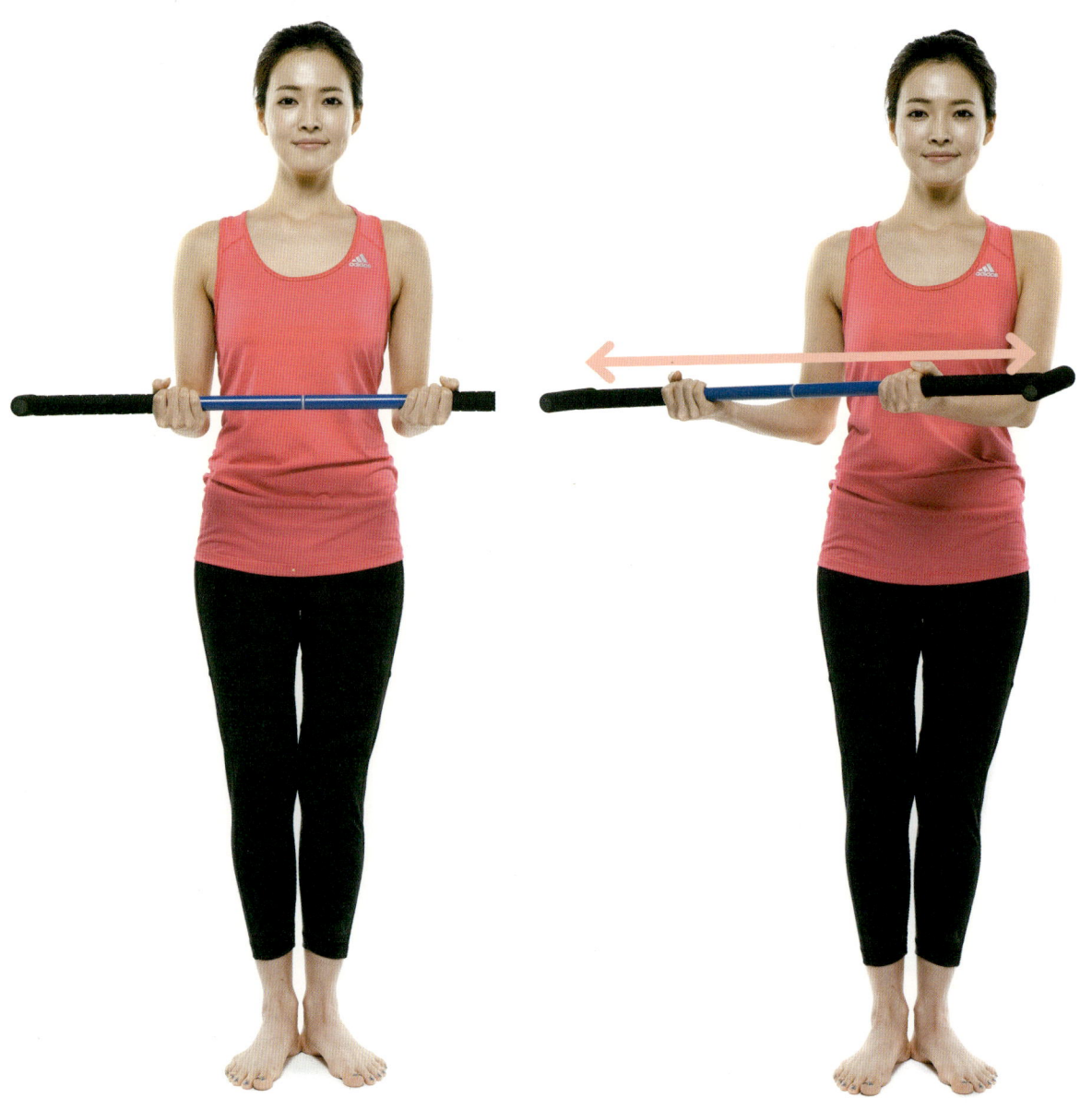

• **HOW TO**

바른 자세로 서서 양손으로 막대를 잡습니다. 이때 두 손의 간격은 어깨너비로 하고 손바닥이 천장을 향하게 합니다. 막대의 수평이 흐트러지지 않는 범위 내에서 최대한 좌우로 밀어줍니다. 이때 팔꿈치는 몸에 계속 붙이고 어깨가 바깥쪽으로 회전되는 것을 느껴봅니다.

하루 10회씩 2~3세트

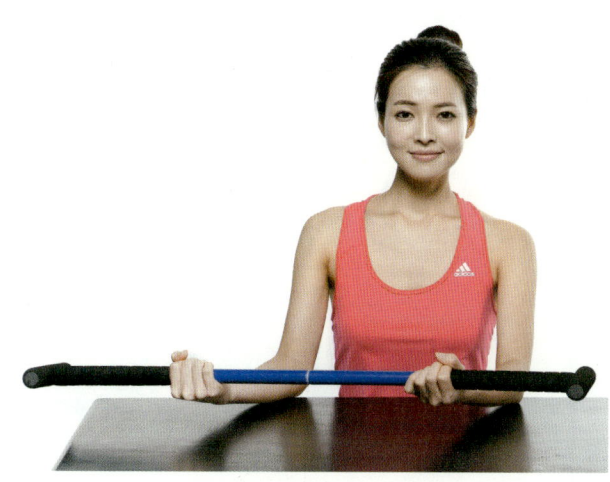

▶ **TIP**

책상 앞에 앉아서 하면 양쪽 손의 균형과 막대의 수평을 유지하기가 쉽습니다.

2단계 관절 운동 범위 확대

11 양손으로 책상 짚고 어깨 늘이기

책상 같은 지지물을 이용한 어깨 굴곡 운동입니다. 관절 운동의 범위를 늘리는 동작으로, 이 동작은 아픈 팔을 앞으로 들어 올리는 범위를 늘려줍니다.

• **HOW TO**

두 발을 벌리고 책상 앞에 서서 양손을 책상 위에 올립니다. 손바닥을 힘을 주어 고정하고 뒤로 물러서면서 상체를 90도로 숙입니다. 이때 발은 책상으로부터 최대한 멀어져야 하며 팔꿈치는 펴진 상태를 유지합니다. 3~5초간 유지합니다.

하루 10회씩 2~3세트

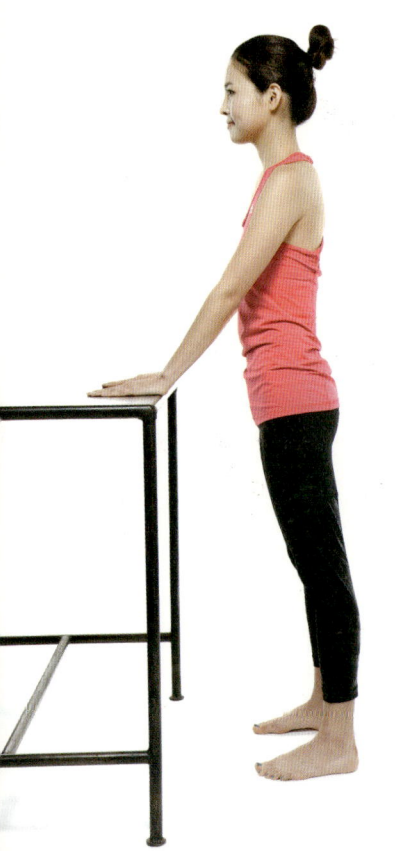
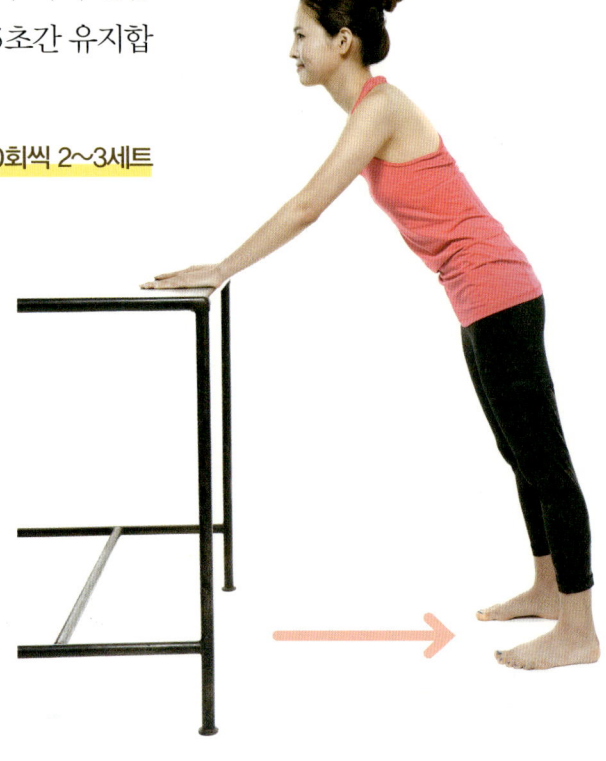

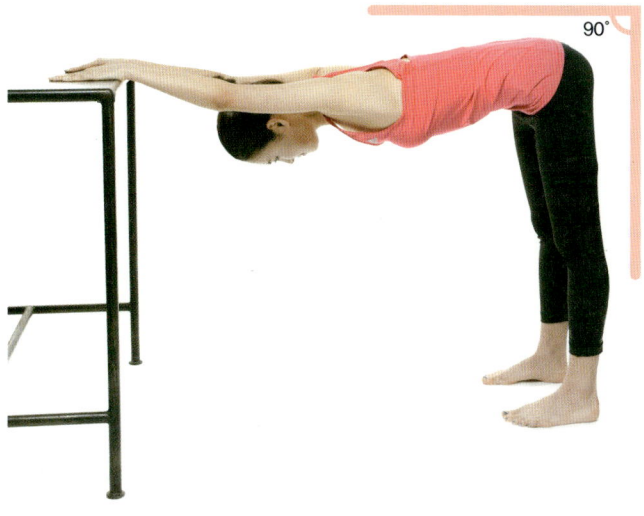

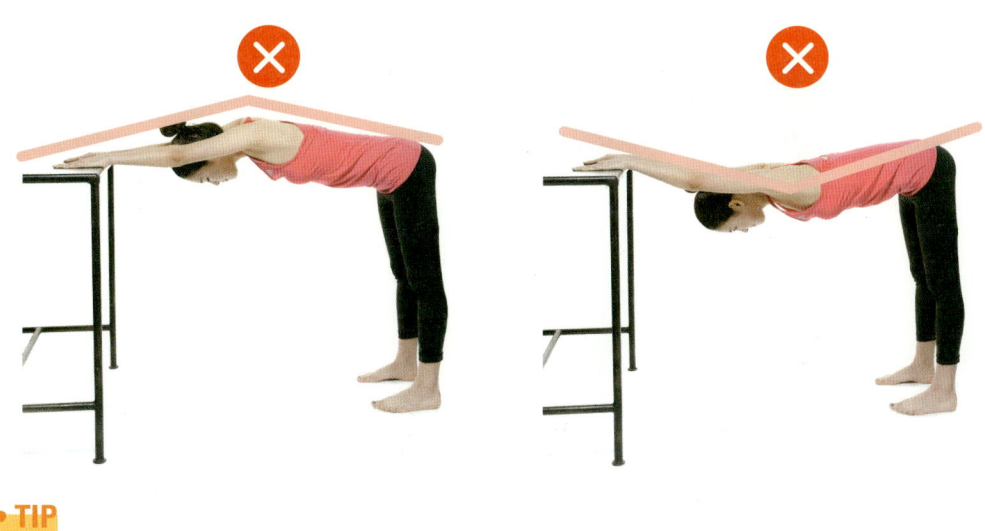

> **TIP**
> 어깨를 너무 얕게 또는 너무 깊게 누르지 않도록 유의합니다.

2단계 관절 운동 범위 확대

12 한 손으로 책상 짚고 어깨 늘이기

책상 같은 지지물을 이용한 외전 운동입니다. 관절 운동의 범위를 늘리는 동작으로 이 동작은 아픈 팔을 옆으로 들어 올리는 범위를 늘려줍니다.

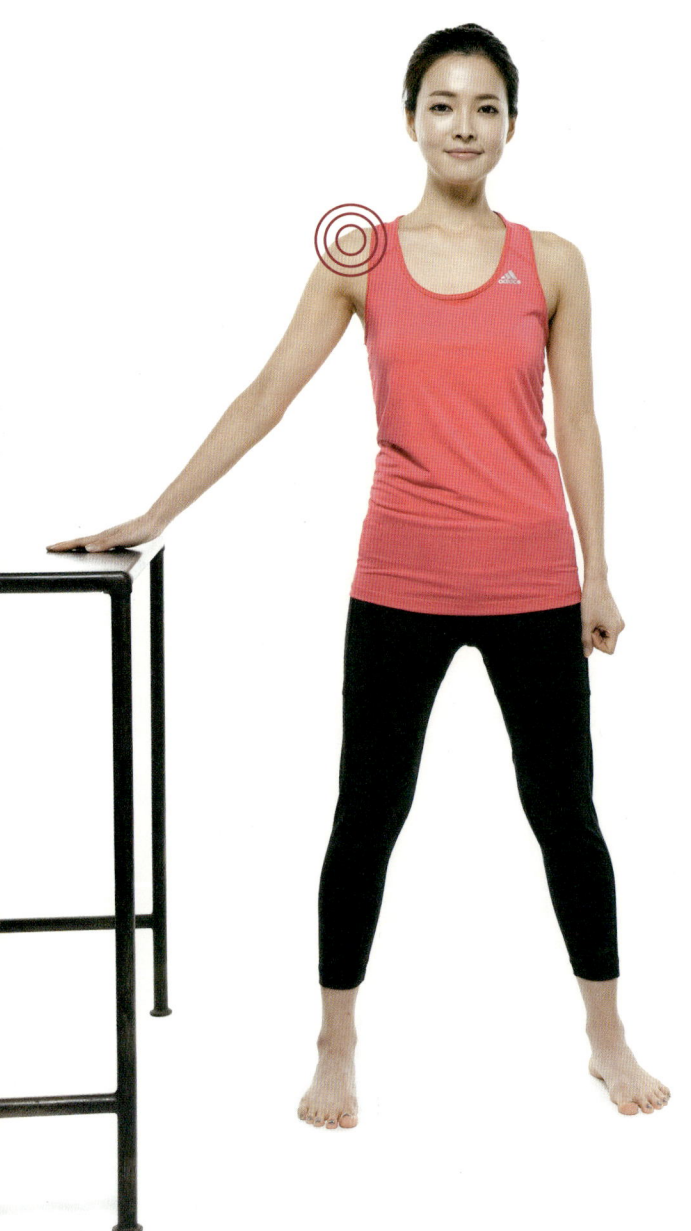

• HOW TO

책상 앞에 옆으로 선 자세로 준비합니다. 허리를 바르게 펴고 두 발은 어깨너비보다 약간 넓게 벌린 뒤 책상 위에 손을 올립니다. 손바닥을 단단히 고정한 채 팔꿈치를 편 상태에서 몸을 옆으로 쭉 늘입니다. 이때 손이나 발을 움직여서는 안 되며 책상을 잡은 쪽 어깨가 바깥쪽으로 늘어나는 느낌에 집중합니다. 3~5초간 유지합니다.

==하루 10회씩 2~3세트==

> **TIP**
> 이 동작에서는 책상 등의 지지물 높이가 중요합니다. 바른 자세로 섰을 때 팔꿈치가 자연스럽게 펴지는 높이가 좋습니다.

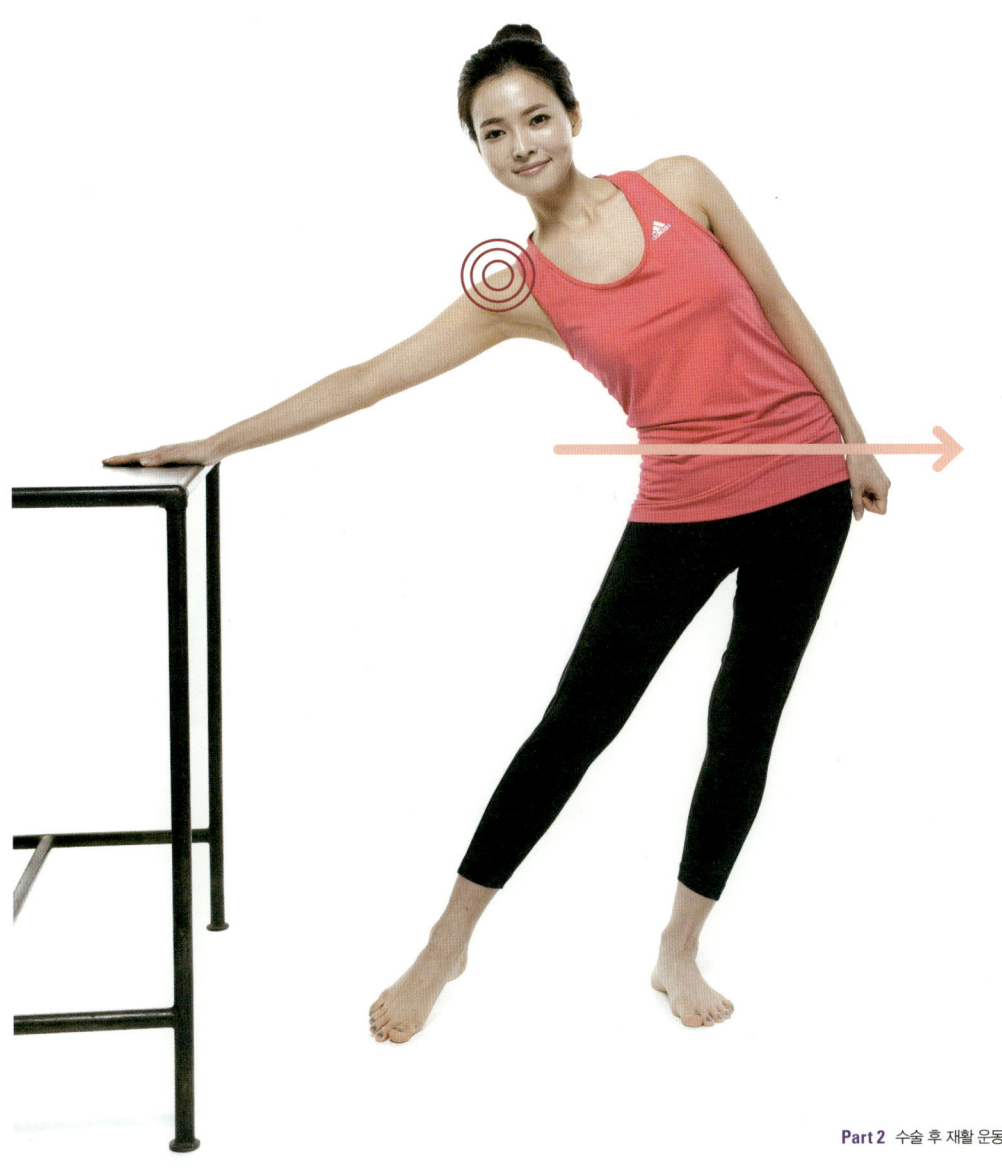

2단계 관절 운동 범위 확대

13 누워서 양손으로 막대 잡고 뒤로 밀기

막대를 이용한 외회전 운동입니다. 아픈 어깨의 앞쪽과 아래쪽 사이에 있는 관절막을 늘려주는 동작으로, 아프지 않은 팔의 힘을 이용해서 아픈 팔의 운동 범위를 늘려줍니다.

• HOW TO

바닥에 누워 양쪽 무릎을 자연스럽게 굽힙니다. 두 팔을 양옆으로 벌린 뒤 팔꿈치를 구부려 막대를 잡습니다. 아픈 어깨 쪽 손등이 뒤로 넘어가 바닥에 닿을 때까지 뒤로 막대를 밀어줍니다.

하루 10회씩 2~3세트

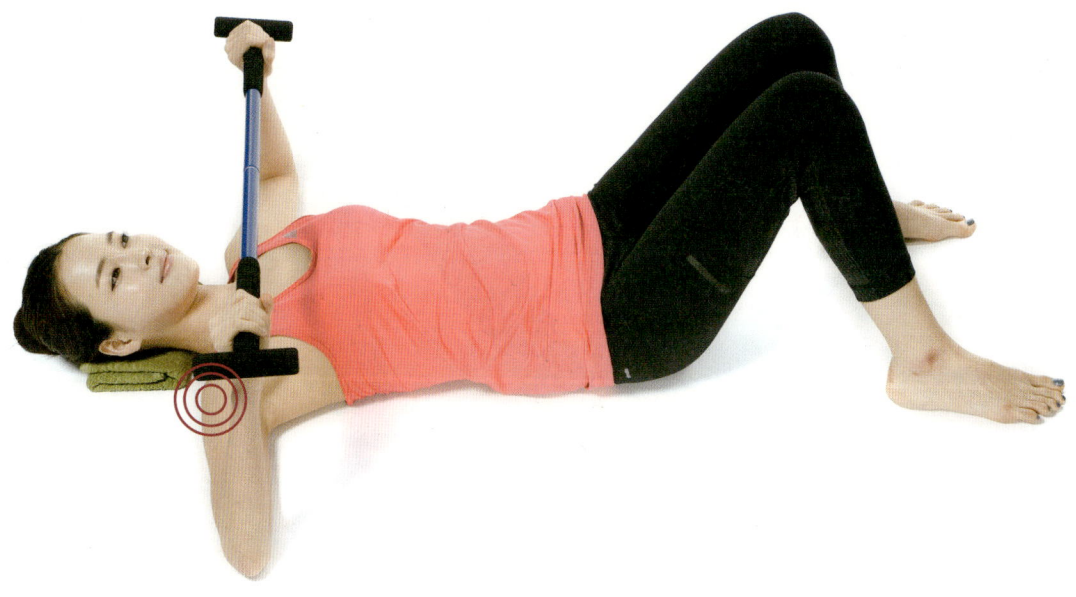

TIP
침대 위에 누워서 아픈 어깨가 침대 밖으로 나오게 해서 실시하면 더욱 효과적입니다. 이때는 아픈 쪽의 손등이 최대한 바닥을 향하도록 길게 밀어줍니다.

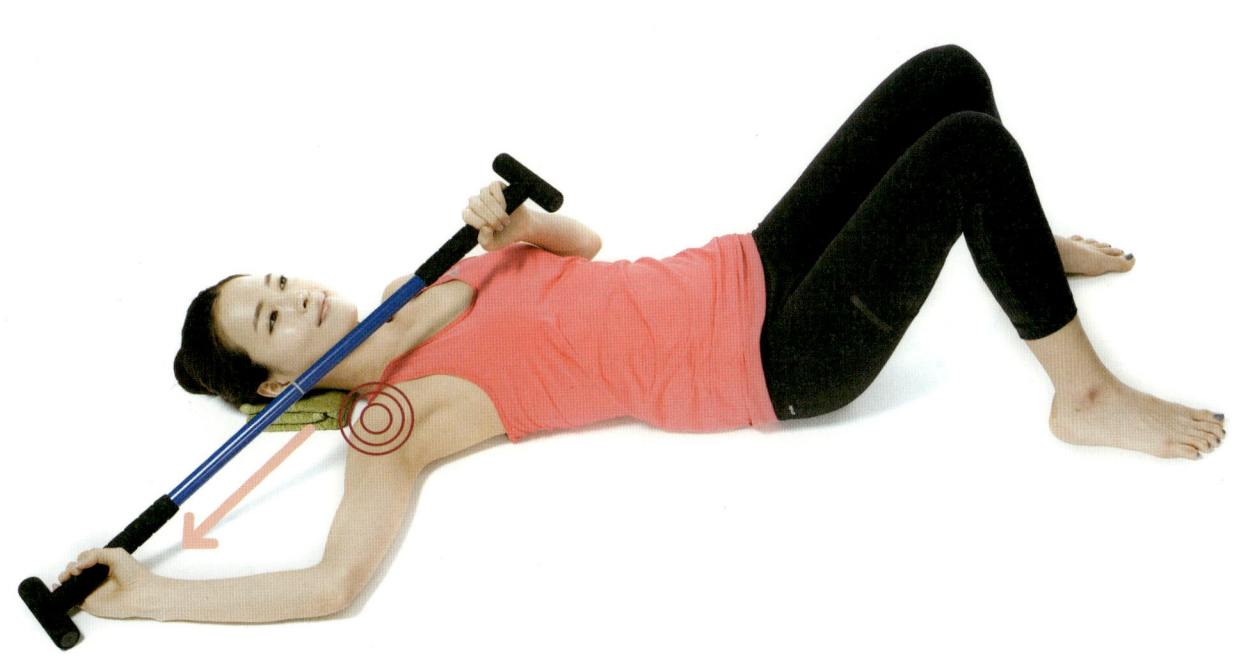

2단계 관절 운동 범위 확대

14 등 뒤에서 막대 잡고 아래로 당기기

막대를 이용한 외회전 운동입니다. 평소 팔을 몸 옆으로 돌리거나 뒤로 돌리기 불편한 사람이 꾸준히 하면 통증 예방에 도움이 됩니다. 수술을 한 사람이라면 이 동작이 수술 부위를 잡아당겨 다시 파열시킬 가능성이 있습니다. 앞에 소개한 운동을 순서대로 꾸준히 시행하여 수술 부위가 아물 시간을 충분히 가진 후 의사와 상의하여 실시합니다.

● HOW TO

아픈 쪽 손은 머리 위쪽으로 넘기고 반대쪽 손은 등 뒤쪽으로 넘겨 막대를 길게 잡습니다. 아래쪽 손으로 막대를 천천히 잡아당깁니다. 가능한 범위까지 최대한 잡아당겼다가 천천히 밀어 올리기를 반복합니다.

==하루 10회씩 2~3세트==

● TIP

아픈 쪽 손은 손바닥이 전방을 향하게, 반대쪽 손은 손등이 등에 닿는 자세로 막대를 잡으면 효과적입니다.

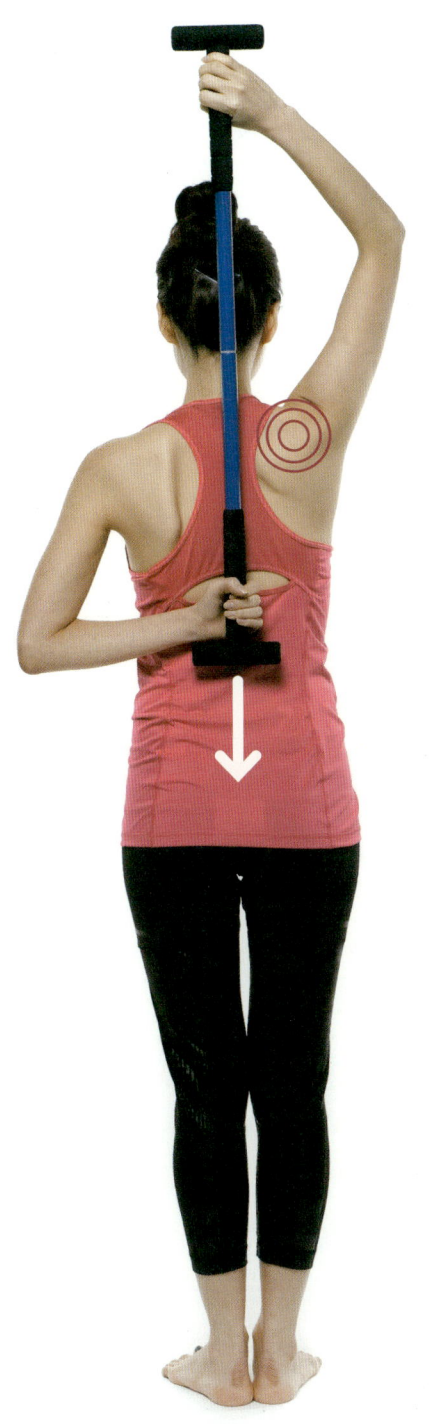
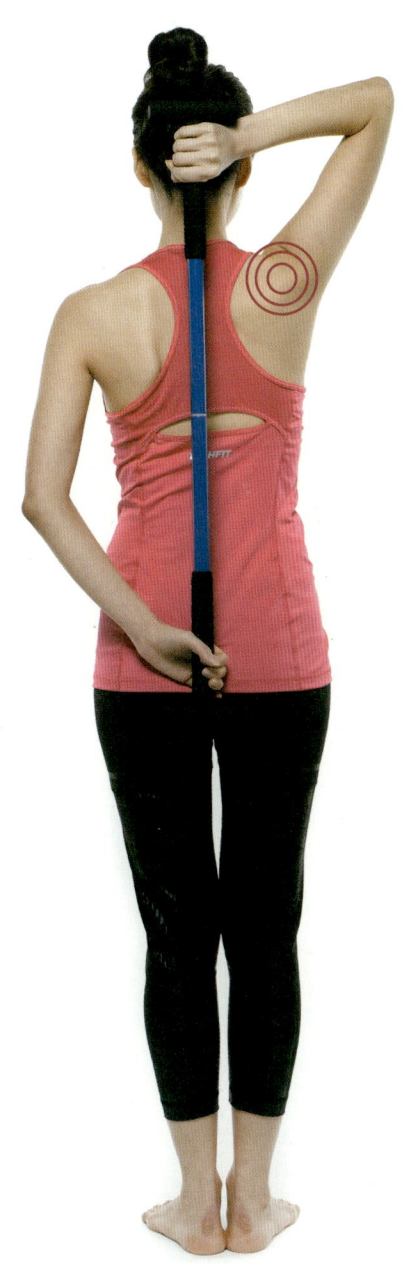

Part 2 수술 후 재활 운동 193

2단계 관절 운동 범위 확대

15 등 뒤에서 막대 잡고 밀어 올리기

평소 등을 긁거나 뒷주머니에서 손수건을 꺼낼 때 통증을 느끼는 사람에게 필요한 운동입니다. 팔을 뒤로 움직이는 것이 예전 같지 않다고 느낄 때 꾸준히 하면 통증 예방에 도움이 됩니다.

• HOW TO

아픈 쪽 손은 머리 뒤쪽으로 넘기고 반대쪽 손은 허리 뒤쪽으로 넘겨 막대를 길게 잡습니다. 아래쪽 손으로 막대를 천천히 밀어 올립니다. 아픈 쪽 손으로 막대를 끌어 올려서는 안 됩니다. 가능한 범위까지 최대한 밀어 올렸다가 천천히 내리기를 반복합니다.

<u>하루 10회씩 2~3세트</u>

•TIP

팔을 뒤로 돌리는 동작은 회전근개 중에 손상을 가장 많이 받는 극상근을 늘어나게 하는 자세이기 때문에 통증을 유발합니다. 극상근은 어깨 뒤쪽에서 앞쪽으로 나오는 근육이므로 이렇게 내회전 운동을 하면 근육이 늘어나 통증이 줄어듭니다. 하지만 힘줄이 손상을 받아 탄력이 떨어진 상태이거나 수술로 인해 약해진 상태에서 너무 늘리면 손상이 가중되어 통증을 악화시킬 수 있습니다. 따라하다가 심한 통증이 느껴진다면 즉시 멈추고 전문의와 상담하기 바랍니다. 근육과 힘줄이 충분히 탄력을 받고 근력이 좋아진 뒤에 다시 시작합니다.

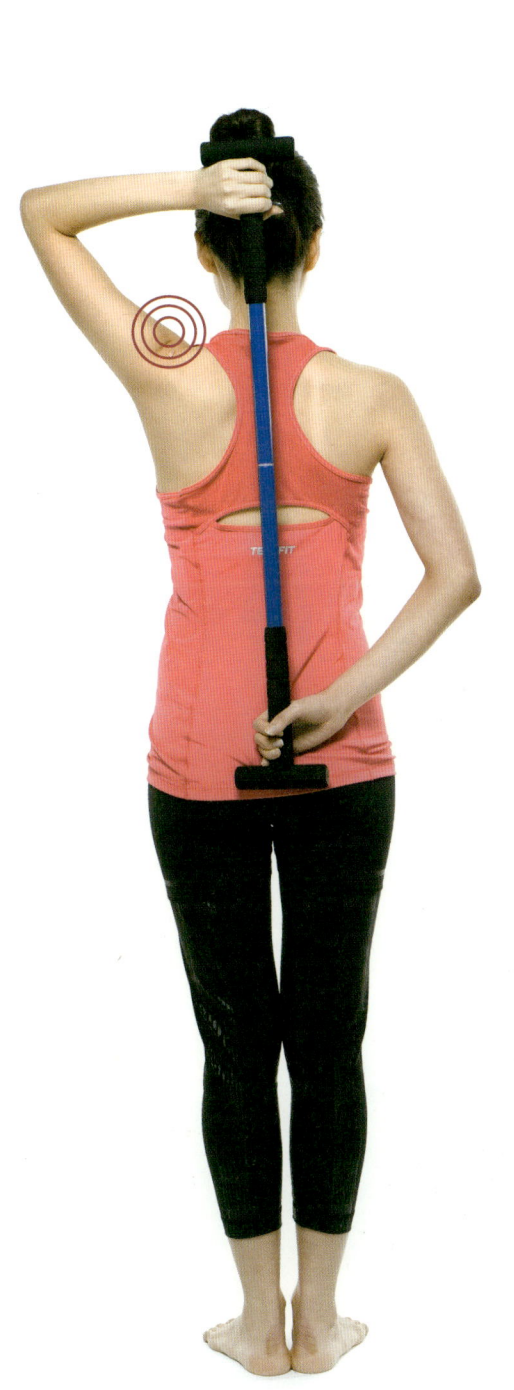
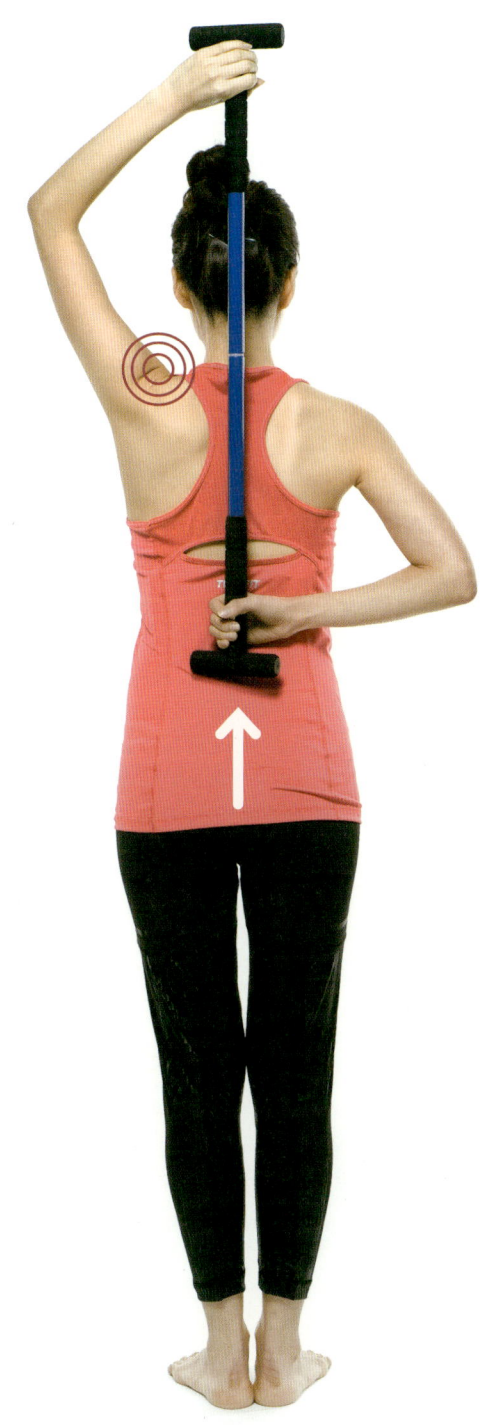

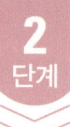

2단계 관절 운동 범위 확대

16 옆으로 누워서 손목 잡고 스트레칭하기

어깨 뒤쪽의 관절막을 늘려주는 동작입니다. 팔을 몸 안쪽으로 돌리는 것이 힘든 사람의 경우 이 동작을 꾸준히 해주면 운동 범위를 늘릴 수 있습니다.

• HOW TO

아픈 어깨가 바닥으로 오도록 옆으로 눕습니다. 이때는 어깨높이 정도의 베개를 준비하는 것이 좋습니다. 팔꿈치를 구부려 반대쪽 손으로 손목을 잡고 바닥으로 누르면서 스트레칭합니다. 손이 완전히 바닥에 닿으면 30초 정도 유지한 뒤 준비자세로 돌아와 동작을 반복합니다.

==하루 10회씩 2~3세트==

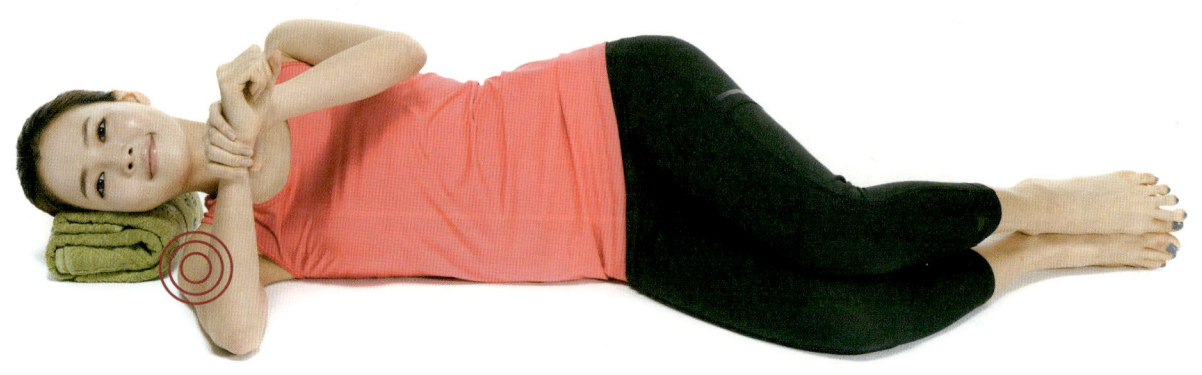

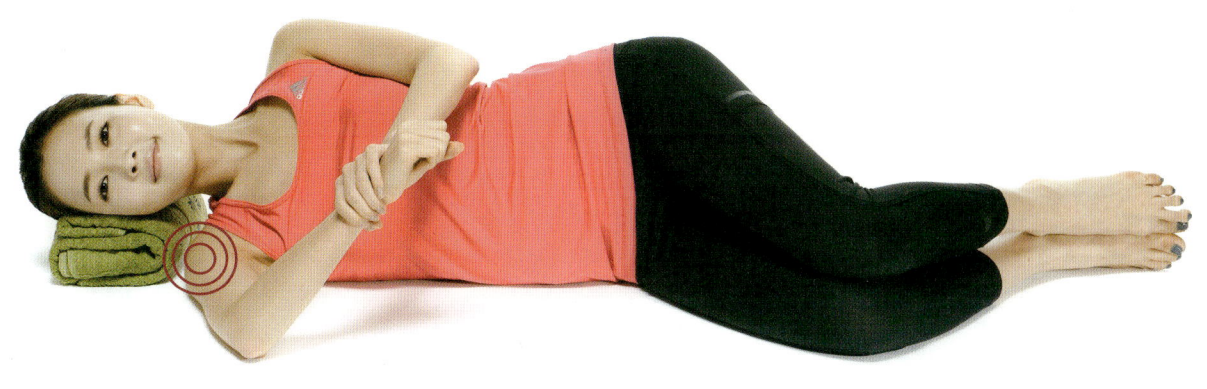

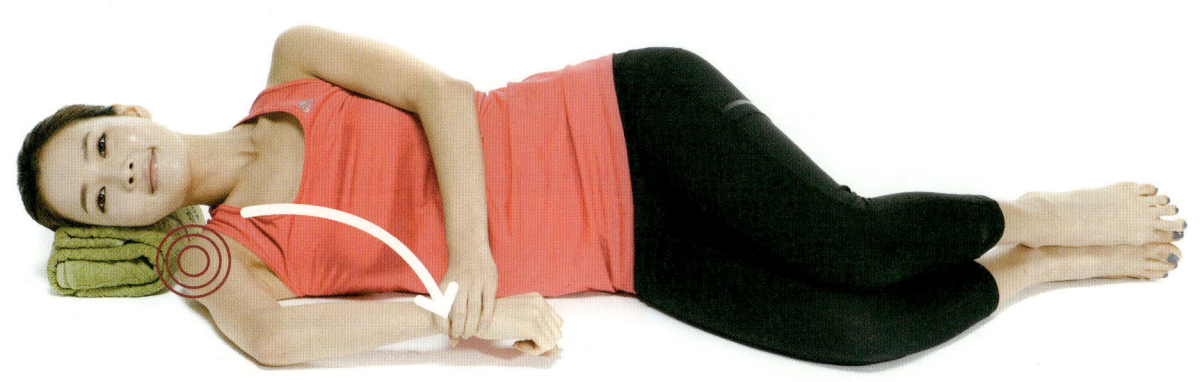

TIP

투구 동작을 하는 운동 선수에게 주로 권하는 운동입니다. 운동 선수에게는 꼭 필요한 운동이지만 일반인에게 필수적이지는 않습니다. 운동 중 통증이 심하다면 중단합니다.

3단계 자기수용감각과 근력 강화

01 무릎 꿇고 앉아 체중 앞으로 옮기기

자기수용감각은 자기 자신의 신체 위치, 자세, 움직임에 대한 정보를 감지하는 감각을 말합니다. 3단계는 앞에서 소개한 관절 운동 범위 확대 등으로 기본적인 근력을 복원한 뒤, 일상적인 어깨 사용에 대한 감각을 키우는 동작을 실시합니다. 이 운동은 앉은 자세에서 자신의 체중을 이용하여 균형을 잡는 동작입니다.

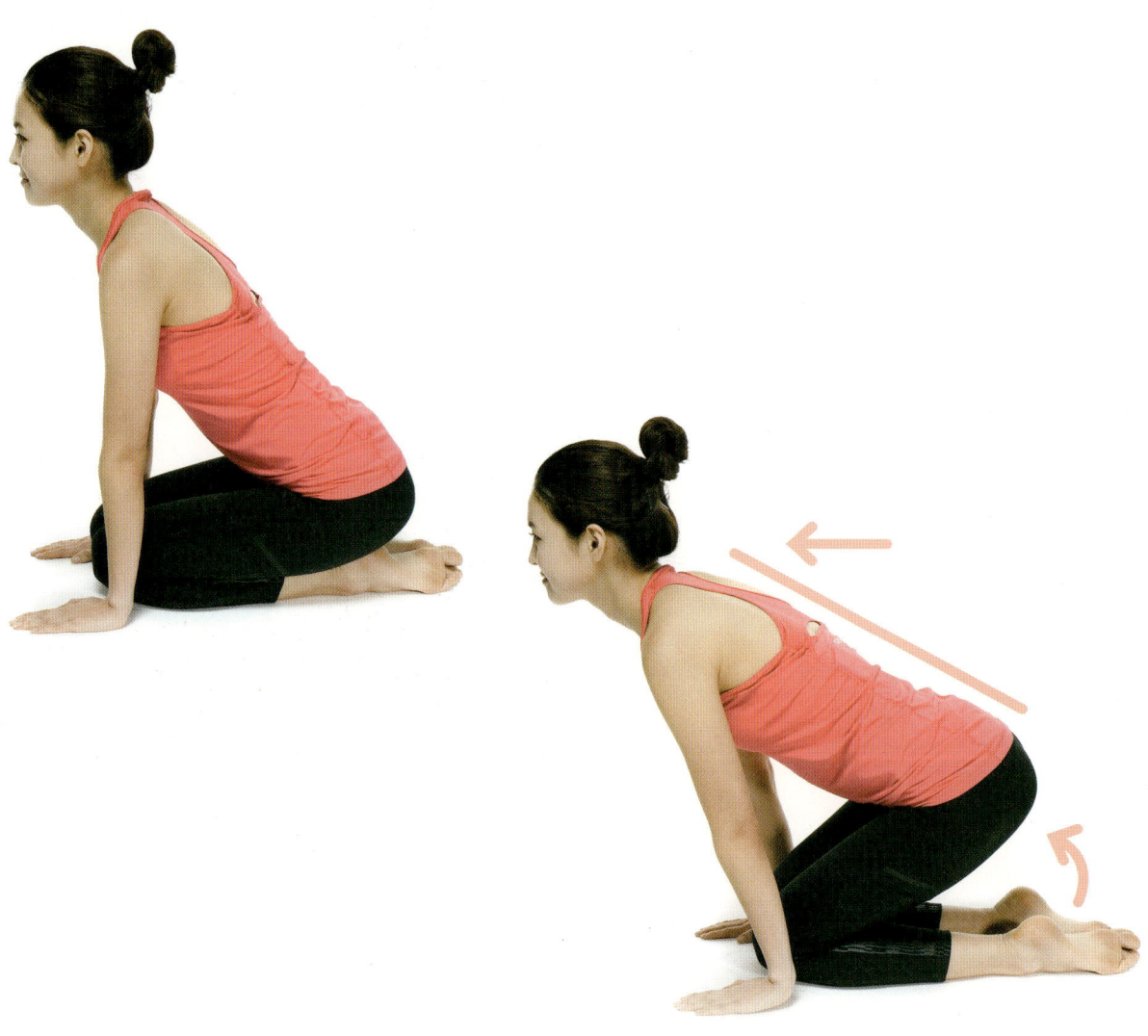

- **HOW TO**

무릎을 꿇고 발뒤꿈치 위에 엉덩이를 대고 앉아 준비합니다. 양손을 자연스럽게 늘어뜨려 무릎 바깥쪽 바닥을 짚습니다. 팔꿈치를 편 상태를 유지하면서 엉덩이를 들어 올려 체중을 앞으로 이동시킵니다. 이때 의도적으로 상체를 앞으로 숙이거나 등을 굽히지 않도록 주의합니다.

하루 10회씩 2~3세트

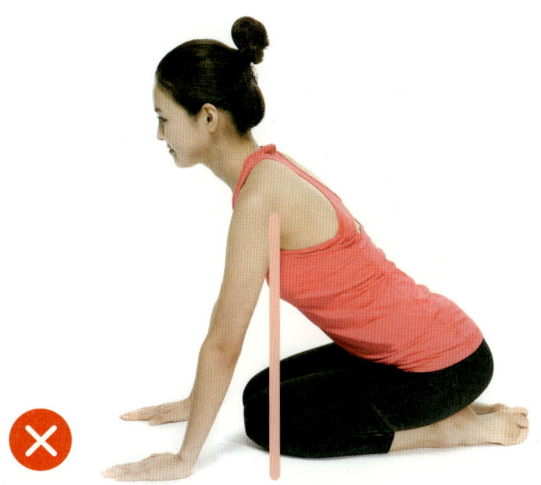

- **TIP**

손을 너무 앞으로 짚으면 체중 이동이 어려울 수 있습니다. 손은 어깨에서 수직으로 내려 무릎 양옆에 두는 것이 좋습니다.

3단계 자기수용감각과 근력 강화

02 누워서 아래위로 아령 들기

누워서 팔을 들어 올리며 균형을 잡는 운동입니다. 자신의 근력과 통증 수준에 맞는 아령을 고르는 것이 중요합니다. 처음 시작하는 분이라면 500그램이나 1킬로그램 정도면 충분합니다. 욕심내서 무리하지 않도록 주의합니다.

• HOW TO

가벼운 무게의 아령을 아픈 쪽 손에 쥐고 바닥에 누워서 준비합니다. 팔을 천장을 향해 곧게 뻗어 올립니다. 그 다음 다시 위쪽으로 살짝 더 올립니다. 올렸다 내리는 식으로 아래위로 60~120도 범위 안에서 천천히 움직여봅니다. 이때 팔꿈치를 굽혀서는 안 되며 무릎은 편안하게 굽히고 머리 뒤에는 베개를 받치는 것이 좋습니다.

==하루 10회씩 2~3세트==

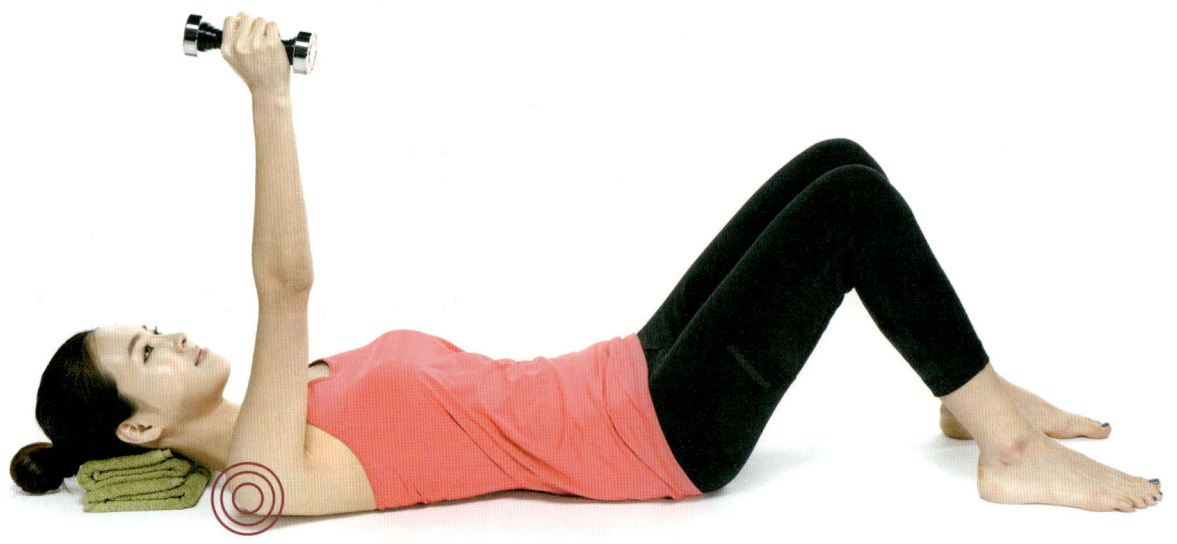

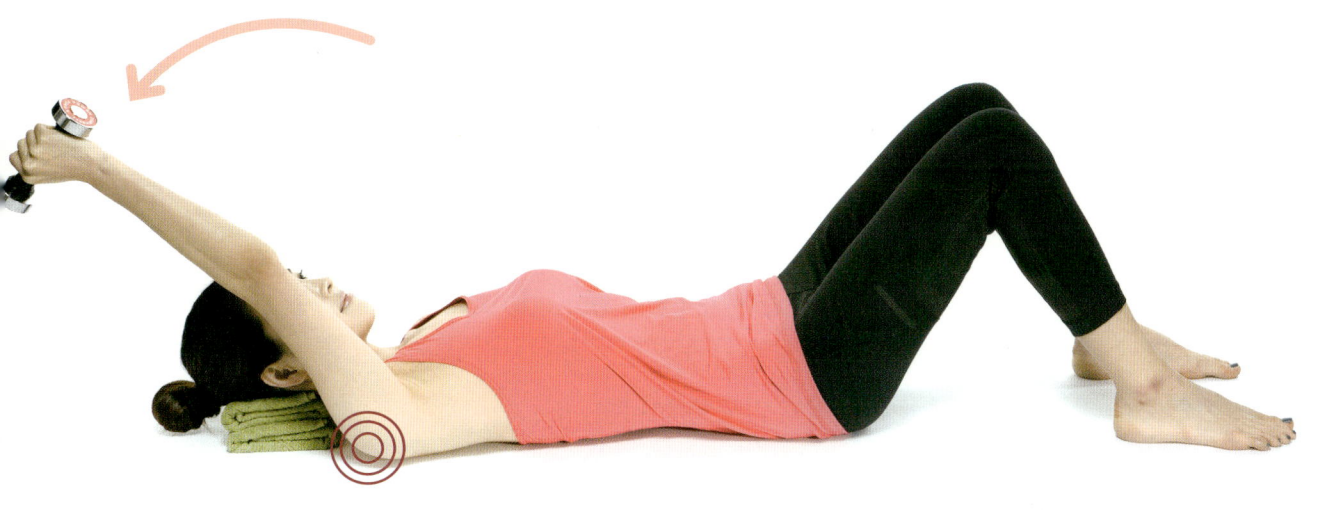

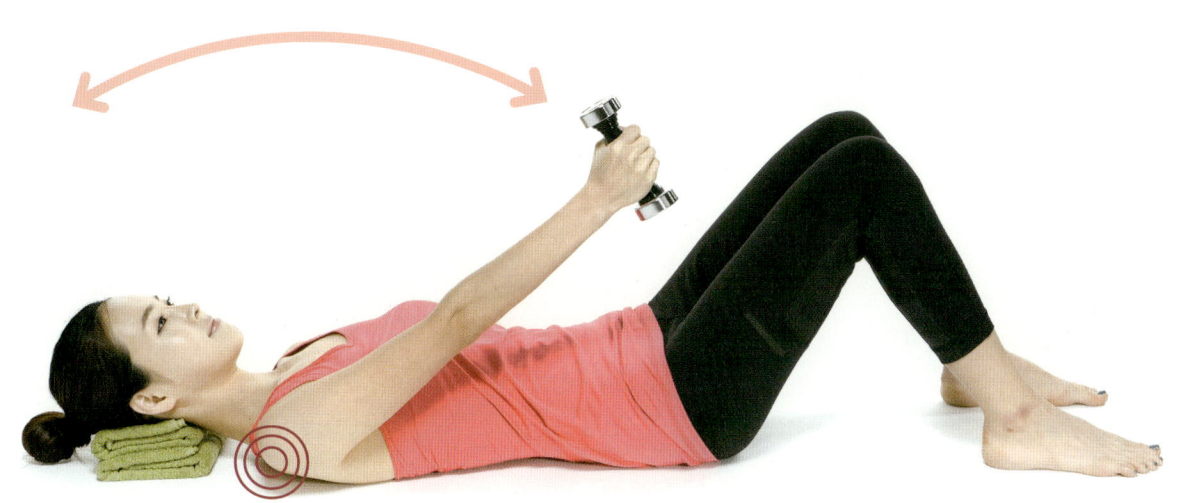

Part 2 수술 후 재활 운동 201

3단계 자기수용감각과 근력 강화

03 옆으로 누워서 아래위로 아령 들기

누워서 외전하며 균형을 잡는 운동입니다. 평소에 가볍게 들던 무게도 운동을 하다보면 무겁게 느껴질 수 있습니다. 꾸준히 운동하는 것이 중요하므로 처음부터 무거운 아령을 선택하지 않도록 주의합니다. 500그램이나 1킬로그램 정도의 아령이 적당합니다.

• HOW TO

아픈 어깨가 위로 가도록 바닥에 옆으로 눕습니다. 아픈 어깨 쪽으로 아령을 들고 어깨를 천장을 향해 쭉 편 상태에서 아래위로 60~120도 범위 안에서 올렸다 내렸다를 반복합니다. 이때 팔꿈치를 굽히지 않도록 주의하며 베개는 약간 높게 준비해 옆으로 누웠을 때 어깨가 눌리지 않도록 합니다.

==하루 10회씩 2~3세트==

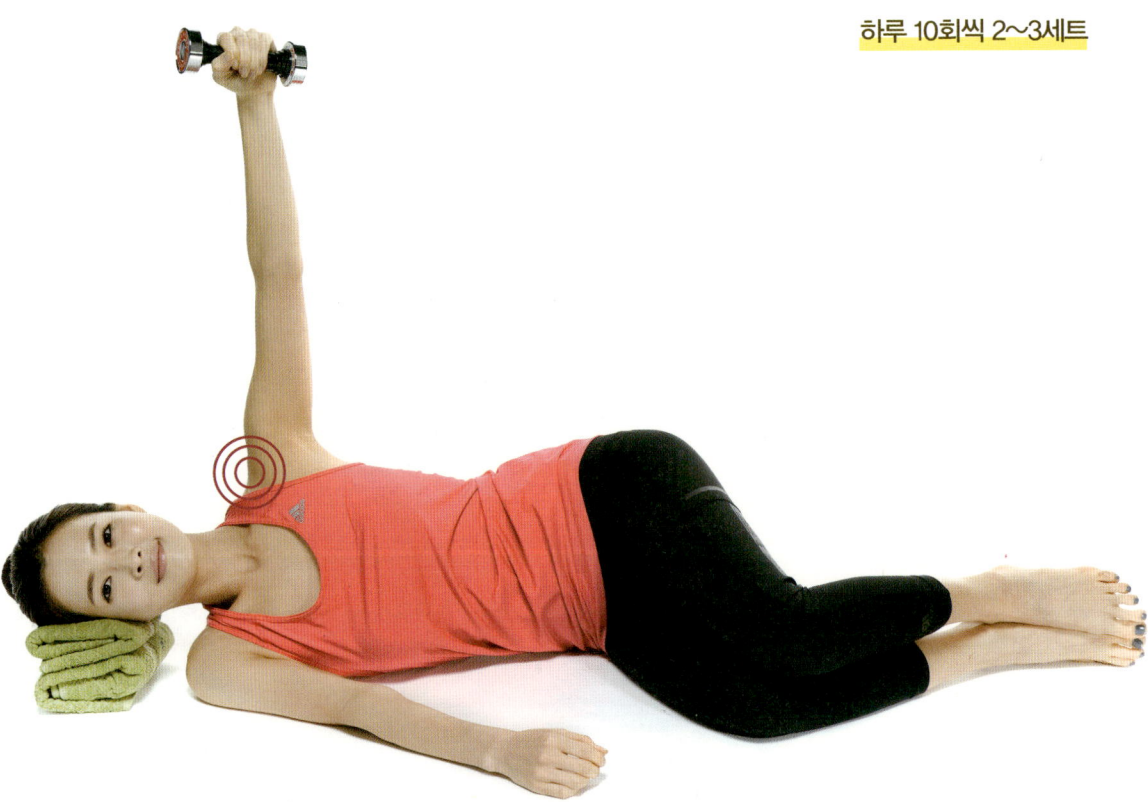

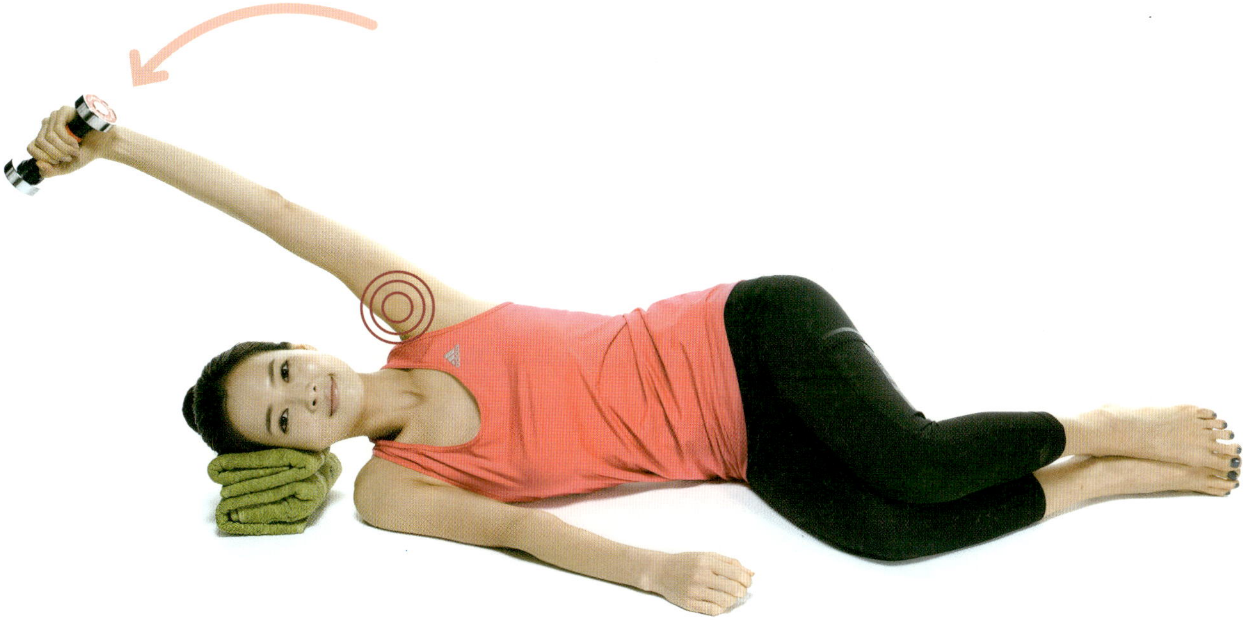

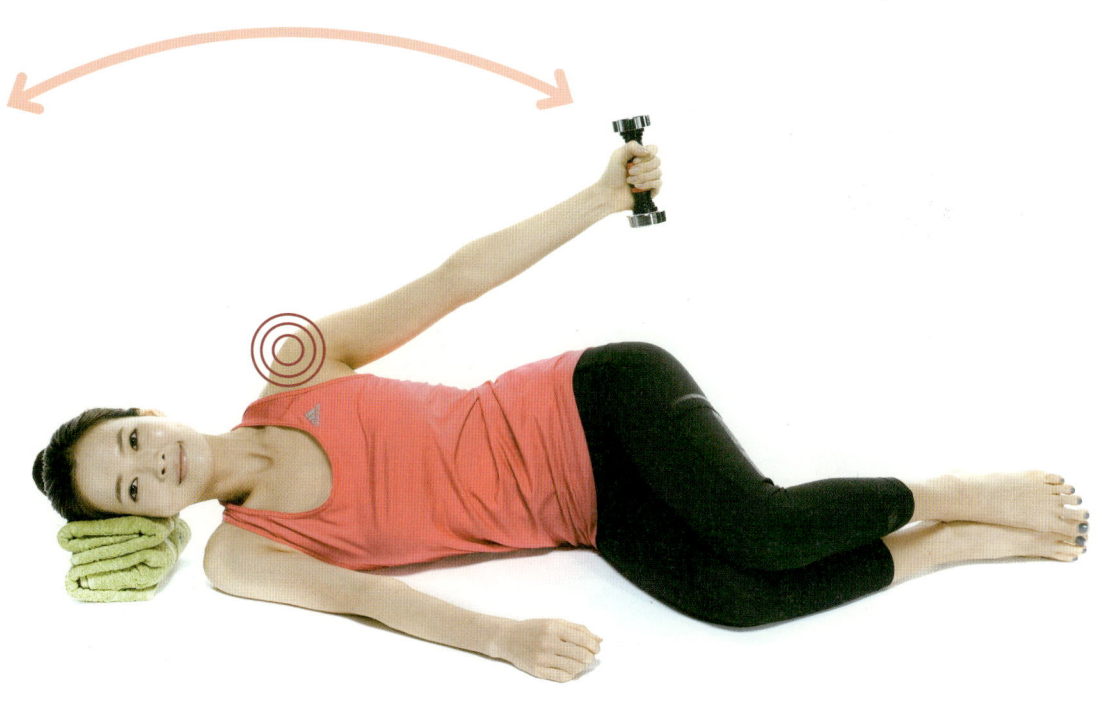

Part 2 수술 후 재활 운동 203

> **3단계** 자기수용감각과 근력 강화

04 짐볼에 엎드려 체중 이동하기

짐볼을 이용한 자기수용감각 운동의 대표적인 동작입니다. 짐볼 위에 엎드린 자세에서 자기 체중을 이용해 균형을 잡아가는 운동입니다.

• HOW TO

무릎을 꿇고 엎드려 짐볼 위에 몸을 지탱합니다. 이때 두 손은 바닥을 짚어 고정하고 양쪽 팔꿈치는 자연스럽게 폅니다. 짐볼 위에서 균형을 잡으며 체중을 천천히 아픈 쪽 어깨로 옮겨봅니다. 3~5초간 유지한 뒤 준비자세로 돌아와 반복합니다.

==하루 10회씩 2~3세트==

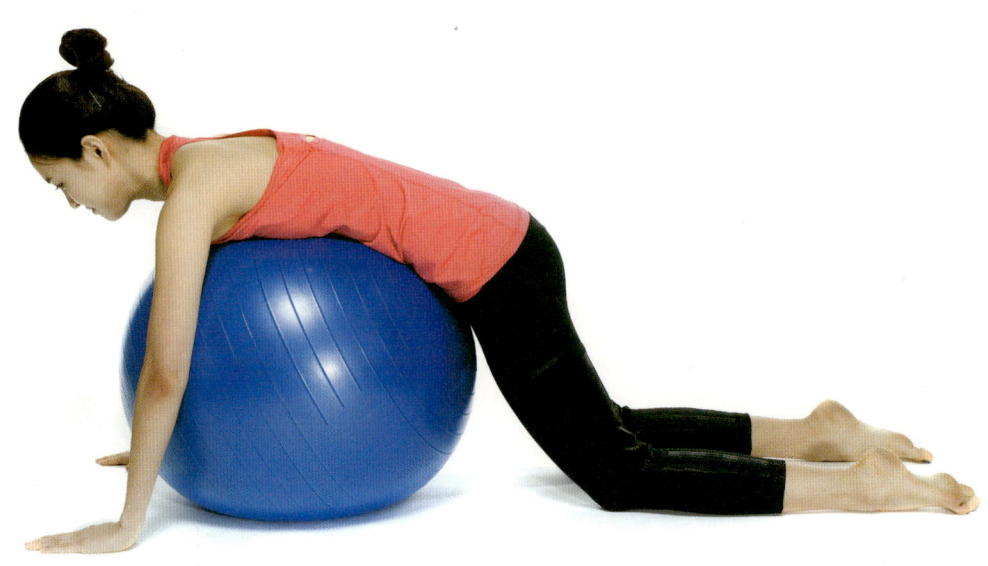

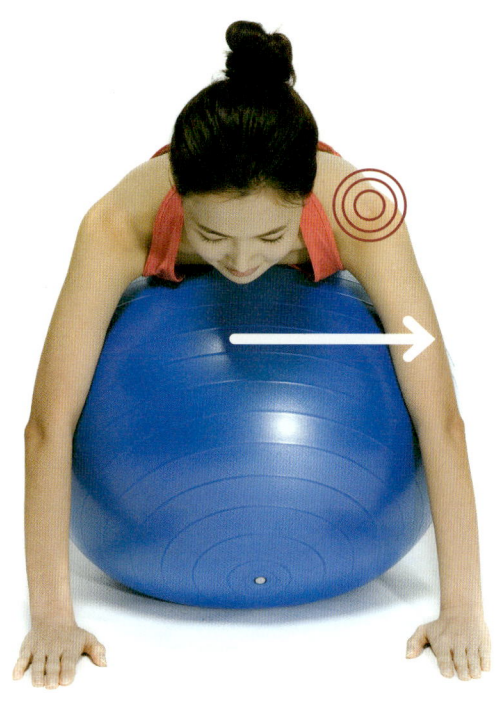
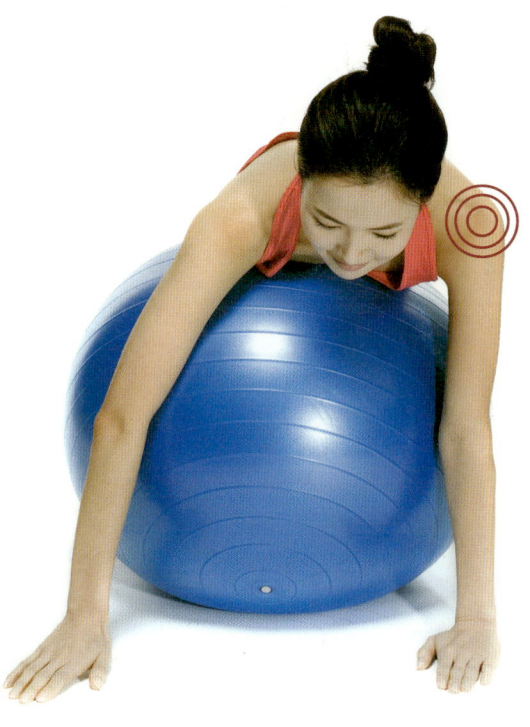

Part 2 수술 후 재활 운동 205

> **3단계** 자기수용감각과 근력 강화

05 무릎 대고 엎드려 팔다리 길게 뻗기

엎드린 자세에서 하는 자기수용감각 운동입니다. 아직 근육의 강도가 약해서 고무줄이나 탄력밴드 같은 도구를 이용하기 어려운 환자에게 효과적인 동작입니다.

• HOW TO

양쪽 손바닥과 무릎을 바닥에 고정한 채 책상자세로 엎드립니다. 팔꿈치는 곧게 펴고 척추도 바르게 유지합니다. 아프지 않은 쪽 팔을 앞으로 길게 뻗고 뒤이어서 반대쪽 다리를 뒤로 길게 뻗어 3~5초간 유지합니다. 이렇게 하면 아픈 어깨에 체중이 실리면서 신체의 자세, 무게, 압력 등을 근육과 관절에 전달하여 균형을 제어하는 자기수용감각이 강화됩니다.

==하루 10회씩 2~3세트==

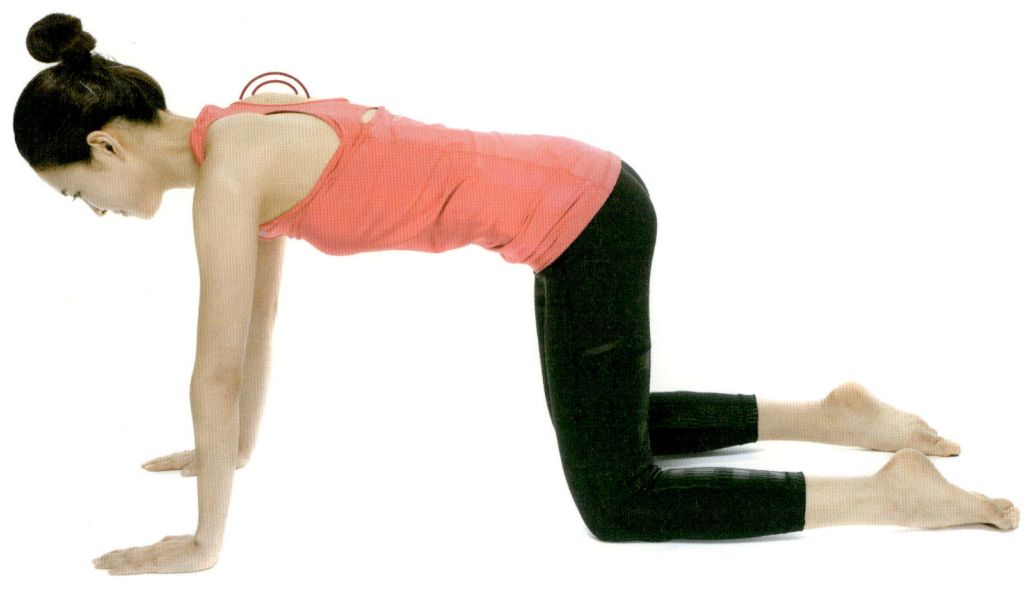

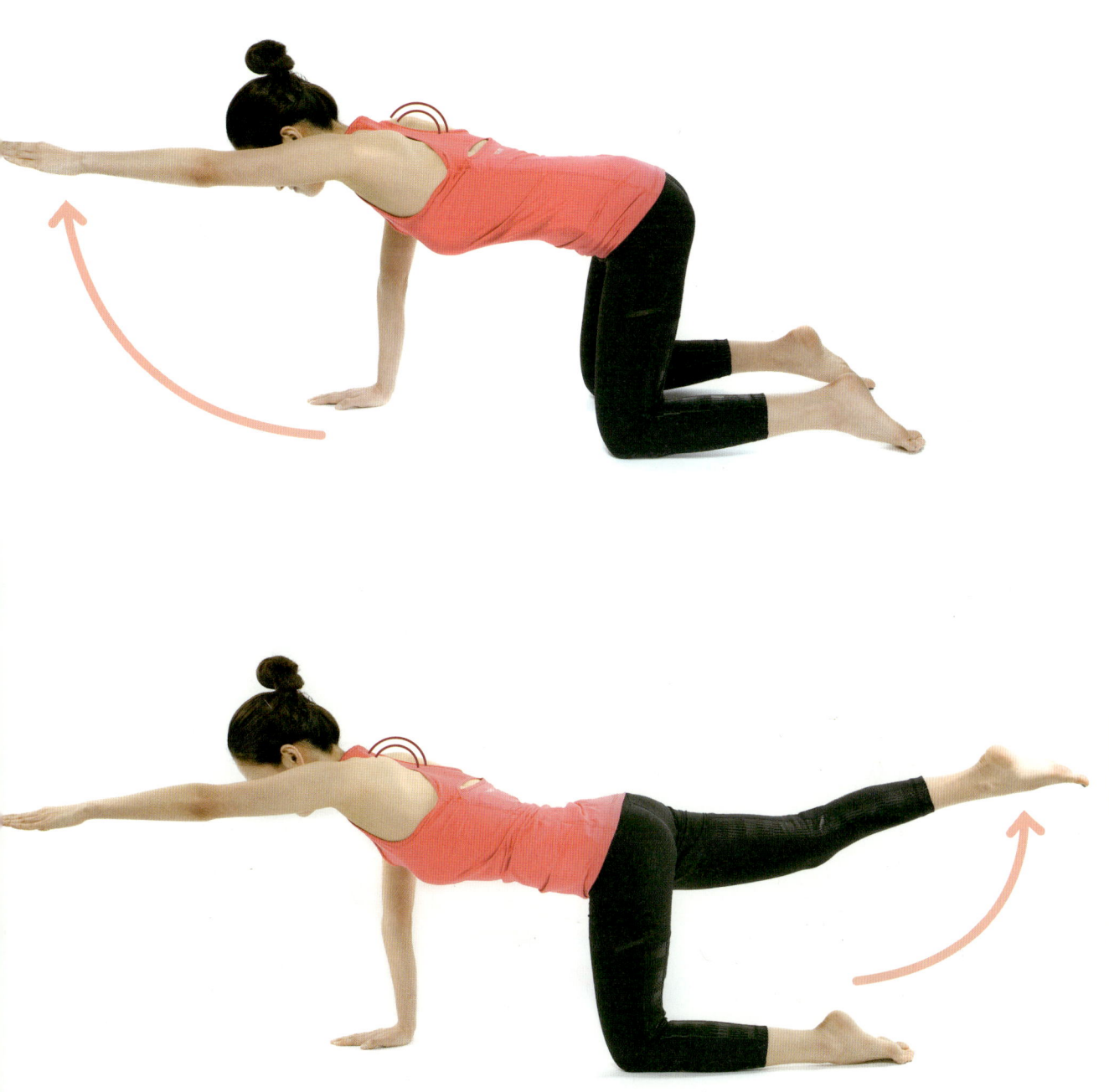

3단계 자기수용감각과 근력 강화

06 팔꿈치 몸에 붙이고 손목 바깥쪽으로 밀기

앉아서 하는 외회전 운동입니다. 외회전 운동 범위를 늘리는 동시에 내회전 근력 강화와 외회전 상태에서의 자세 균형에 도움을 줍니다.

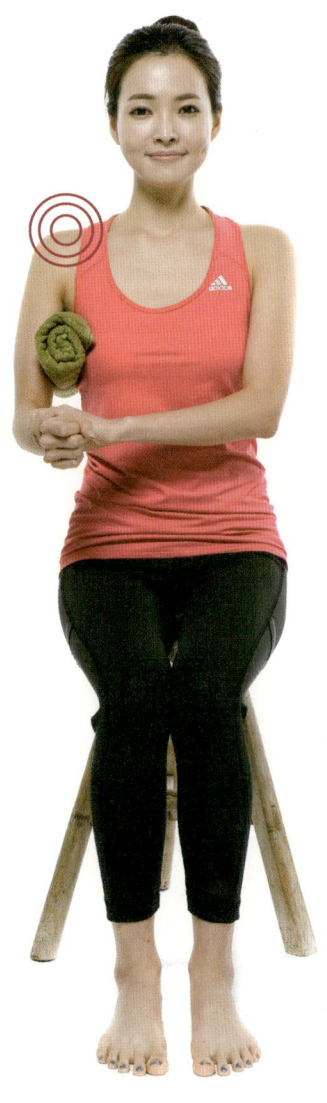
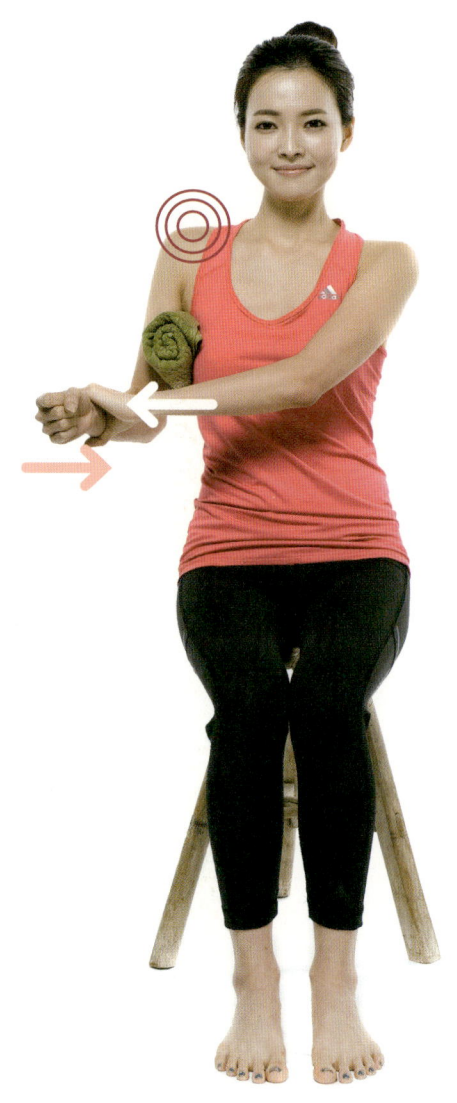

• **HOW TO**

수건을 말아 아픈 쪽 겨드랑이 아래 대고 의자에 앉아 준비합니다. 아픈 어깨 쪽의 팔꿈치를 직각으로 굽히고 반대쪽 손으로 손목을 잡습니다. 아픈 쪽 손목을 바깥쪽으로 미는데 최대한 저항하며 3~5초간 버팁니다.

하루 10회씩 2~3세트

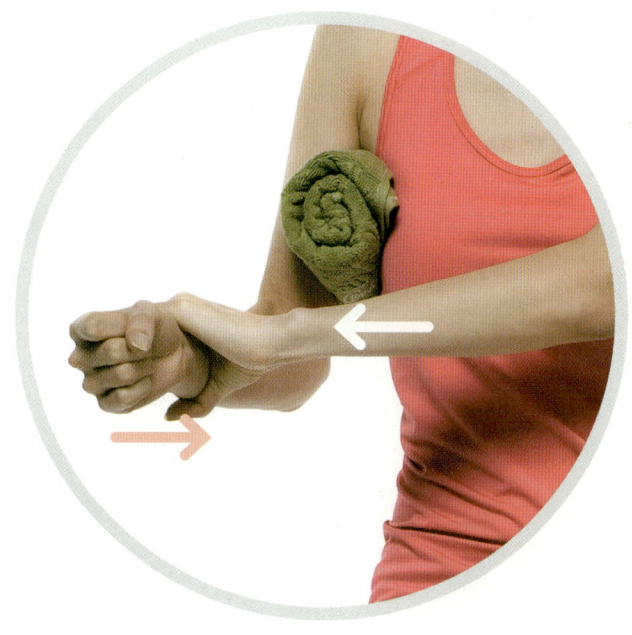

• **TIP**

아픈 쪽 손목은 밀리지 않으려고 버티며 양쪽으로 모두 저항을 유지합니다.

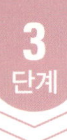

3단계 자기수용감각과 근력 강화

07 팔꿈치 펴고 어깨 바깥쪽으로 벌리기

앉아서 하는 외전 운동입니다. 외전 운동 범위를 늘리는 동시에 내전 근력 강화, 외전 상태에서의 자세 균형에 도움을 줍니다.

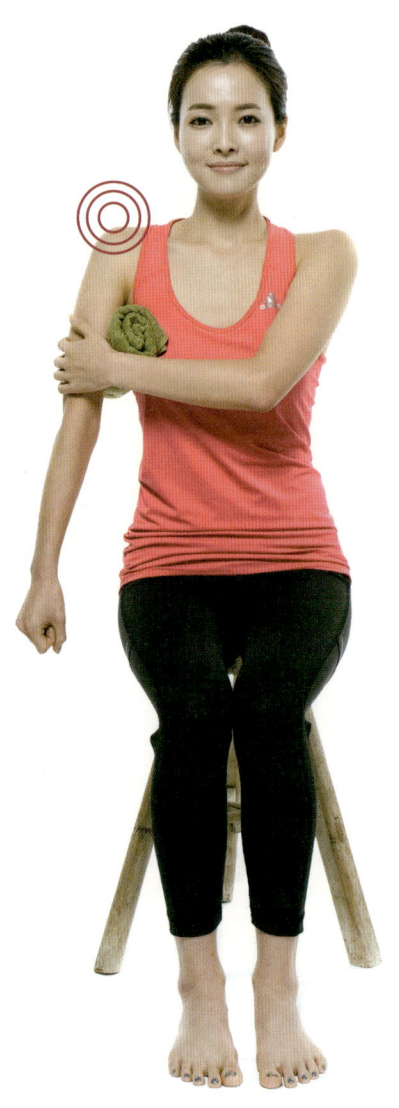
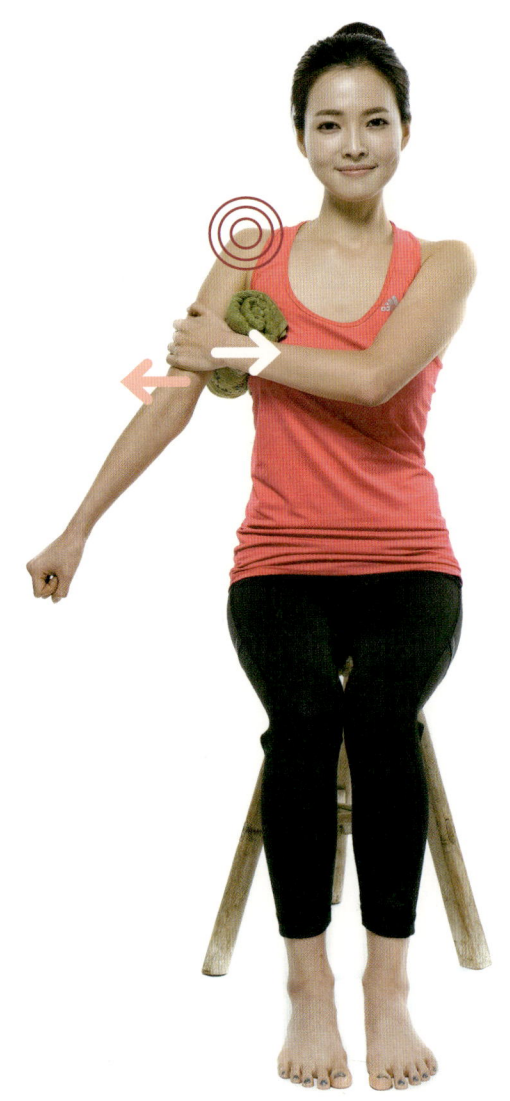

• **HOW TO**

수건을 말아 아픈 쪽 겨드랑이 아래 대고 의자에 앉아 준비합니다. 아픈 어깨 쪽 팔꿈치를 쭉 편 상태에서 반대쪽 손으로 아픈 쪽 팔의 위쪽을 잡습니다. 아픈 팔은 바깥으로 벌리려 하고 반대쪽 손은 벌어지지 않도록 당기면서 3~5초간 버팁니다.

하루 10회씩 2~3세트

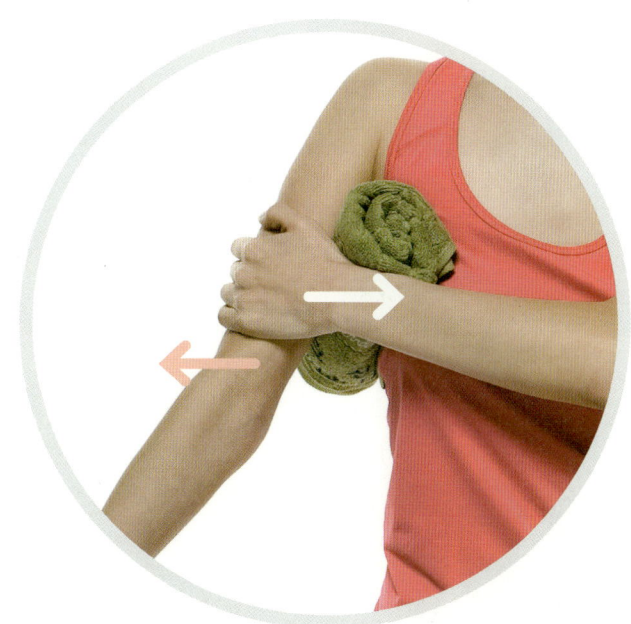

• **TIP**

아픈 쪽 팔은 바깥쪽으로 힘을 주고 잡은 손은 안쪽으로 당기며 양쪽으로 모두 저항을 유지합니다.

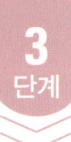

3단계 자기수용감각과 근력 강화

08 팔꿈치 몸에 붙이고 손목 안쪽으로 밀기

앉아서 하는 내회전 운동입니다. 외회전 근력 강화와 함께 외회전 상태에서의 자세 균형에 도움을 줍니다.

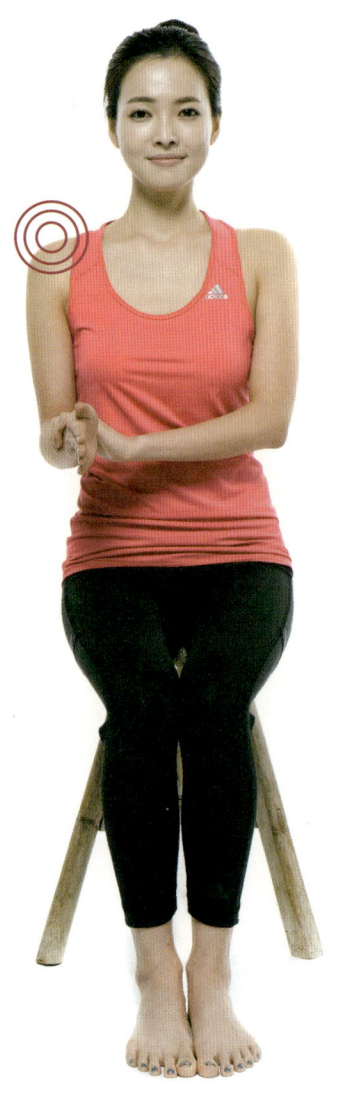
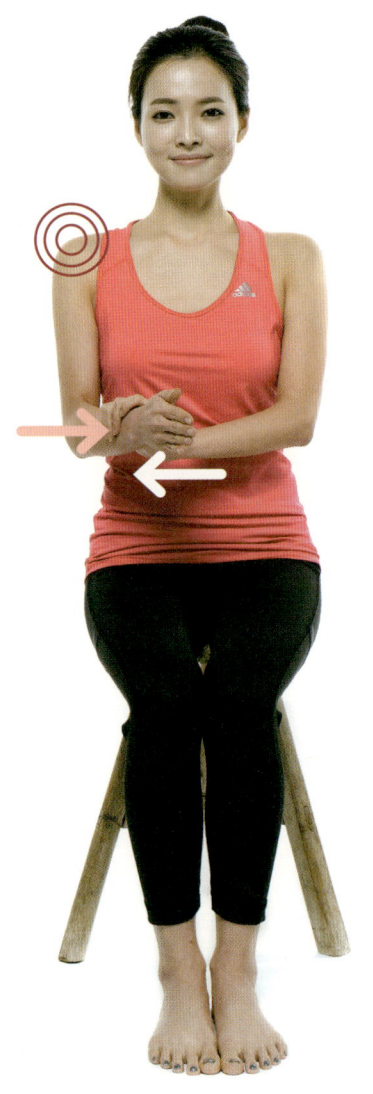

- **HOW TO**

  의자에 앉아 아픈 어깨 쪽 팔꿈치를 직각으로 굽히고 반대쪽 손으로 손목을 잡습니다. 아픈 쪽 손목을 몸 안쪽으로 밀면서 반대쪽 손으로는 바깥쪽으로 밉니다. 최대한 저항하며 3~5초간 버팁니다.

  하루 10회씩 2~3세트

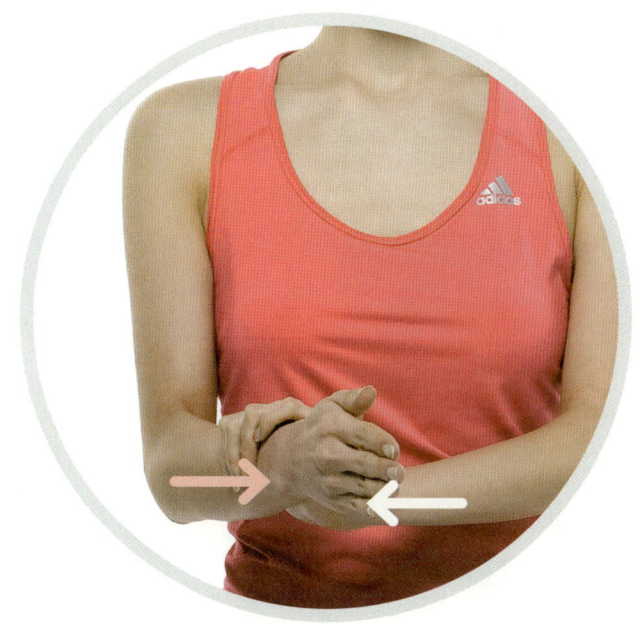

- **TIP**

  이 동작에서는 수건을 사용하지 않습니다.

3단계 자기수용감각과 근력 강화

09 팔꿈치 굽히고 어깨 크게 밖으로 돌리기

앉아서 하는 외회전 관절 범위 운동입니다. 외회전 근력 강화와 함께 외회전 상태에서의 자세 균형에 도움을 줍니다.

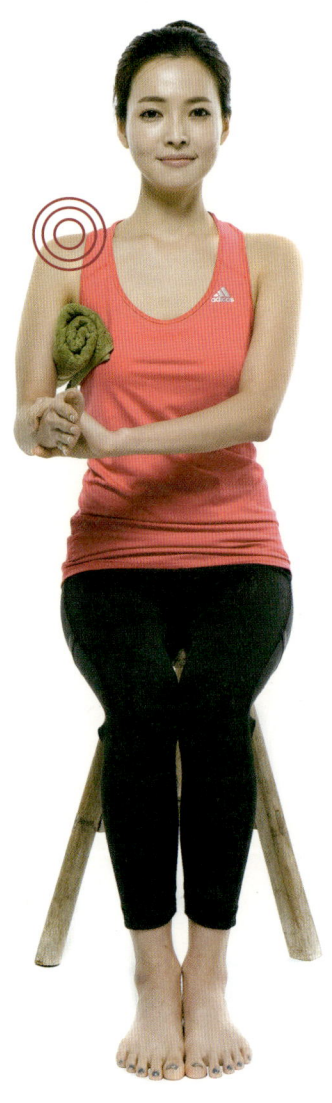
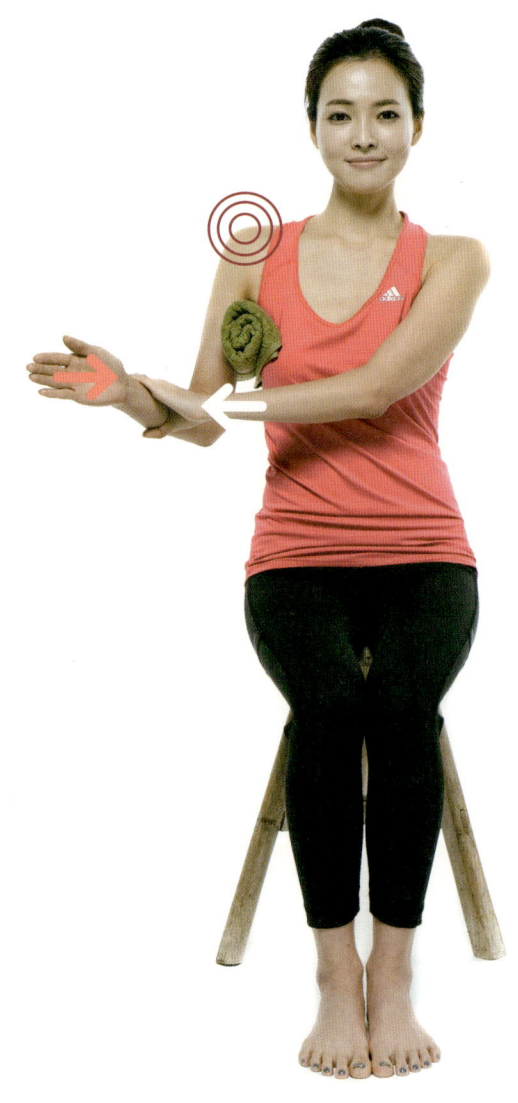

• **HOW TO**

수건을 말아 아픈 쪽 겨드랑이 아래 대고 의자에 앉아 준비합니다. 아픈 어깨 쪽 팔꿈치를 직각으로 굽혀 반대쪽 손으로 손목을 잡습니다. 아픈 쪽 손목은 몸 안쪽으로 밀고, 잡은 손은 몸 바깥쪽으로 밀면서 3~5초간 버팁니다. 벌리는 각도를 점점 늘리면서 운동의 강도를 높여갑니다.

하루 10회씩 2~3세트

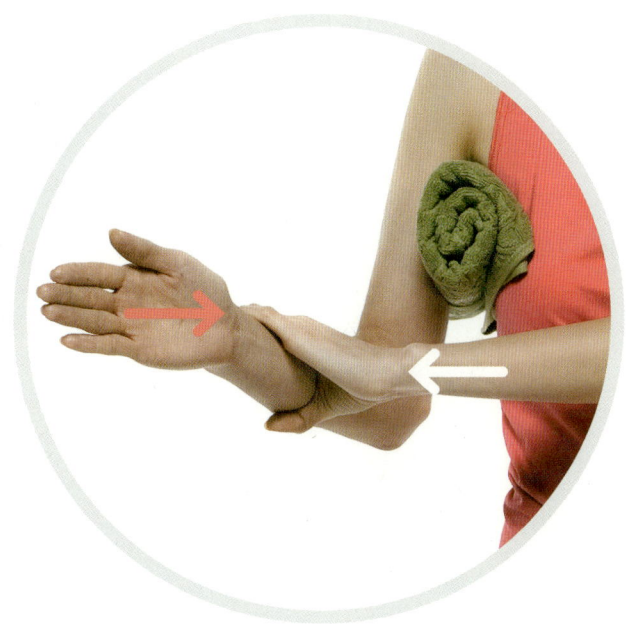

• **TIP**

아픈 쪽 팔이 밖으로 밀리지 않도록 버티며 양쪽 방향으로 모두 저항을 유지합니다.

3단계 자기수용감각과 근력 강화

10 어깨 고정하고 고무줄 잡고 옆으로 벌리기

탄력밴드와 고무줄을 이용해 외회전 운동을 하며 어깨 뒤쪽의 근육을 강화합니다. 동시에 상부승모근 강화에 도움을 주는 동작입니다.

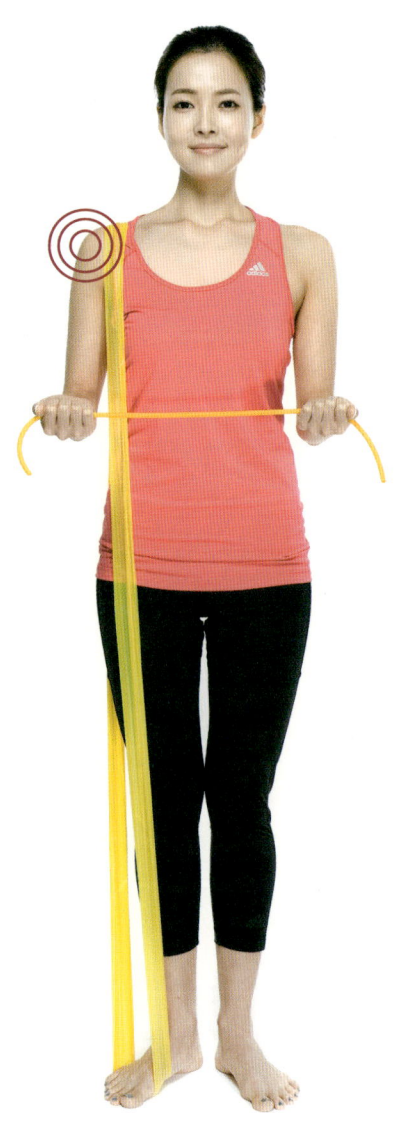
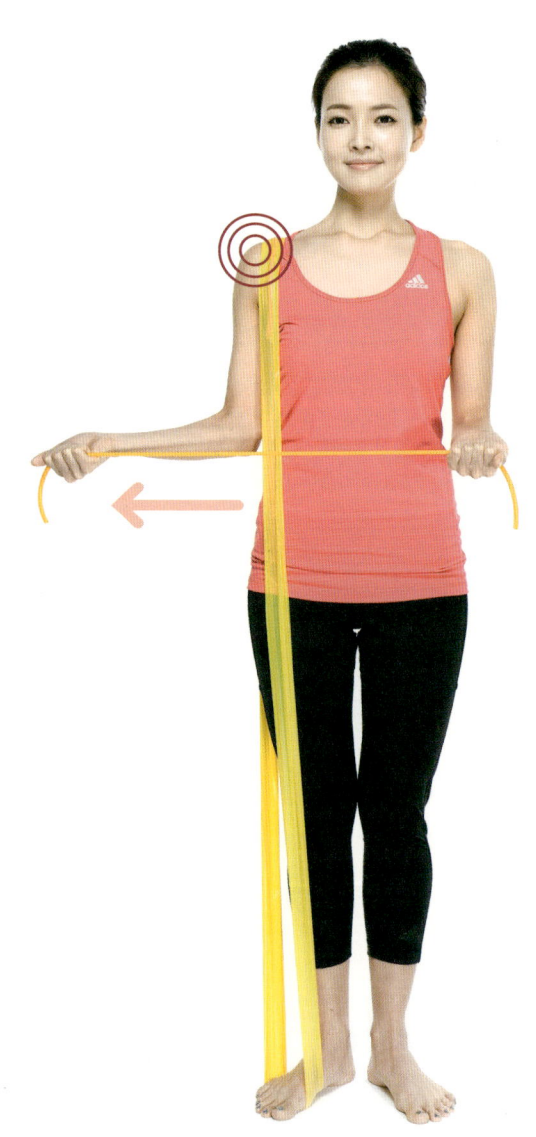

• **HOW TO**

고무줄과 탄력밴드를 준비합니다. 탄력밴드는 양끝을 묶어서 아픈 어깨에 길게 두르고 발로 밟아 고정합니다. 양팔을 직각으로 구부려 앞으로 내밀고 손바닥이 위를 향하게 한 상태로 고무줄을 잡습니다. 아픈 어깨 쪽 손을 바깥쪽으로 벌리듯이 회전하여 3~5초간 유지합니다. 이때 반대쪽 손은 움직이지 않도록 주의합니다.

하루 10회씩 2~3세트

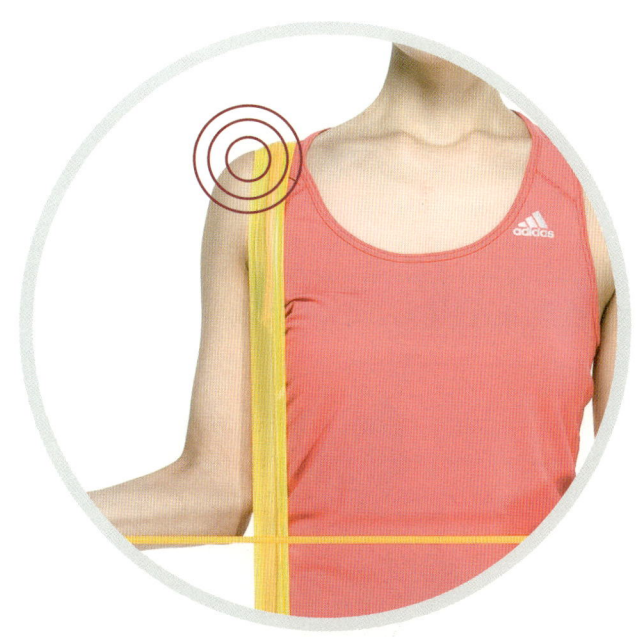

• **TIP**

탄력밴드를 묶기 전에 한쪽을 발로 밟고 어깨에 둘러 길이를 가늠해보는 것이 좋습니다. 탄력밴드의 탄성은 어깨 위의 승모근에 팽팽한 긴장감이 느껴지며 어깨에 고정되는 정도가 적당합니다.

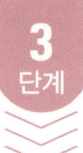

3단계 자기수용감각과 근력 강화

11 짐볼에 앉아 팔 들어 올리기

팔을 들어 올리는 동작은 평형 감각과 함께 관절의 운동성을 증가시킵니다. 짐볼 위에서 자세를 유지하는 과정에서 골반 주위의 근육이 강화됩니다.

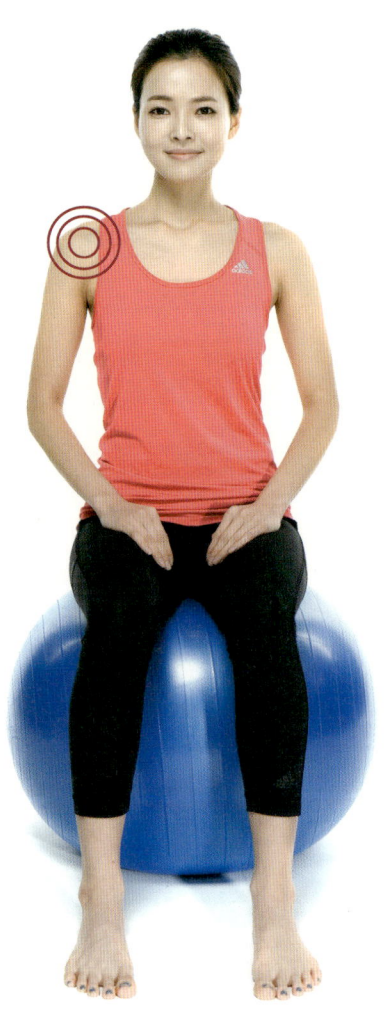

• **HOW TO**

짐볼 위에 앉아서 등을 곧게 폅니다. 다리는 자연스럽게 늘어뜨리고 두 손은 허벅지 위에 올립니다. 균형이 잘 잡히면 팔꿈치를 펴고 아픈 팔을 앞으로 천천히 올려서 위로 길게 들어 올렸다 내립니다.

하루 10회씩 2~3세트

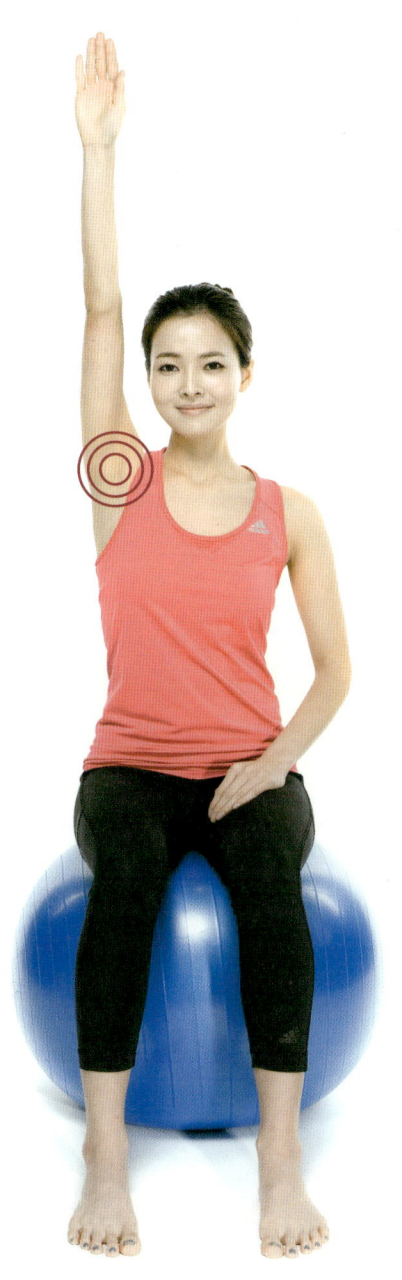

> **TIP**
>
> 한쪽 팔을 올렸다 내리는 데 익숙해지면 양쪽 팔을 동시에 들었다 내리는 동작으로 업그레이드합니다.

3단계 자기수용감각과 근력 강화

12 짐볼 짚고 팔굽혀펴기

짐볼을 이용하면 넘어지지 않으려 노력하는 과정에서 근육이 강화되고, 균형 감각도 함께 향상됩니다. 짐볼을 이용해서 팔을 굽혔다 펴는 이 동작은 가슴 근육과 삼각근, 삼두근의 근력을 향상시키는 데 도움이 됩니다.

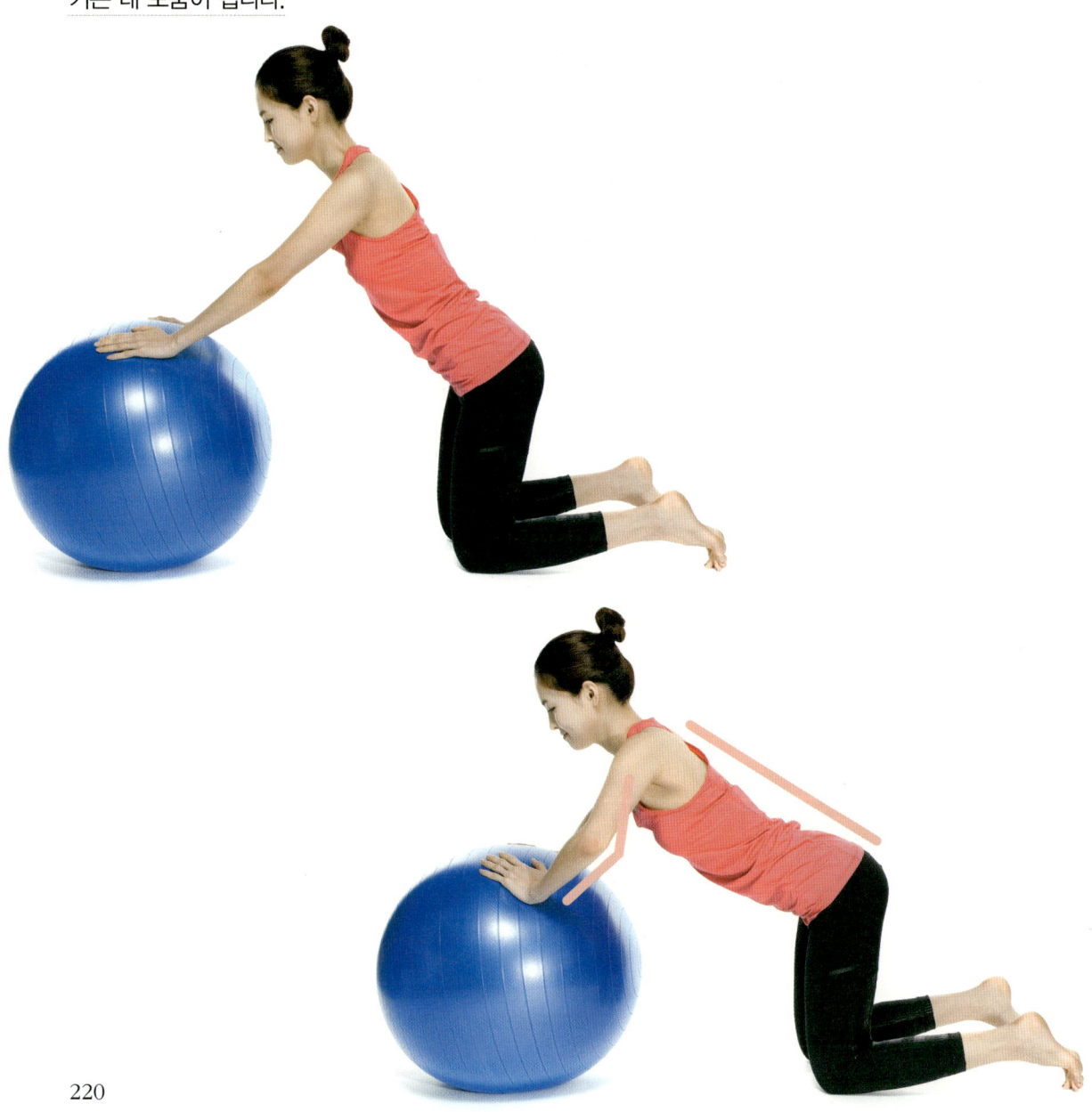

• **HOW TO**

양쪽 무릎을 골반너비로 벌려 바닥에 고정하고 두 팔을 앞으로 뻗어 짐볼에 몸을 지탱합니다. 준비자세에서 팔꿈치는 펴고 발끝은 세워서 바닥을 지지합니다. 팔꿈치를 굽히면서 상체를 천천히 앞으로 숙입니다. 이때 등은 곧게 유지하며 짐볼이 앞으로 밀리지 않도록 체중 안배에 유의합니다. 3~5초간 유지한 뒤 다시 처음 자세로 돌아와 반복합니다.

하루 10회씩 2~3세트

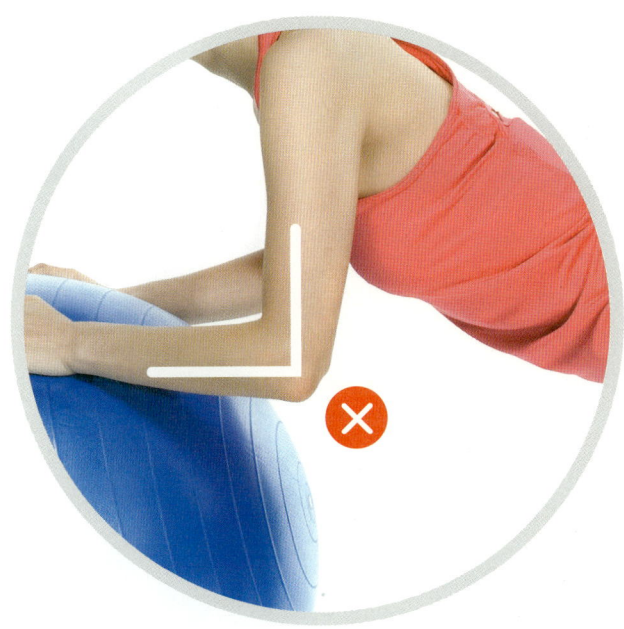

• **TIP**

팔꿈치를 아래쪽으로 굽히면 체중을 지탱하기 어려우므로 팔꿈치는 몸의 바깥쪽으로 벌리며 굽히는 것이 편합니다.

3단계 자기수용감각과 근력 강화

13 짐볼에 엎드려 양손으로 고무줄 당기기

짐볼을 이용해 근육을 강화하고 균형 감각을 높입니다. 이 동작은 지구력 강화를 위한 고강도 밴드 운동으로 가슴과 팔 그리고 어깨의 지구력을 강화합니다.

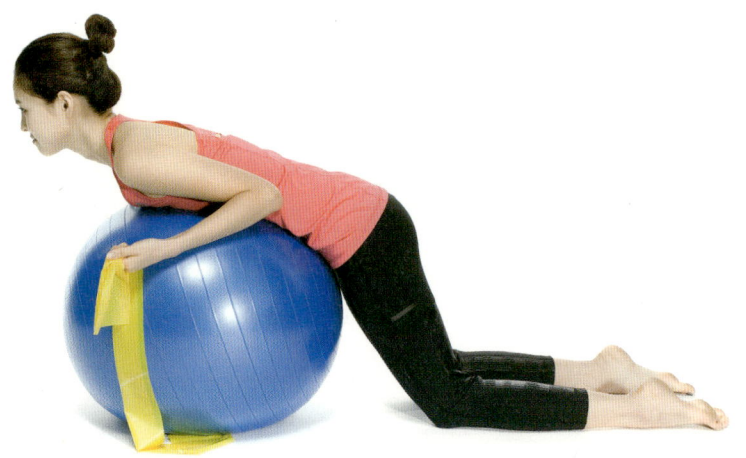

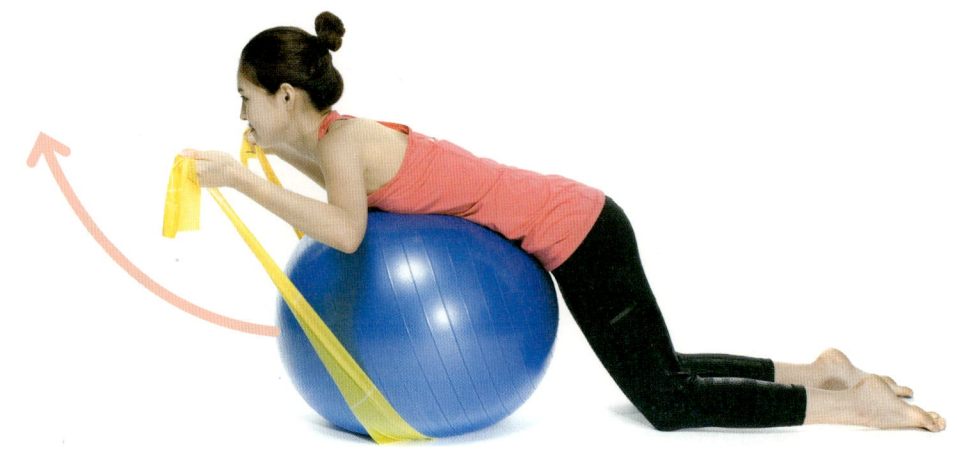

- **HOW TO**

짐볼 아래에 탄력밴드를 깔고 짐볼 위에 배를 대고 엎드립니다. 이때 무릎과 발등은 자연스럽게 바닥에 닿게 합니다. 양손으로 밴드의 끝을 잡고 앞으로 쭉 밀며 고무줄을 늘입니다. 3~5초간 유지합니다.

하루 10회씩 2~3세트

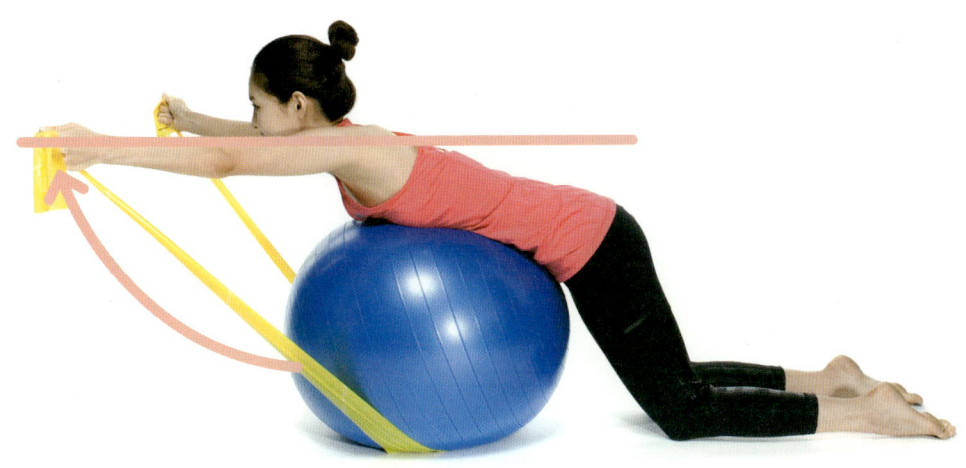

- **TIP**

양쪽 무릎과 발은 골반너비로 자연스럽게 벌리고 양쪽 팔의 높이가 수평을 유지하도록 유의합니다.

3단계 자기수용감각과 근력 강화

14 짐볼에 엎드려 아령 들어 올리기

짐볼에 엎드려 양손으로 고무줄 당기기(222쪽)와 같은 효과가 있는 지구력 강화를 위한 고강도 아령 운동입니다. 탄력밴드나 아령 중 자신에게 편한 도구를 선택합니다.

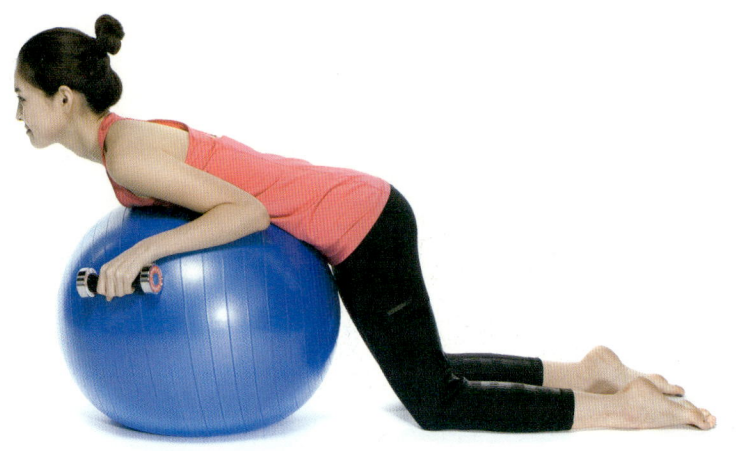

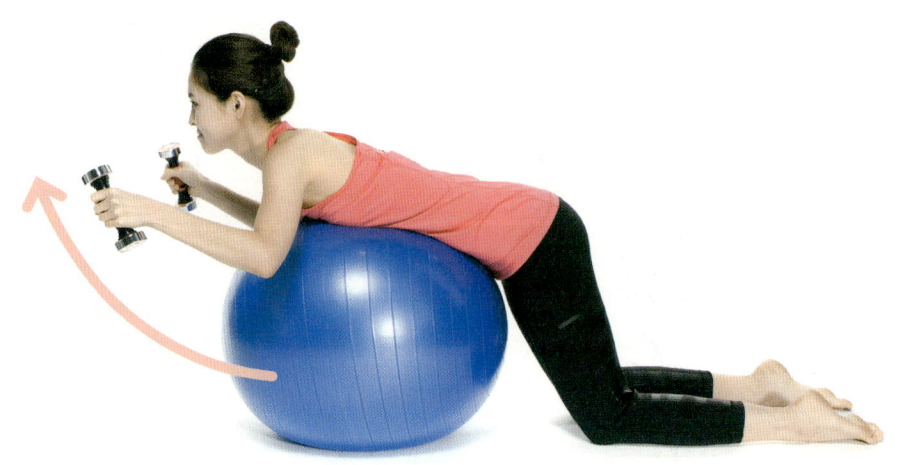

• **HOW TO**

양손에 아령을 들고 짐볼 위에 배를 대고 엎드립니다. 이때 무릎과 발등은 자연스럽게 바닥에 닿게 합니다. 아령을 든 채 양손을 앞으로 길게 뻗어줍니다 양쪽 팔의 높이가 수평을 유지하도록 주의하며 3~5초간 유지합니다.

하루 10회씩 2~3세트

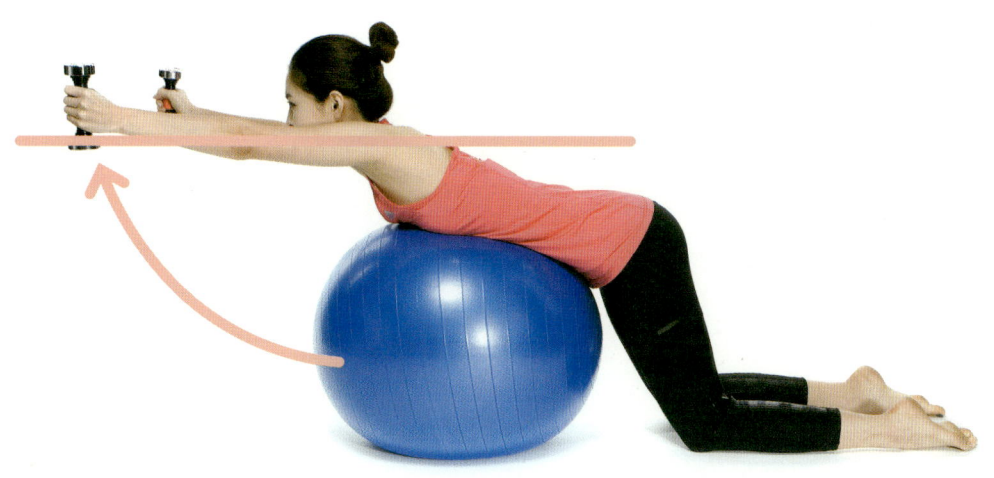

• **TIP**

양쪽 무릎과 발은 골반너비로 자연스럽게 벌립니다.

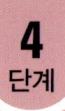

4단계 골반 주변을 강화하는 코어운동

01 짐볼에 엎드려 앞으로 기어가기

짐볼 위에서 넘어지지 않고 자세를 유지하는 동작이 팔과 어깨의 근력을 키워주는 동시에 평형 감각을 높이는 데 도움을 줍니다. 또한 허리와 엉덩이 뒤쪽의 근육을 강화합니다.

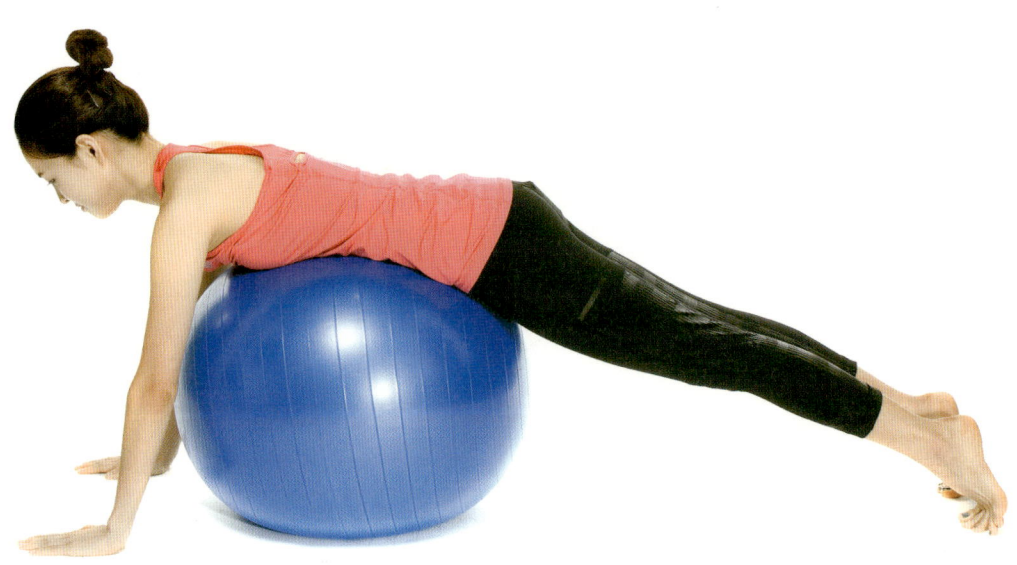

• **HOW TO**

짐볼 위에 배를 대고 엎드립니다. 이때 양손과 발끝으로 바닥을 지지하며 균형을 잡습니다. 조심스럽게 발을 들어 올리며 두 손을 이용하여 짐볼이 허벅지에 닿을 때까지 천천히 앞으로 기어갑니다. 상체를 앞쪽으로 이동하며 하체의 무게가 짐볼에 실리는 느낌에 집중합니다. 3~5초간 유지한 뒤 준비자세로 돌아옵니다.

==하루 10회씩 2~3세트==

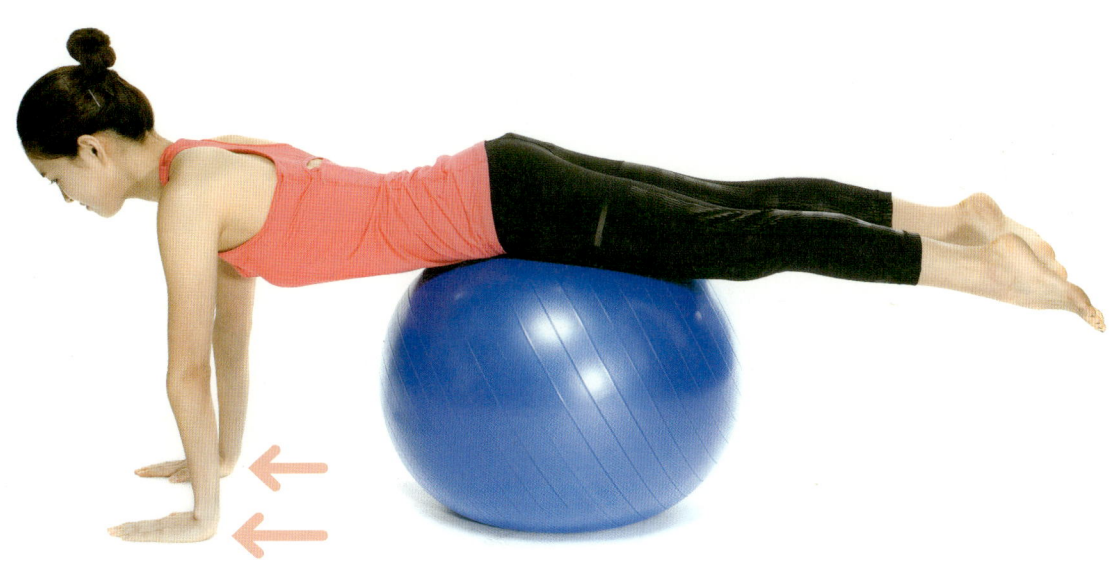

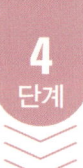

4단계 골반 주변을 강화하는 코어운동

02 짐볼 위에서 무릎 굽히기

짐볼 위에서 넘어지지 않고 자세를 유지하는 동작이 팔과 어깨의 근력을 키워주는 동시에 평형 감각을 높이는 데 도움을 줍니다. 또한 허벅지 뒤쪽 근육을 강화합니다.

• **HOW TO**

짐볼 위에 배를 대고 엎드립니다. 이때 양손과 발끝으로 바닥을 지지하여 균형을 잡습니다. 조심스럽게 발을 들어 올려 허벅지 부위가 짐볼에 닿을 때까지 상체를 앞쪽으로 이동합니다. 이 상태에서 무릎을 직각으로 굽힙니다. 3~5초간 유지한 뒤 준비자세로 돌아옵니다.

하루 10회씩 2~3세트

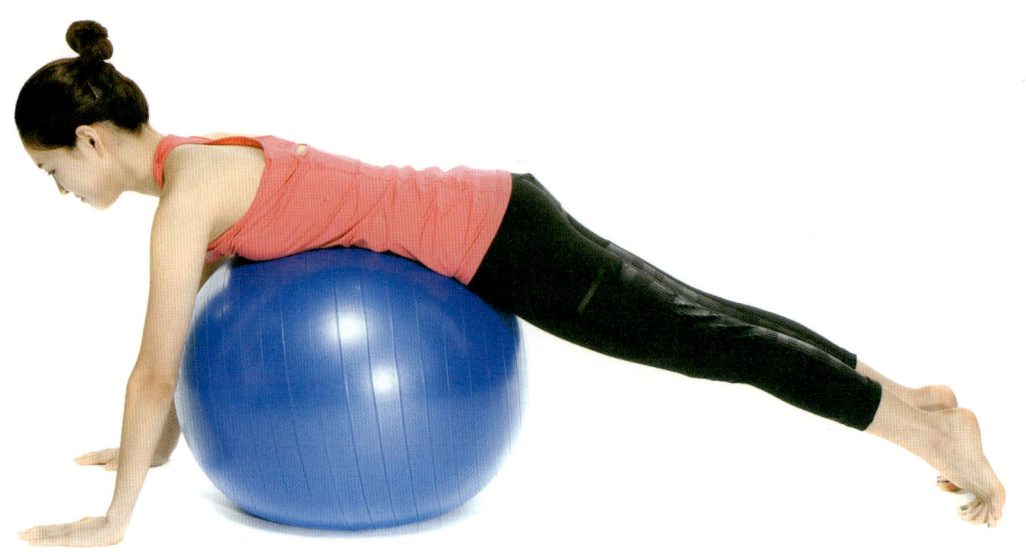

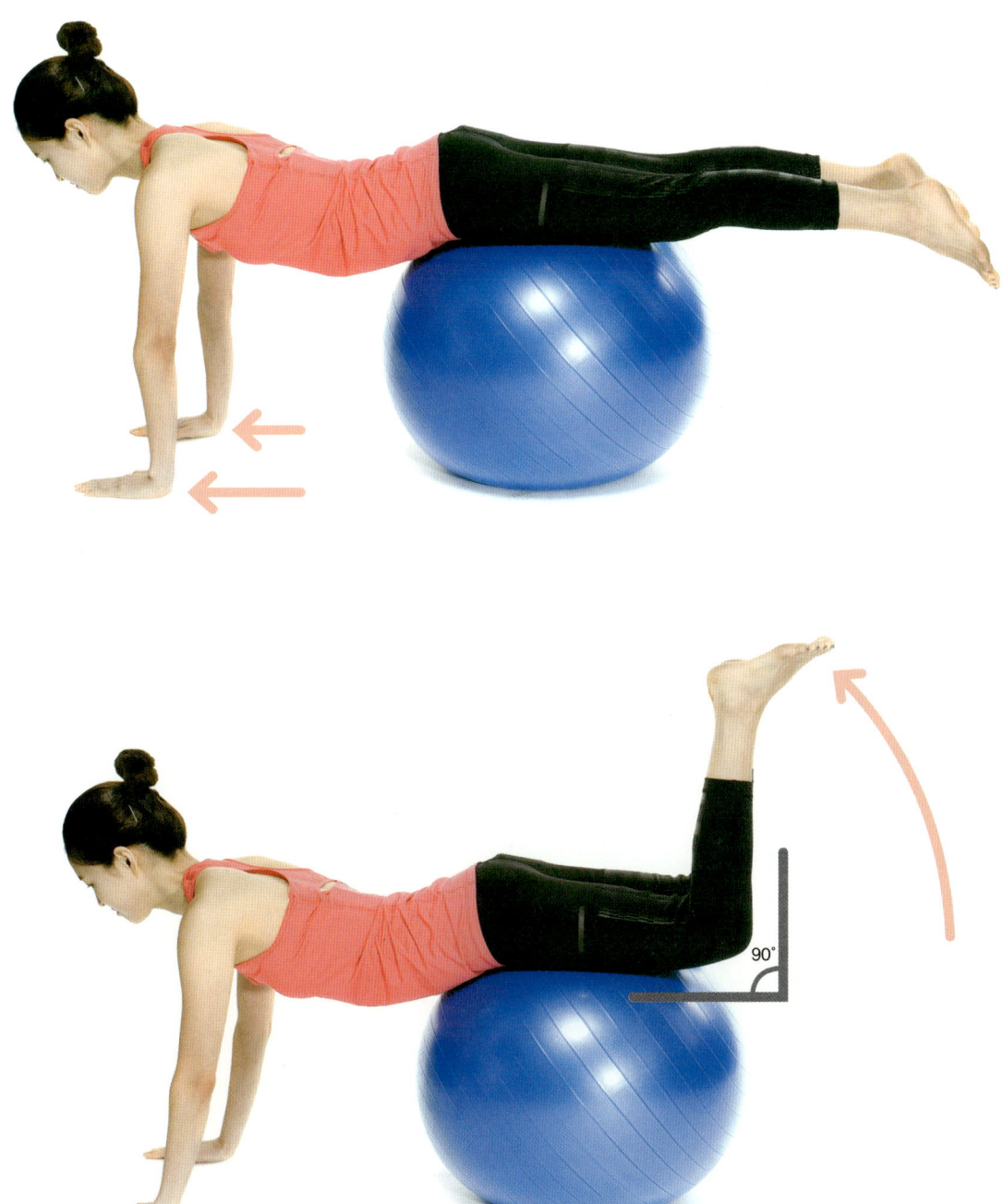

Part 2 수술 후 재활 운동

> **4단계** 골반 주변을 강화하는 코어운동

03 짐볼에 엎드려 엉덩이 들어 올리기

짐볼 위에서 넘어지지 않고 자세를 유지하는 동작이 팔과 어깨 그리고 하체의 근력을 키워줍니다. 앞의 동작들에 비해 몸이 짐볼에 닿는 부분이 감소하는 만큼 평형 감각을 유지하는 근육이 더욱 강화됩니다.

• HOW TO

짐볼 위에 배를 대고 엎드립니다. 조심스럽게 발을 들어 올리며 무릎 부위가 짐볼에 닿을 때까지 상체를 앞쪽으로 이동합니다. 양팔로 균형을 잡고 볼 위에 무릎을 고정한 채 무릎을 90도 굽힙니다. 공을 앞으로 굴리며 무릎을 볼 위에 유지한 채 엉덩이 관절을 90도 굽혔다 준비자세로 돌아옵니다.

==하루 10회씩 2~3세트==

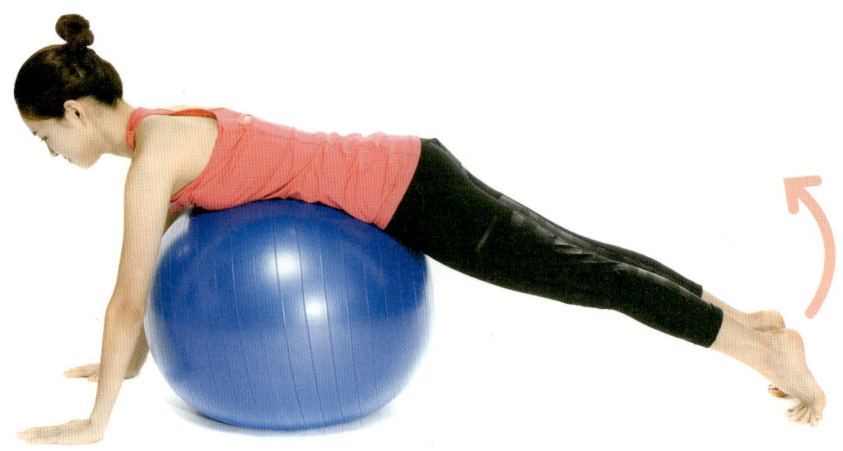

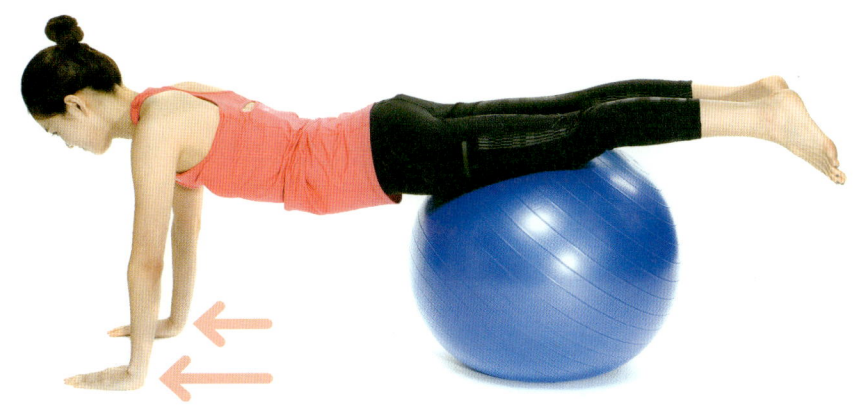

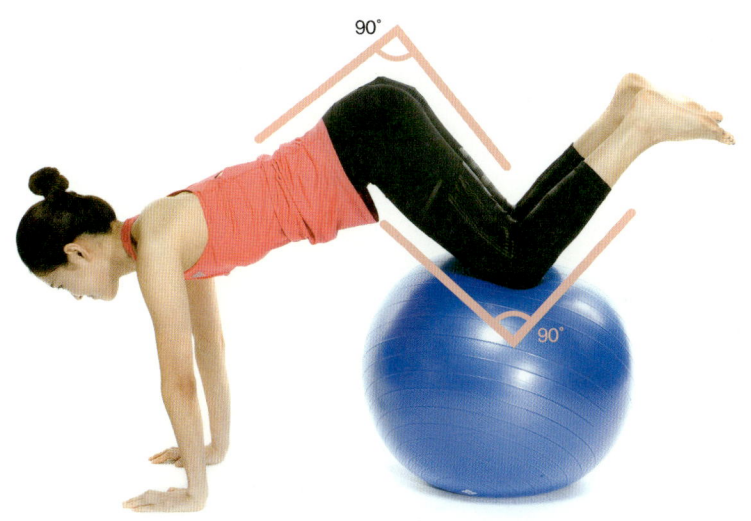

• TIP

짐볼 위에서 무릎 굽히기(228쪽) 동작과 연결하여 2~3회 실시하면 좋습니다.

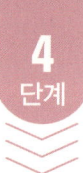

4단계 골반 주변을 강화하는 코어운동

04 짐볼에 엎드려 한쪽 다리 들어 올리기

짐볼 위에서 넘어지지 않고 자세를 유지하는 동작이 팔과 어깨 그리고 하체의 근력을 키워줍니다. 평형 감각 강화, 하체 근력의 증가 등으로 일상 복귀에 큰 도움을 줍니다.

• HOW TO

짐볼 위에 배를 대고 엎드립니다. 이때 양손과 발끝으로 바닥을 지지하며 균형을 잡습니다. 한쪽 발로만 균형을 유지하며 반대 쪽 다리를 위로 쭉 들어 올립니다. 이때 무릎은 편 상태를 유지하며 팔은 자연스럽게 구부러지게 합니다. 3~5초간 유지한 뒤 양쪽 다리를 번갈아 반복합니다.

==하루 10회씩 2~3세트==

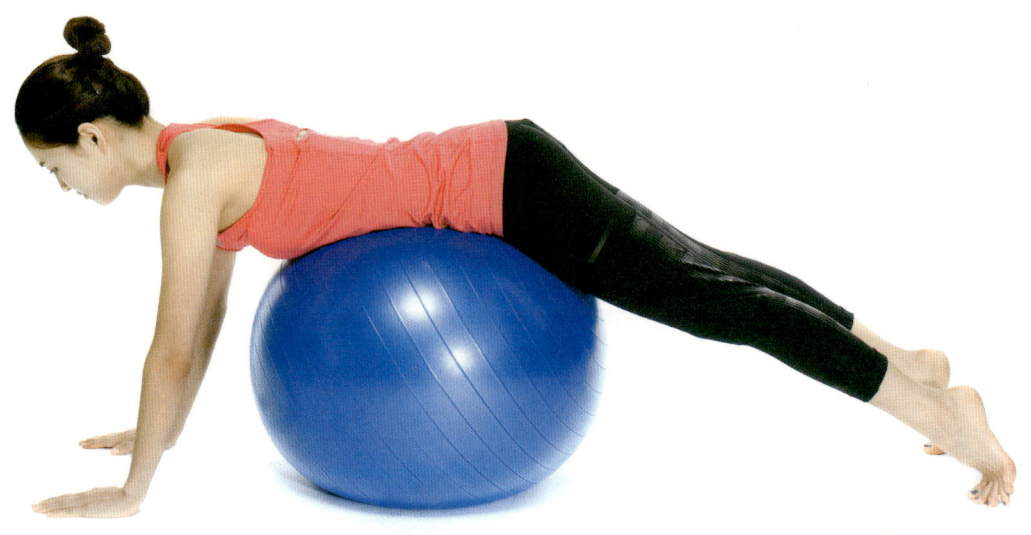

• **TIP**

다리는 엉덩이 아래 부분에 긴장감이 느껴지도록 높이 들어 올립니다. 동작이 익숙해지면 3단계의 13번 동작에서 4단계의 4번 동작(222~233쪽)까지 연결하여 실시하면 좋습니다.

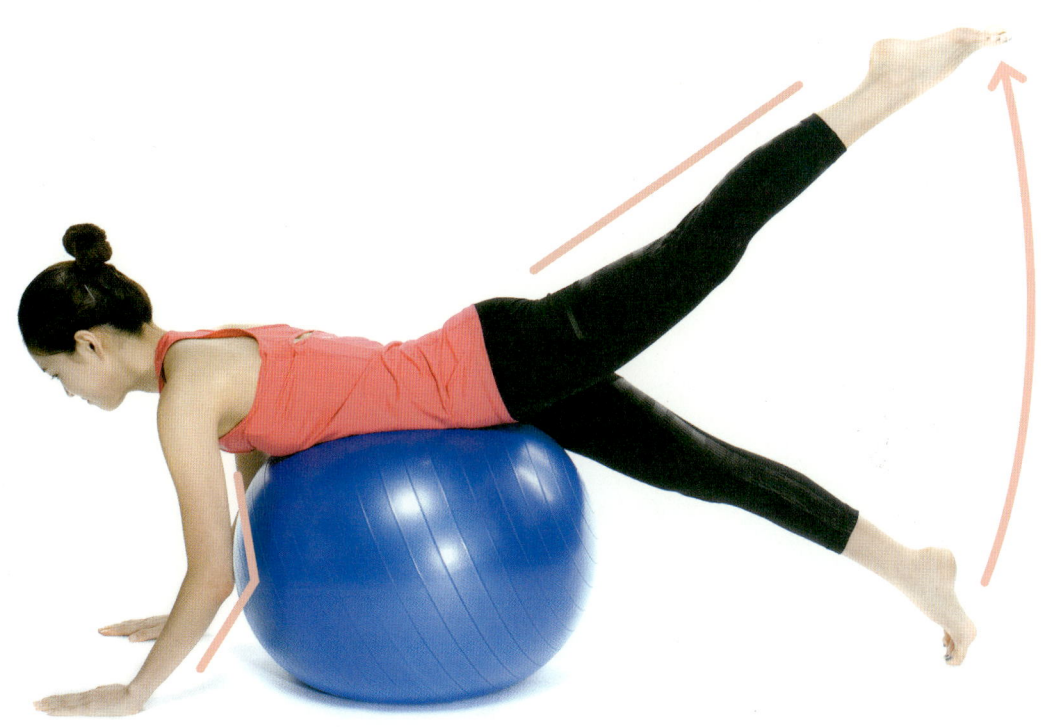

4단계 골반 주변을 강화하는 코어운동

05 짐볼에 누워 아령 위로 밀어 올리기

짐볼과 아령을 이용한 브리지 자세입니다. 어깨와 가슴의 근력을 증가시키며 등의 근력 강화에 도움을 주는 동작입니다. 팔을 앞으로 들어 올리거나 밀 때 필요한 근육을 강화합니다.

• **HOW TO**

양손에 아령을 쥐고 짐볼 위에 허리를 곧게 펴고 앉아서 준비합니다. 짐볼에 등의 윗부분과 목이 닿을 때까지 앞으로 천천히 미끄러지면서 눕습니다. 양발로 균형을 잡으며 아령을 든 두 손을 위로 쭉 뻗어 올려 3~5초간 유지합니다.

하루 10회씩 2~3세트

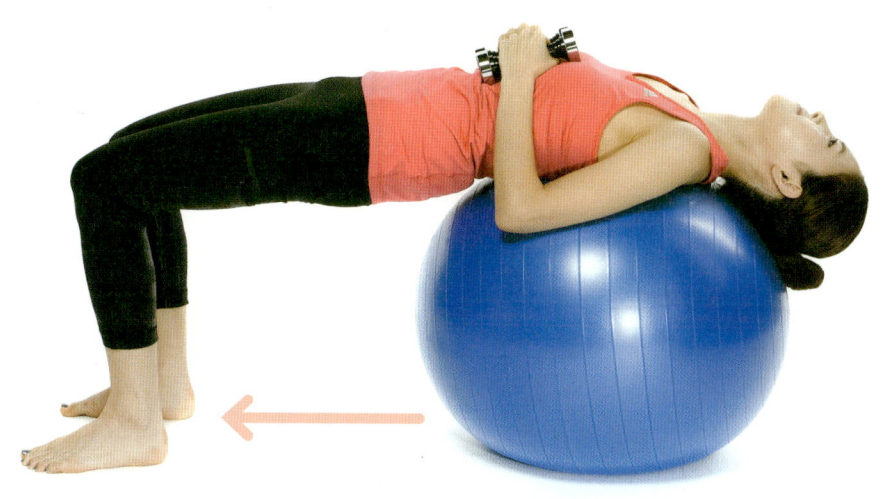
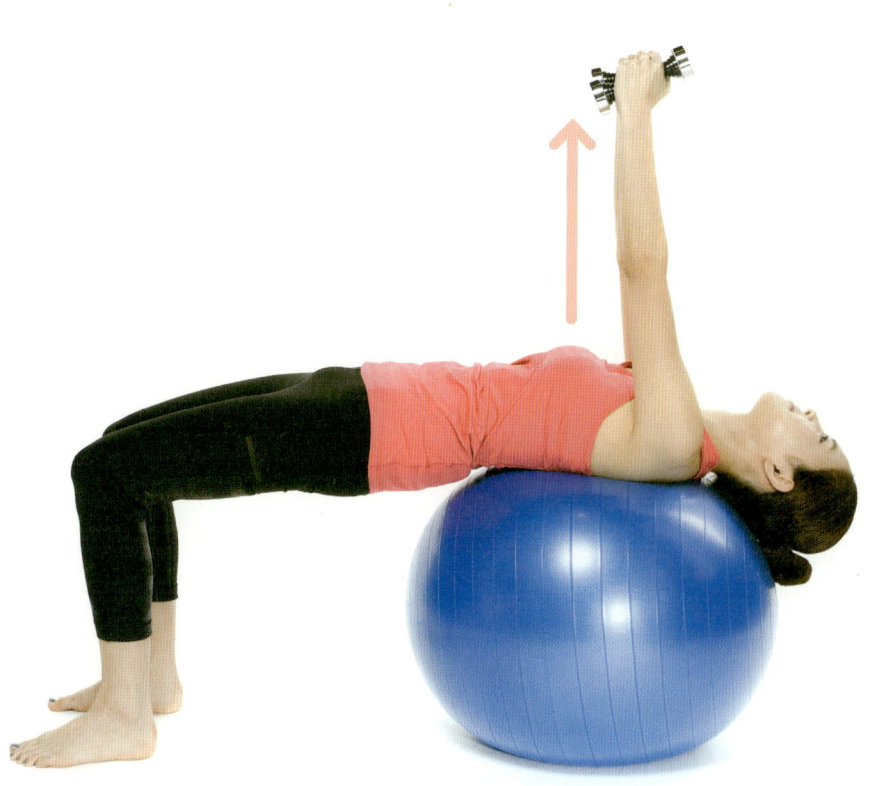

Part 2 수술 후 재활 운동 235

4단계 골반 주변을 강화하는 코어운동

06 짐볼에 누워 상자 위로 밀어 올리기

짐볼과 가벼운 상자를 이용한 브리지 자세입니다. 팔의 고유감각 및 가슴 근육의 근력을 키워주고 허리의 유연성 강화에 도움을 주는 동작입니다.

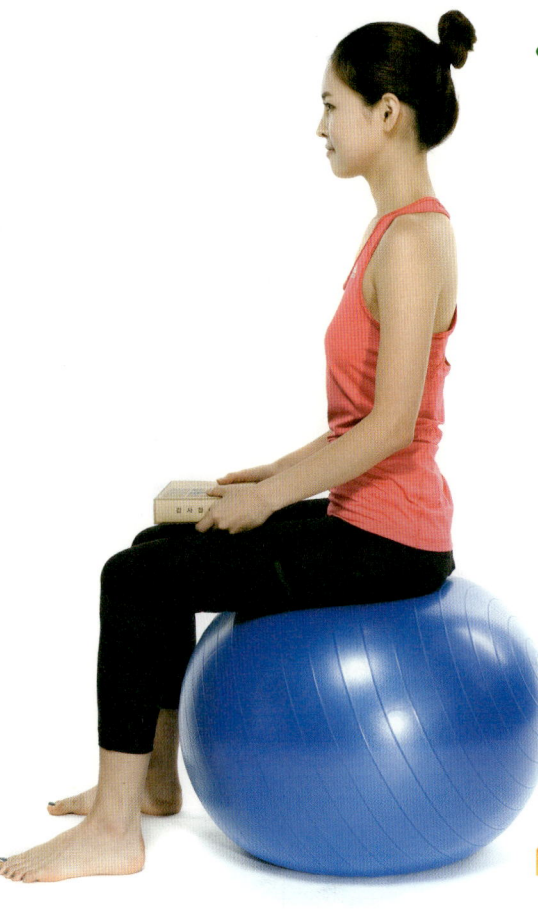

• **HOW TO**

양손으로 작은 빈 상자를 들고 볼 위에 바른 자세로 앉아서 준비합니다. 짐볼에 등의 윗부분과 목이 닿을 때까지 앞으로 천천히 미끄러지면서 눕습니다. 양발로 균형을 잡으며 상자를 든 두 손을 위로 쭉 뻗어 올려 3~5초간 유지합니다.

하루 10회씩 2~3세트

• **TIP**

상자 대신 축구공처럼 가볍고 둥근 물건을 이용해도 좋습니다.

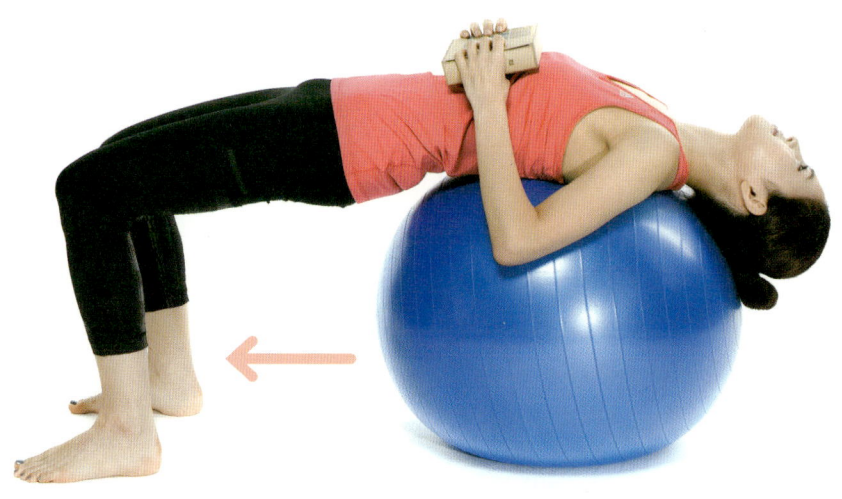

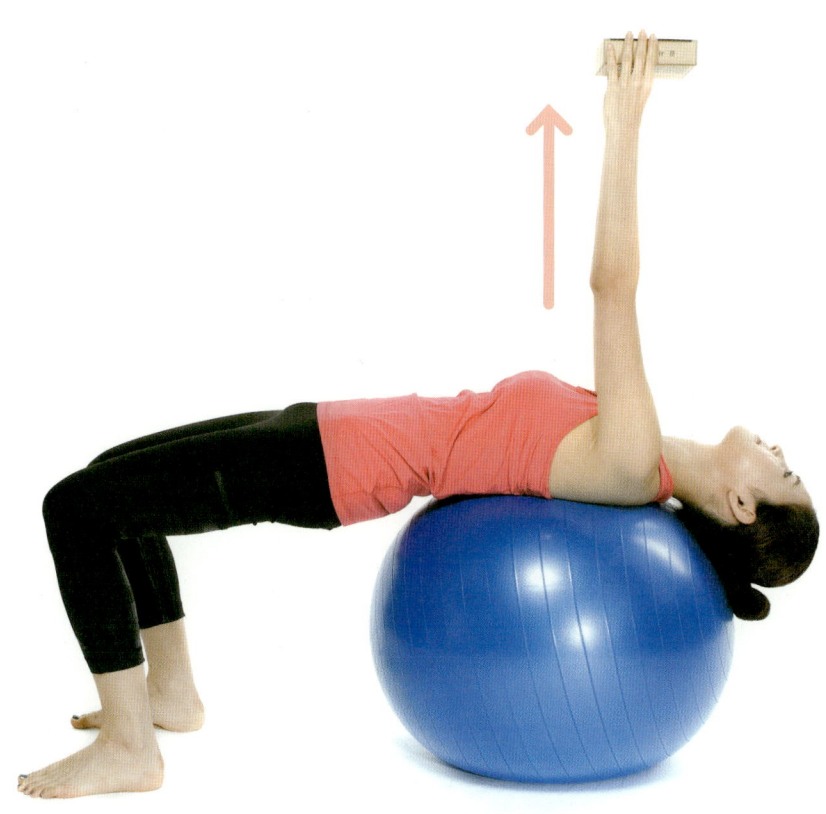

Part 2 수술 후 재활 운동 237

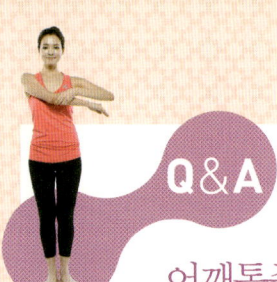

Q&A

어깨통증 진단과 수술에 대한 궁금증

Q _ 회전근개파열이란 정확히 어떤 질환인가요?

A _ 회전근개는 견갑골에서 시작해서 힘줄이 되어 상완골에 붙는 근육입니다. 의학적 명칭으로는 '건'이라고 하는데, 이 힘줄이 뼈에 제대로 붙어 있지 않고 찢어지는 것을 회전근개파열이라고 합니다. 즉, 근육의 힘줄이 뼈에서 떨어져 나오면서 근육이 힘을 쓰지 못하게 되는 것입니다.

Q _ 회전근개파열 환자가 많습니까?

A _ 어깨통증과 기능 장애의 45~65% 정도가 회전근개 질환이라고 알려져 있습니다. 회전근개 질환은 파열이 발생하기 전에 어깨 뼈 사이에서 힘줄이 눌리는 충돌증후군과 시간이 지나면서 생기는 회전근개파열을 아울러 이야기합니다.

Q _ 회전근개파열의 원인은 무엇인가요?

A _ 원인은 크게 네 가지로 보고 있습니다. 첫 번째는 퇴행성 변화로, 나이가 들면서 힘줄의 탄력이 저하되는 것입니다. 탄력이 낮아지면 작은 충격에도 쉽게 다칩니다. 두 번째는 허혈성입니다. 나이가 들면 회전근개의 혈액순환이 감소하여 힘줄을 약하게 만듭니다. 허혈성 질환이라는 말은 흔히 한

방에서 사용하는 용어로, 양방에서는 저산소증의 범주에 속합니다. 세 번째는 충돌증후군입니다. 어깨 뼈의 견봉 부분이 아래로 구부러진 분들이 있는데, 이런 분들은 팔을 들어 올리면 회전근개가 그 사이에 끼어 힘줄이 상하게 됩니다. 또 뼈가 아래로 변형되어 있지 않아도 견갑골이 앞으로 몰리면 비슷한 충돌이 생깁니다. 마지막으로는 충격에 의해 회전근개가 파열되는 경우입니다. 넘어지면서 부딪치거나 교통사고가 났을 때 주로 생깁니다.

Q _ 회전근개파열 자가진단법이 있을까요?

A _ 중장비 중에 포크레인을 생각하면 이해가 쉽습니다. 포크레인의 흙을 파는 부분을 사람의 손이라고 하고 운전자가 앉아 있는 곳을 어깨라고 생각해보겠습니다. 기계 팔이 멀리 나가면 포크레인에 힘이 더 필요합니다. 어깨도 마찬가지입니다. 팔을 들거나 멀리 뻗었을 때 통증이 생깁니다. 어깨를 쓰기가 어려우니까 목과 등, 팔꿈치의 근육이 무리하게 힘을 쓰면서 이 부위에 통증이 생기는 것입니다. 또 앉아 있을 때는 팔 무게로 어깨를 아래로 당기니까 통증이 적다가, 누우면 팔 무게가 어깨에 작용하지 않으니까 충돌증후군을 일으키는 부위에 압력이 올라가면서 통증이 증가합니다. 또 팔을 움직일 때 파열 부위가 뼈 밑을 지나가면서 '뚝' 하는 소리가 나기도 합니다.

Q _ 회전근개파열은 어떤 과정을 통해 진단하나요?

A _ 일단 환자가 어떤 환경에서 살고 있는지 확인하기 위해 여러 가지 질문을 합니다. 직업이 무엇인지, 무거운 물건을 드는 일이 많은지, 다친 적이 있

는지 등을 확인하고 신체검사를 합니다. 팔을 잘 움직일 수 있는지, 움직일 때 통증이 있는지, 근육 파열로 근력이 떨어지지는 않았는지도 확인합니다. 회전근개파열이 의심되면 어깨뼈 모양을 확인하기 위해 방사선 사진을 찍습니다. 안쪽 깊이 있는 회전근개 근육은 엑스레이에 나오지 않으니까 초음파나 MRI를 이용하여 파열 여부를 확인합니다.

Q _ 회전근개파열을 수술하지 않고 치료하는 방법도 있나요?
A _ 회전근개 질환은 파열 전에 먼저 충돌증후군 증상이 있는 경우가 많습니다. 이때는 회전근개를 쓰는 상황을 되도록 줄이는 것이 좋습니다. 예를 들어, 높은 곳에 있는 물건을 자주 들어야 하는 상황이라면 물건을 아예 낮은 곳으로 옮기고, 멀리 있는 물건을 자주 옮겨야 한다면 역시 그 물건을 가까운 곳으로 옮겨 운동 반경을 줄여야 합니다. 그리고 약물요법과 주사요법으로 염증을 감소시키면 통증을 줄일 수 있습니다. 통증이 어느 정도 줄어들면 파열되지 않은 주변 근육을 강화하여 파열된 부분 대신 일을 할 수 있도록 합니다. 하지만 파열 부위가 크고 통증이 심하거나 치료에도 불구하고 통증이 지속된다면 수술을 하는 편이 낫습니다.

Q _ 수술이 꼭 필요한 경우와 수술법이 궁금합니다.
A _ 파열이 심하지 않을 때는 파열된 부위를 원래의 모양대로 복원하는 수술을 합니다. 요즘은 직경 4밀리미터 정도의 관절 내시경을 이용하는데, 우리나라의 수술 수준이 높아 좋은 치료 결과를 기대할 수 있습니다. 하지만 파열 부위가 크고 시간이 지나 파열된 부위가 말라버린 상태라면 원래의 모습으

로 복원시키기 어렵습니다. 어느 정도 복원이 가능하더라도 수술 후 제 기능을 발휘하려면 재활 기간이 오래 걸립니다.

그러나 근육이 완전히 말라버리면 원래의 기능을 회복하기 어렵습니다. 이 때는 다른 부위의 근육을 옮겨서 기능을 복구하기도 하고, 더 심해져서 관절염이 생기면 인공관절술을 시행하기도 합니다.

Q _ 회전근개파열을 방치할 경우 어떤 문제가 생길까요?

A _ 회전근개파열은 고장난 지퍼와 비슷합니다. 지퍼는 한 곳이 벌어지면 조금만 힘을 가해도 옆부분까지 벌어지고 맙니다. 회전근개파열도 찢어진 부위가 작을 때 적절한 치료를 받고 더 찢어지지 않도록 조심해서 생활해야 합니다. 일단 파열된 회전근개는 근육의 수축작용에도 힘이 전달되지 않아 근육이 마르기 시작합니다. 이렇게 근육이 마르다가 점차 근육에 지방이 끼면서 결국은 근육 수축을 하지 못하고, 이런 상태가 되면 찢어진 부위도 커져서 팔뼈가 어깨 위쪽으로 올라와 관절염이 발생할 수도 있습니다. 결국 파열된 힘줄 치료가 불가능해져서 인공관절술을 해야 하는 경우도 있습니다.

Q _ 도가니탕이나 소 힘줄 등 관절에 좋다는 음식이 어깨통증에도 도움이 될까요?

A _ 무릎 연골에 문제가 생긴 분들이 소의 같은 부위에 해당하는 음식을 드시기도 합니다. 그런데 어깨통증은 연골에 문제가 있는 경우가 많지 않습니다. 대부분 관절막이나 회전근개 즉, 어깨 근육의 힘줄에 손상이 오는 것이니까 이런 음식들이 도움이 된다고는 말하기 어렵습니다. 그냥 균형 잡힌 식

사를 하시는 것이 좋습니다.

Q _ 어깨 충돌증후군은 낮보다 밤에 증상이 더 심해진다고 하는데, 왜 그런가요?

A _ 밤에는 낮과 다르게 주변이 조용해지고 자기 몸에 더 집중하게 됩니다. 통증이 있는 부위에 온 신경을 집중하다보니 통증이 심해진다고 느끼기도 합니다. 또 낮에는 팔의 무게가 어깨를 아래쪽으로 잡아당겨서 관절 내 압력이 낮습니다. 하지만 밤에 잠자리에 누운 상태에서는 팔이 어깨를 아래로 당기는 힘이 없어지니까 통증이 증가합니다. 특히 옆으로 누워서 자면 어깨의 압력이 증가해서 통증도 같이 심해집니다. 밤에 잠들 수 없을 정도로 통증이 심하다면 소파에 몸을 기대고 자면 통증이 어느 정도 가라앉습니다.

Q _ 스테로이드 주사를 단기간에 여러 번 맞으면 근육이 약화될 수도 있다던데, 어느 정도 간격을 두고 맞아야 안전한가요?

A _ 스테로이드 주사는 염증을 감소시켜서 단기간에 통증을 줄여주지만 조직의 재생능력도 함께 감소시키는 단점이 있습니다. 즉 상한 힘줄이 원상복구하는 능력이 낮아지는 것입니다. 그래서 가능하면 동일한 부위는 6주 이상 간격을 두고, 3회 이하로 시도하는 것이 좋습니다.

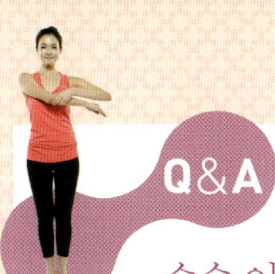

수술 이후 회복에 관한 궁금증

Q _ 수술 이후 재활 치료는 어떤 식으로 이루어지나요?

A _ 재활 치료는 점차적으로 노동 활동과 유사한 동작으로 옮겨가면서 운동을 하는 것입니다. 예를 들어서 배관공이나 인테리어 공사를 하는 환자라고 하면 나사못을 돌리는 동작과 같은 훈련을 통증이 일어나지 않는 위치에서 시작하여 점차 통증을 유발할 수 있는 자세로 바꿔가면서 치료합니다. 보통은 팔을 낮은 위치에 두고 하는 가벼운 일을 먼저 해보고, 이 활동에 지장이 없다면 조금 높은 위치에서 이루어지는 운동, 조금 더 무거운 운동, 몸에서 멀리 떨어져 있는 대상을 잡는 운동 등으로 점진적으로 발전시키면서 치료합니다.

Q _ 수술 이후 얼마나 지나면 정상적인 업무 복귀가 가능할까요?

A _ 환자가 평소에 하던 활동의 강도가 그리 높지 않고 파열된 부위가 크지 않다면 6개월 이내에 원래의 생활로 돌아갈 수 있습니다. 하지만 노동의 강도가 높고 힘줄이 크게 파열되었다면 수술 전의 활동으로 돌아가지 못하는 경우도 있습니다. 야구선수들이 힘줄이 끊어져 다시 공을 던지기 어렵게 되는 경우가 실제로 제법 많습니다.

Q _ 수술 이후 얼마나 지나면 다시 골프를 칠 수 있을까요?

A _ 다치기 전에 근력이 좋았고 파열이 크지 않은 분이 골프를 원할 때는 수술을 시행하고 2~3개월 뒤에 퍼터를 잡도록 권합니다. 쇼트 아이언이나 짧은 페어웨이 우드는 6개월이 지난 뒤 잔디가 좋을 때 잡도록 합니다. 처음에는 1/2스윙에서 3/4스윙으로 회전각을 높이고, 점차적으로 운동량을 늘려갑니다. 뒤땅을 치거나 펀치샷과 같은 스윙 동작은 충분히 아물지 않은 힘줄에 충격을 줄 수 있습니다. 대부분의 골퍼들은 수술 후 1년 뒤에는 경기력을 회복합니다. 하지만 근력이 나쁘거나 파열이 오래되어 근육이 많이 약해져 있는 분들은 원래의 핸디로 돌아가기 어려울 수도 있습니다.

Q _ 수술 이후 담배를 피워도 되나요?

A _ 오십견 환자에게 담배는 암적인 존재입니다. 담배를 피우면 회전근개에 영양을 공급해주는 미세혈관이 좁아지거나 막혀서 혈액과 산소 공급이 차단됩니다. 일반적으로 담배 한 가치를 피우면 혈액순환이 약 50분간 1/2 수준으로 떨어지는 것으로 알려져 있습니다. 따라서 수술로 복원해 놓은 회전근개가 뼈에 잘 붙지 않습니다. 또한 회전근개가 빨리 노화되는 퇴행성 변화가 일어날 수도 있습니다.

Q _ 수술 이후 술을 마셔도 되나요?

A _ 술은 담배처럼 어깨 질환을 일으키는 근본적인 원인은 아닙니다. 실밥을 뽑은 뒤에 조금씩 술을 마시는 것은 치료에 큰 영향을 미치지 않습니다. 일반적으로 술 종류에 따라 정해져 있는 잔으로 두 잔까지는 큰 무리가 없는

것으로 알려져 있습니다. 약간의 알코올은 근육을 이완시키고, 스트레스나 불안, 긴장감 등을 감소시켜 일시적으로나마 어깨통증을 감소시키는 효과가 있습니다. 하지만 지나친 음주는 담배처럼 독약이 될 수 있습니다. 특히 수술 후 술을 많이 마시면 수술 부위의 염증 반응이 증가하고 영양소 공급이 안 되기 때문에 회복이 늦어질 수 있습니다. 또 과음으로 몸의 균형을 잃고 넘어지거나 힘을 주는 경우, 복원한 수술 부위가 다시 터져 수술이 수포로 돌아가기도 합니다.

Part 1

만성적 어깨통증을 위한 운동

어깨통증 벗어나기 운동 4단계

통증이 비교적 경미하여 수술까지는 필요 없는 환자를 위한 운동으로 구성되어 있습니다. 4단계 운동을 차례로 진행합니다. 다만, 개인의 증상과 통증 정도에 따라 차이가 있으므로 불편함이 느껴진다면 운동을 중단하고 전문의와 상담한 후 진행하는 것이 안전합니다.

- **1단계**   통증과 염증 완화
- **2단계**   관절 운동 범위 확대 및 근력 강화
- **3단계**   자기수용감각과 지구력 강화
- **4단계**   일상 생활을 위한 운동

Part 2

수술 후 재활 운동

수술 후 회복을 도와주는 재활 운동 4단계

어깨 안쪽의 상태에 따라 치료하는 방법이 달라지고, 근육은 얼마나 말라 있는지, 수술 전에 팔을 얼마나 움직일 수 있었는지, 어떤 방법으로 수술을 받았는지 등에 따라 운동 방법이 달라집니다. 수술보다 더 중요한 것이 재활이므로 수술 받은 전문의에게 운동 시기를 꼭 확인하고 시작하세요.

- **1단계**   관절 운동 시작
- **2단계**   관절 운동 범위 확대
- **3단계**   자기수용감각과 근력 강화
- **4단계**   골반 주변을 강화하는 코어운동

국가대표 주치의 박진영 원장의
어깨통증, 수술 없이 벗어나라!

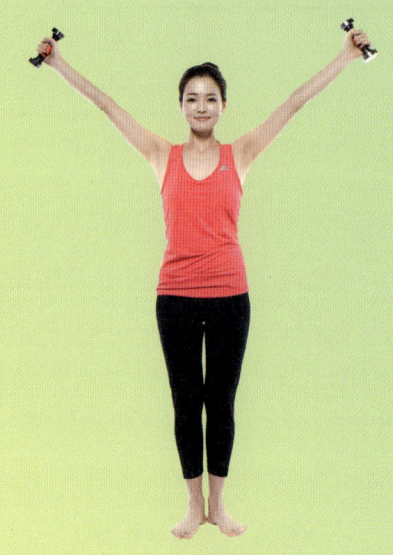